读金匮

万晓刚 著

U0364012

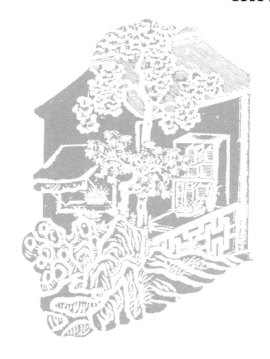

SPM 南方出版传媒

广东科技出版社 | 全国优秀出版社

· 广州 ·

图书在版编目（CIP）数据

读金匮 / 万晓刚著. —广州：广东科技出版社，2019.6
ISBN978-7-5359-7124-1

Ⅰ. ①读… Ⅱ. ①万… Ⅲ. ①《金匮要略方论》—研究 Ⅳ. ①R222.39

中国版本图书馆CIP数据核字（2019）第109290号

读金匮

DU JIN KUI

出 版 人：朱文清
责任编辑：邓 彦
封面设计：林少娟
责任校对：谭 曦 李云柯 杨崚松
责任印制：彭海波
出版发行：广东科技出版社
 　　　　（广州市环市东路水荫路11号 邮政编码：510075）
http://www.gdstp.com.cn
E-mail:gdkjyxb@gdstp.com.cn（营销）
E-mail:gdkjzbb@gdstp.com.cn（编务室）
经　　销：广东新华发行集团股份有限公司
排　　版：广州市友间文化传播有限公司
印　　刷：广州一龙印刷有限公司
 　　　　（广州市增城区荔新九路43号1幢自编101房 邮政编码：511340）
规　　格：787×1 092mm 1/16 印张34.25 字数685千
版　　次：2019年6月第1版
 　　　　2019年6月第1次印刷
定　　价：69.80元

如发现因印装质量问题影响阅读，请与承印厂联系调换。

内容提要

PREFACE

　　本书作者继《读伤寒》之后，循例研习《金匮要略》，在深入理解脏腑经络辨证体系内涵的基础上，对原著前 22 篇之 398 条原文，引经据典，参以己意，排比推敲，逐条阐释，并引诸家验案以证之，力求系统阐明仲景杂病证治之规律，以广其用。

　　本书与《读伤寒》一脉相承，概念明晰、定义准确、推论严密、文笔流畅，可供有一定经典理论基础的中医人员参考。

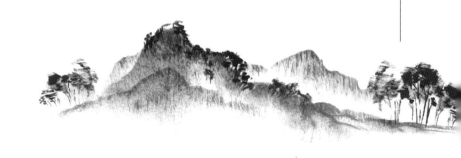

金匮要略方论序

张仲景为《伤寒杂病论》合十六卷，今世但传《伤寒论》十卷，杂病未见其书，或于诸家方中载其一二矣。翰林学士王洙在馆阁日，于蠹简中得仲景《金匮玉函要略方》三卷，上则辨伤寒，中则论杂病，下则载其方，并疗妇人，乃录而传之士流，才数家耳。尝以对方证对者，施之于人，其效若神。然而或有证而无方，或有方而无证，救疾治病，其有未备。国家诏儒臣校正医书，臣奇先校定《伤寒论》，次校定《金匮玉函经》。今又校成此书，仍以逐方次于证候之下，使仓卒之际，便于检用也。又采散在诸家之方，附于逐篇之末，以广其法。以其伤寒文多节略，故断自杂病以下，终于饮食禁忌，凡二十五篇，除重复合二百六十二方，勒成上、中、下三卷，依旧名曰《金匮方论》。臣奇尝读《魏志·华佗传》云："出书一卷，曰：此书可以活人。"每观华佗凡所疗病，多尚奇怪，不合圣人之经。臣奇谓活人者，必仲景之书也。大哉！炎农圣法，属我盛旦，恭惟主上丕承大统，抚育元元，颁行方书，拯济疾苦，使和气盈溢，而万物莫不尽和矣。

太子右赞善大夫臣高保衡
尚书都官员外朗臣孙奇
尚书司封郎中充秘阁校理臣林亿等传上

梅 序

　　广州中医药大学教授万晓刚先生，年少即立志于中医学术，勤奋好学，思维敏捷，性情豁达，虽岁月蹉跎，不与人争，而共襄中医大业，是效"礼之用，和为贵"也。自改革开放以来，虽万类向荣，然难免沉渣泛起，或有极少浮名噪世者，亦不能眩于目而惑于心也。因而谨记宗师张仲景之贬斥："怪当今居世之士，曾不留神医药，精究方术"，"但竞逐荣势，企踵权豪，孜孜汲汲，惟名利是务"。先生将此贬斥，转作自身当头之棒，而有敬畏之心。于是"学而时习之"，宗法经典，博览群书，研精一理，勇于实践，未尝稍懈。自20世纪80年代，笔者初迎先生以来，倏忽三十余年矣。忆往昔，或课堂诊室，或学科建设，或西窗夜话，无不坦诚相见。知无不言，言无不尽，情谊甚洽。赴粤深造之后，多有书信往来，或以手机凭空寄语，无非三句不离本行。因知其学术精进，后生可畏。善哉！"弟子不必不如师，师不必贤于弟子"，韩退之所言，信而有征。

　　先生已届知天命之年，有李太白对人生之感慨："夫天地者，万物之逆旅；光阴者，百代之过客。而浮生若梦，为欢几何？"然则，无太白之雅趣，而效古人之"秉烛夜游"。有求索之执着，而仿先贤之悬梁刺股。遂邀热爱中医经典学术之研究生，组成微信书群，每日研读《金匮要略》一条。先生主讲，学生问难，教学相长。积之盈岁，则《读金匮》成矣，是继《读伤寒》后之又一力作。书名虽以"读"字冠首，然若无三十余年之学术积淀、无丰厚之临床素养，焉能为功，怎一个"读"字了得！由是观之，则艰辛几何，欢乐几何，俱在其中矣。

　　笔者读《读金匮》，开卷即有收获，如该书首篇首条："……

夫治未病者，见肝之病，知肝传脾，当先实脾……"之"实"字，前人或以补益为解，或顺文带过。而先生云："实者，调理之意，或升或降，或补或泻，以和为贵，不必拘于补益之义……"显然是指通过不同调治方法，使脾气充实（健运），而不受五行克贼之害，乃得"以和为贵"之真谛。因而"实"与"和"，有异曲同工之妙，读来令人耳目一新。犹《伤寒论》第278条："……以脾家实，腐秽当去故也。"此"实"字，亦为充实（健运）之意。不过前者为辨证调理而"实"，后者为人体正邪相争，正胜邪却而"实"。先生精于仲景之学，故能纵横捭阖，探隐索微，嘉惠后学。然毕竟个人精力有限，而学海无涯，故笔下仍存敬畏。如对有所心悟者，阐而发之，必言出有据；有学术争议者，畅抒己见，必平正而为；有晦涩难解者，宁可存疑，不强为解释。笔者读后，获益良多，欣然为序之余，得小诗一首，聊作尾声：

劲草无心系玉骢，秋冬且备憩飞鸿。

枯荣造化随天意，大道无为万象中。

梅国强（国医大师、湖北中医药大学教授）

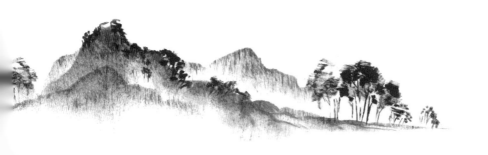

熊 序
PREFACE

　　《金匮要略》源出仲景，其理奥微，其论精要，施之于人，其效若神，因被奉为中医临证之经典，杂病辨治之圭臬。然自北宋定版以来，治《金匮》者远较治《伤寒》者为少。至于《伤寒》《金匮》并研且精者，更属凤毛麟角之流。而以徐忠可、沈明宗、尤在泾、魏荔彤诸子，为世所重。

　　今有门生晓刚君，聪颖敏锐而弘毅坚韧。少年涉医，游学多地，师事名家，博采众长。效先贤之行，倾毕生之力，先著《读伤寒》，分享其外感辨治体系研究之心得。更复贾余勇，续著《读金匮》，阐发其对杂病证治体系之理解。其论虽美玉不无微瑕，然其于弘扬仲景之学，心之诚，志之坚，由兹可鉴矣。

　　是书在深入理解脏腑经络辨证体系内涵的基础上，对原著398条原文，引经据典，逐条阐释。篇首【题解】以导读，篇末【小结】以述要，使颇为松散难明之内容，一目了然。篇中原文【解读】旁征博引，清晰中肯，并对相关《伤寒论》原文进行分析比较，以求融会贯通，加深理解。方证后附【名案选录】，以期启发临床思维。其谋篇布局，实乃作者质朴务实文风之体现。而其议论阐发，则是作者厚重理论功底之突显。

　　值此书成付梓之际，得以先睹为快，欣喜之余，援笔为序以贺之。

读金匮
—
004

（广州中医药大学教授）

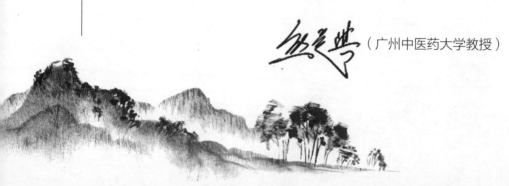

伍 序

世事流转，兴替有时。仲景著书，一曰伤寒，一曰金匮，原本合璧，总为《伤寒杂病论》。后经叔和撰次，风行者唯有《伤寒论》，而《金匮》则未预焉。直至北宋王洙搜寻蠹简，始有《金匮玉函要略方》闻世。嗣后，再经林亿等校订，方使《金匮要略方论》流传至今。此中因缘际遇，既是书之运，更是世之运。要言之，当仲景之时，疾疫横行，伤寒肆虐，拯灾救厄者，伤寒之论也。隋唐之后，乃至于宋，世转安定，民生繁荣，饮食内伤之病，痰水瘀滞之症，纷然杂至，故《千金》《外台》《太平》《圣济》，巨帙央央，《金匮》由隐然其间而突显于世，安知非世运之需而可轻言人力乎？

《金匮》"为医方之祖，而治杂病之宗也"，人所共称焉。余因学力所限，虽研寻《金匮》五十多年，日有所思，夜有所忆，终不免望洋兴叹！疑、难、杂，不唯《金匮》之用，亦为《金匮》之体也：义惑而疑存，文简而难通，篇乱而杂陈。明兴以来虽有数十家之注，或失之浮，或失之隘，此尤怡戚然而为《心典》之由也。而《心典》以来，又近三百年矣，疑难浮隘依旧，问学之艰奚啻蜀道之攀！

中秋时节，幸得广州中医药大学万晓刚教授《读金匮》书稿，展览之际，顿觉"星润渊澄，天香遍野"，神清而气爽。万教授转益多师，博采名家，以三十多年之学功，读《伤寒》，读《金匮》，高文雄卷，令人景仰。其书重在"解读"，解由读出，读在解中，引经据典，纵横捭阖，探微索隐，多有发明，使疑者而冰释、难者而豁通、杂者而整齐，不仅授人以鱼而且授人以渔也。至如篇首之题解，篇末之小结，及方后选录之名案，多交相辉映，盖然成趣，满天云锦，让人美不胜收。是书之出版，追踪前贤，嘉惠后学，瑰玮绝特，何其胜哉！

伍炳彩（国医大师、江西中医药大学教授）

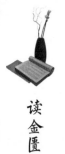

读金匮

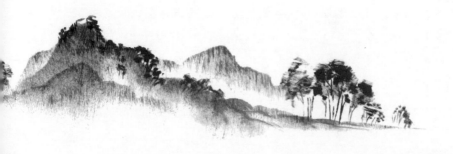

自 序
PREFACE

夫《伤寒》《金匮》，本自一源。惜乎仲景原著，佚于乱世，散之民间，诸本歧出，莫之适从。幸赖宋臣孙奇、林亿诸贤，校雠考订，拾遗补阙，而得花开并蒂，流芳千古。遂有《伤寒》《金匮》之并驾齐驱而传杂病、外感之经典原旨。

先贤曰天下大势，分久必合，合久必分，其言时代兴替之象，而于学术之发展，未尝不可作如是观。是以《伤寒》《金匮》之分流，虽有世事变迁之缘故，而尤关乎学术演化之内萌。若证以后世温病学说之兴盛，则其理益明。正是仲景学术之开枝散叶，乃有后世诸子争鸣、百花齐放之盛象。

然诸学繁茂并立之际，渐有文人陋习之泛起。故有方、喻对王、成之攻讦，温门与寒户之对峙。时日既久，渐至各演己意，而鲜涉它说。是以论温病者少言伤寒，研六经者无视三焦，辨太阳不知痉病，治黄疸忘却阳明，唯恃一技之长，以应万变之局。呜呼！治学如此自囿，不亦悲乎！而芸芸众生性命，何所托耶？

愚寡智不敏，虽以伤寒研习为业，然未敢摒弃诸说，内难、本草、温病，凡力之能及者，多所览阅。更因《金匮》之同宗，而尤加着意。故而继《读伤寒》之后，续以《金匮》之研读，焚膏继晷，历时年余，而有此作之面世。非存标榜之意，唯有问道之诚，此心祈望同仁鉴之。

广州中医药大学

万晓刚

2018年8月8日

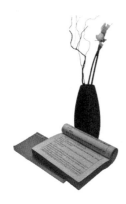

目 录
CONTENTS

001 绪论

008 脏腑经络先后病脉证第一

031 痉湿暍病脉证治第二

065 百合狐惑阴阳毒病证治第三

084 疟病脉证并治第四

094 中风历节病脉证并治第五

118 血痹虚劳病脉证并治第六

143 肺痿肺痈咳嗽上气病脉证治第七

168 奔豚气病脉证治第八

174 胸痹心痛短气病脉证治第九

189 腹满寒疝宿食病脉证治第十

224 五脏风寒积聚病脉证并治第十一

244 痰饮咳嗽病脉证并治第十二

291 消渴小便不利淋病脉证并治第十三

目 录
CONTENTS

读金匮
一

002

306　水气病脉证并治第十四

346　黄疸病脉证并治第十五

370　惊悸吐衄下血胸满瘀血病脉证治第十六

386　呕吐哕下利病脉证治第十七

436　疮痈肠痈浸淫病脉证并治第十八

446　趺蹶手指臂肿转筋阴狐疝蚘虫病脉证治第十九

454　妇人妊娠病脉证并治第二十

471　妇人产后病脉证治第二十一

488　妇人杂病脉证并治第二十二

515　杂疗方第二十三

519　禽兽鱼虫禁忌并治第二十四

526　果实菜谷禁忌并治第二十五

531　后记

绪论

汉时贾谊《新书·胎教》曰："胎教之道，书之玉版，藏之金柜，置之宗庙，以为后世戒。"金匮，金柜也，金色之盒，用之盛物，以示其珍。故《黄帝内经》有《金匮真言论》，以喻其所论内容之珍贵。

要者，要领也，精要也；略者，韬略也，简略也。要略者，精华萃聚之义。以此可见，《金匮要略》一书所论，内容精要，价值非凡。

一、版本源流

《金匮要略》，杂病辨治第一书，出自张仲景所著《伤寒杂病论》。仲景之书，因战乱而散佚，得王叔和编次而传世。目前较为公认的观点是：叔和将仲景《伤寒杂病论》中有关伤寒部分，单独编次传世；其杂病内容，由后世整理成《金匮要略》而得以流传。

宋《太平御览》所引高湛之语，成为后世考证叔和整理仲景著作的重要依据，曰："王叔和，性沉静，好著述，考核遗文，采摭群论，撰成《脉经》十卷，编次《张仲景方论》，编为三十六卷，大行于世。"其立论之根据虽不可妄测，但隋有《张仲景方》十五卷行于世。又考《脉经》，源自仲景之内容竟占全书2/5篇幅，包括伤寒、杂病、妇产科、儿科、诊断（脉学）等，相当数量的条文乃现行《伤寒论》和《金匮要略》版本所无。据此而论，则叔和所编仲景著作，内容宏富，以伤寒、杂病为主体，包括脉学、妇科、儿科等，实是对仲景学术理论及经验的全面继承和总结，非特独为伤寒撰次也。该书问世以后，见于史志者，名之曰《张仲景方》或《张仲景药方》，计15卷，首见于《隋书·经籍志》。最早见于医籍者，则为《肘后备急方》所言之《张仲景诸要方》或《张仲景诸药方》。其后，该书以全本、伤寒本、杂病本分合隐现而传世，直至宋时先后定版，乃成后世之尊范。

既往研究表明，该书编排体例大略：伤寒部分居前，杂病部分居次，殿之以伤寒与杂病方。这种前论后方编次方法，作为《伤寒杂病论》主体编排形式，一直延续至唐。而现行《金匮要略》所出之源，宋代王洙所发现的《金匮玉函要略方》三卷，其体例即是上卷论伤寒，中卷辨杂病，下卷载方及疗妇人。以要略名之，殆为《伤寒杂病论》之节略传本。

林亿等人对此节略本进行删削校订并重新编次辑佚，题名《金匮要略方论》，而成后世通行的《金匮要略》。

据考证，宋校重编辑佚之《金匮要略》，分别于1066年及1096年，以大字本和小字本版式印行，惜乎已无存本。现存古本均为大字本系统，包括元时邓珍本、明时赵开美本、俞桥本、徐镕本和无名氏本，而以邓珍本为善。另有新发现的明初吴迁抄本，则属小字本系统，现藏上海图书馆。

因本书著述目的，偏重辨治内容，不尚文献考证，故所引原文，以五版教材为据，省却考证辨析之繁琐，其蓝本为明赵开美本。

二、篇章结构

林亿等人对王洙所发现的《金匮玉函要略方》三卷，进行删削校订并重新辑佚编次。因已校毕《伤寒论》，故删去论伤寒之上卷，保留辨杂病和妇人病的中、下卷。并将下卷相应方剂分列于证候之下，又采散在诸家之方，附于逐篇之末，仍编为上、中、下三卷，而成现时通行的《金匮要略》编次体例。

全书共分三卷二十五篇：卷上第一至第十篇，卷中第十一至第十九篇，卷下第二十至第二十五篇。

首篇属于全书总论，提纲挈领，对疾病的病因、病机、预防、诊断、治疗等方面，予以简要论述，而求举一反三。其后第二篇至第十七篇讨论内科病辨治，第十八篇讨论外科病诊疗，第十九篇讨论几种特殊疾病，第二十至二十二篇则专论妇产科疾病辨治，最后三篇为杂疗方和食物禁忌。

其主体部分前22篇中，计有原文398条，论及疾病40余种，载方205首（其中有名无方者5首），用药155味。

三、基本特色

1. 基于五行的整体观念

中医理论体系的两大基本特色，一者整体观念，一者辨证论治，二者在《伤寒杂病论》中体现尤为充分。作为主要论述杂病证治的《金匮要略》部分，以五行属性归类方法，为其整体观的体现形式，较之以外感辨治为主的《伤寒论》之三阳三阴系统整体观体现形式，有所不同。

五行者，木火土金水是也。揆其义，一则同气以求，物以类聚，是天地自然万事万物的属性区划，五类而尽赅之。一则表述不同属性事物之间相互依存相互制约的关系，有相生相克之顺，无相乘相侮之逆，毋太过，毋不及，如此则万物荣枯有序，万事兴衰有度，进而宇宙世间得以维系阴阳之平衡，动静之和谐。这种五行类属的整体观，在《金匮要略》中，体现在生理、病理、辨治等各个方面。

曰"人禀五常，因风气而生长"，强调人与自然的和谐与统一。传承经旨，将五时五味五色五液五脏等，悉类以五行，而为其阐论杂病之病理变化和证治规律，奠定了坚实的系统论基础。其"见肝之病，知肝传脾，当先实脾"之说，即是这种系统论具体应用于杂病辨治过程中的充分展示。

2. 基于脏腑的分证体系

与《伤寒论》之外感辨治体系所异者，《金匮要略》所论杂病证治规律，悉本五行系统而以脏腑定位分证论治，较之外感六经表里分证体系侧重邪气强弱而言，更为重视脏腑气血阴阳之盛衰。

就全书谋篇布局而言，大略内外妇科分类以论，而其分篇，则多以脏腑为据。如肺痿肺痈咳嗽上气病，类属肺系；胸痹心痛胸满惊悸病，多关心主；腹满寒疝宿食病，必涉脾家；消渴溲涩淋痛病，常及肾元。

黄疸之病，胃热脾湿并肝胆失疏；水气之泛，肺闭脾壅而肾关失司；痰饮之根，上下不调而三焦失运；呕利之因，脾肾失职而升降反作。虚劳病涉多脏而以脾肾为本，女科事关冲任而以肝肾为基。更有五脏风寒积聚之类，水在五脏症现多端之论，虽病证纷繁，缘由百端，总以五脏气血阴阳之盛衰偏颇为本，内外痰饮水血之停蓄瘀滞为标，分类辨析，去伪存真，同中见异，异中求同，审其标本主次，论其缓急先后；明其寒热虚实，定其温清攻补。

3. 病发内外的三因学说

杂病之源，或因外邪久羁而正气伤损，或缘内伤劳倦而阴阳失调，或因情思忧恚而气血违和，病机关键在于内在之脏腑气血阴阳失调或虚损，以此异于外感热病之邪气盛实为其矛盾主体者。故而一般而论，杂病病势迟缓，病情复杂，变化较少。而外感病势急速，病情单纯，变化较多，以其病理过程中正邪标本主次之不同是也。

论曰：千般疢难，不越三条，一者，经络受邪入脏腑，为内所因也；二者，四肢九窍，血脉相传，壅塞不通，为外皮肤所中也；三者，房室、金刃、虫兽所伤。其言病在脏腑深处者，为内所因，病在肢窍血脉者，为外所中；其意之大略，邪自外来，因其所羁所伤有别，而有内外之分野。而房室劳倦伤于内，金刃虫兽伤于外，此则与前论邪由外之内或壅塞于外者，皆有不同，故属发病之另一途径。然无论何种因由，必致五脏元真之失畅、四肢九窍之壅塞、形体气血之伤损，乃得而为杂病之发生，此其病机之窍要也。

仲景此义，得宋时陈无择揭则明之，以六淫为外感、七情为内伤、饮食劳倦跌仆金兽诸伤为不内外因，而成系统完整之三因之说，简明扼要，为世所重。

4. 病证结合的辨证方法

《伤寒论》外感热病的六经辨治体系，虽有太阳、阳明、少阳、太阴、少阴、厥阴六经病之名谓，究其实质，仍以病理阶段特性为主，更多表现为证候或证候群之特质。六经病证之间彼此承继，相互转化，进而呈现出外感热病之完整病理进程。

　　而在《金匮要略》杂病辨治体系中，病名诊断则具有独立之意义。每种疾病，以其基本病机对病理全程的影响，而有相对独立的临床特征，且有别于其他疾病。且各种疾病之间，难以构成明确的承继与转化之关系，因而与六经辨治体系中的病名诊断，有着显著区别。

　　仲景辨识之法，无论伤寒杂病，皆是首辨其病，次鉴其证，而后审其标本主次，以为立法遣方之指归。此病证结合之辨识思路，自上而下，由面及点，始于宏观之全局，终于微观之细节，整体与局部有机结合，可透彻阐明其病理本质及演化规律。

　　如辨胸痹之病，则知阳微阴弦病机一以贯之。在此基础上，更辨其痰浊瘀滞之轻重，阳虚寒凝之偏颇，而有证候之多端，治方之不同。再如黄疸之辨，湿困为本，故曰"黄家所得，从湿得之"，明其病，则知其机。然湿有寒化热化之兼，人有老幼肥瘦之异，故有寒湿之黄，湿热之黄，瘀热之黄等诸般不同证候，因有不同治法之选。若奔豚之病，气冲胸咽，休止无常，亦有肝热气逆、寒气冲逆之别。仿此而论，则其例不胜枚举。

　　杂病辨识如是，而伤寒亦非例外。如辨太阳之病，外邪犯表，营卫失调，而有卫强营弱之中风，卫闭营郁之伤寒。辨阳明之病，胃家实是也，亦有邪热弥漫之经热，燥热结聚之腑实。少阴之病，心肾虚衰，气血不足，是其义也，而随其心肾水火之偏，而有虚寒虚热之辨。

　　由此可知，病证结合之辨识方法，是《伤寒杂病论》诊疗体系的一大特色。

　　5. 标本分明的治疗理念

　　夫病常兼夹，证有聚合，因有主次之辨，标本之分。这种病证之间的标本主次关系，决定着治法方药的确立与选择。

　　夫病之与证，证属枝末为标，病乃全局为本，而其治疗之原则，则不外治病求本而已。故曰病痰饮者，当以温药和之；曰诸病黄家，但当利其小便……此皆求其本也。

据病之本而定其大法，以贯穿于本病之治疗全程。同时因其证情之异，而灵活应对，是谓复从其标。故痰饮之病，溢饮者发越之，痰饮者渗化之，悬饮者攻逐之，支饮者降泄之，治虽有别，而大多不逾温法之界。其间或有郁热结聚者，以攻逐泄热等法以斡旋之，实乃权宜之计，而其后必当回归于温法之门也。盖痰饮者，阴邪也，非温无以绝其根，故温化即是求本之治。此治法之标本主从，可窥而见之矣。

又先病为本，后病为标，而曰：当先治其卒病，后乃治其痼疾也。又曰：见肝之病，知肝传脾，当先实脾。此据先后标本之关系，审时度势，而先治其标，复求其本。

又表病误下而泻利清谷，曰先救其里，后攻其表。此虽表病在先，里病于后，然以顾护正气为本为先。故知病证之主次，因情而定。而治法之标本，亦当顺势而论。

6. 方药运用的灵活多变

仲景遣方用药之道，妙在审时度势，活法圆机，奇正相合，寓巧于拙，具有极高的临床借鉴意义。

方药剂型多样化，既有汤、丸、散、酒之内服，亦有熏、洗、坐、敷、摩之外用，为临床运用提供了极大的便捷性。在慢性病的长期治疗过程中，尤其在急症救治方面，优势突出。如鳖甲煎丸之于疟母、大黄䗪虫丸之于干血内结、薯蓣丸之于虚劳，可为慢性病证简便守方之示例。而头风摩散之于头风急痛、乌头赤石脂丸之于心背彻痛、赤丸之于寒气厥痛等，则是急危重症快捷救治之典范。

一方可治多病，贵在谨守病机。如肾气丸之治虚劳、脚气、痰饮、消渴、转胞，其病各异，症象不同，然内在病机均以肾气虚乏为关键，故可一方而治。又如葛根汤之治太阳病表实或太阳阳明合病下利，并治痉病无汗者，悉以其肌腠闭郁营卫不畅之机而用之。他如五苓散治太阳病蓄水与痰饮病巅眩、青龙汤之治外感表寒与杂病溢饮……俱是谨守病机而不拘病种用方之例，实即异病同治之理。

异病可同治，而同病亦可异治，其缘由仍当系之谨守病机。故痰饮病之治，因其病情、病位、病势诸般不同，而有大小青龙之发散、苓桂术甘之温化、小半夏之降逆、泽泻汤之渗利、己椒苈黄、厚朴大黄之攻泄，更有一病之中，征象相类，而有多方之选者，可谓之同证异方，唯求病机之寒热虚实与治法之温清攻补大体相符，不必刻意于丝丝入扣，即可遣方治之，因而与临证之实际更为贴近。《伤寒论》曰太阴病当温之宜服四逆辈，便是明证。故溢饮有大小青龙之任选、微饮有苓桂肾气之互换、小便不利有蒲灰散滑石白鱼散之代用，充分体现出临证用方之灵活性。

余如方剂之加减、剂量之调整、药物之炮制、汤剂之煎煮、服用之宜忌等，仲景之论，至今仍具极强之指导意义。

脏腑经络先后病脉证第一

题　解

　　本篇讨论脏腑经络先后病之脉证辨析，其意在于：其一，内伤杂病不同于外感热病，宜以脏腑经络辨证为其基本思路，而非以六经之表里浅深辨析为其首要。其二，标本先后仍是辨证之关键，据之明确因果主从之关系，进而确立相应治疗原则与方法。

　　全篇内容涉及杂病之病因病机、疾病分类、望闻问切、标本辨析、预防治疗等，提纲挈领，具有全书总论之性质。

原文　问曰：上工治未病，何也？师曰：夫治未病者，见肝之病，知肝传脾，当先实脾，四季脾王不受邪，即勿补之；中工不晓相传，见肝之病，不解实脾，惟治肝也。

　　夫肝之病，补用酸，助用焦苦，益用甘味之药调之。酸入肝，焦苦入心，甘入脾。脾能伤肾，肾气微弱，则水不行；水不行，则心火气盛；心火气盛，则伤肺；肺被伤，则金气不行；金气不行，则肝气盛。故实脾，则肝自愈。此治肝补脾之要妙也。肝虚则用此法，实则不在用之。

　　经*曰："虚虚实实，补不足，损有余"，是其义也。余脏准此。（1）

经：指《黄帝内经》。

解读 本条依据五行系统论阐述治未病理念及虚实异治原则。

　　夫医分三等，上中下工是也。疾有两类，未病已病是也。然此皆相对之辞，而非绝对之义。已病是未病之显露，未病为已病之初萌。是以已病未病之间，实乃量变质变之渐进，并无泾渭清浊之分野。上工治未病，中工治欲病，下工治已病。而下工心中之未病，何尝不是上工目中之已病？此素养厚薄之别，识见高低之异，故有越人望色齐侯无疾之传奇，是知已病未病，不可截然划分。

　　上工治未病，未有不治其已病者。故治已病与未病，必有轻重缓急之别，主次标本之异。或不治已病治未病，或不治未病治已病，或已病未病俱兼顾，妙在收发由心，成竹在胸，是治而不治、不治而治矣。

　　然治未病者，必当先辨未病之所在。其辨之途，有趋势外推、五行推演、反馈预测、反象预测、节律预测、结构预测、体质宿疾预测等，诸法不同，各有优劣，理当酌情而用。

　　内伤杂病，责之机体气血阴阳失调，或虚损，或郁滞，多源于情志饮食劳倦，亦可因外感日久正虚邪微或内生之邪阻滞所致。其为病，视所病脏腑之阴阳偏颇，而有多脏多腑之关联。其所关联者，则每以五行生克制化为其理论依据，故而五行推演，是杂病辨证中最常用的一种辨识未病之方法。

　　五行者，木火土金水是也。其义一则同气以求，物以类聚，是天地自然的属性区划，五类而尽赅之。一则表述不同属性事物之间相互依存相互制约的关系，有相生相克之顺，无相乘相侮之逆，毋太过，毋不及，如此则万物荣枯有序，万事兴衰有度，进而宇宙世间得以维系阴阳之平衡，动静之和谐。

　　大论开篇即以肝病实脾为例，阐释治未病之理。此乃举一反三之手法，以明五行生克乘侮规律之于未病辨治的指导意义。夫肝木之病，有余不足，其所见者异，其所伤者亦异。《素问·五运行大论》云："气有余，则制己所胜，而侮所不胜。其不及，则己所不胜侮而乘之，己所胜轻而侮之。"肝气有余者，常乘脾土，制其所胜，而以脾弱为其未病之态。肝气不足者，难疏其土，而以土壅为其未病之常。木气疏泄太过与不及，每致脾土或虚弱或壅滞，而成未病之渊薮。是以见肝之病，理当实脾，以杜其渐，此治未病之义矣。实者，调理之意，或升或降，或补或泻，以和为贵，不必囿于补益之义。若夫脾胃素旺，升降协调，难为肝木所乘，如此则不必贸然补益，以免徒增土气壅滞之虞。故曰"四季脾王不受邪，即勿补之"。此亦顺应脾土之性，无为而为，仍属"实脾"之范畴。

《易》曰：君子以思患而预防之。"见肝之病，知肝传脾，当先实脾"者，其意重在防传御变之目的，而非强调升降补泻以直接调理脾胃之措施。或调肝疏木以实脾，或泻心抑木以扶脾，或滋肾涵木以助脾，或润肺制木以护脾，俱是"实脾"之途径，防变之手段。曰"先"者，则是突出防变之意应在治疗之先，并非先实脾后调肝之义。

夫木克土，土生金，而金克木，彼此循环，生克互制，以守其衡。故而见肝之病，知肝传脾，未尝不可传肺矣，此情固然不可不知。而肝木与肾水、心火之母子关系，又何尝不能构成未病之缘由。以此而知，整体与局部，现实与趋势，因果与主次，标本与虚实……俱是临证所需审慎辨析者。故知其要者，一言而终；不知其要，流散无穷。

邪气盛则实，精气夺则虚。此虚实之义，而治病之道，自当补不足而损有余，毋犯虚虚实实之戒。无论何脏何腑，皆当仿此。

文曰肝虚之病，"补用酸，助用焦苦，益用甘味之药调之"，此以五行五脏五味同类相求相助之义，而论肝虚治法，亦一隅三反之义。《洪范》曰："水曰润下，火曰炎上，木曰曲直，金曰从革，土爰稼穑。润下作咸，炎上作苦，曲直作酸，从革作辛，稼穑作甘。"是酸为肝之本味，善补肝体而健其用，以体敛而用散，故曰肝虚者补用酸收。

凡五脏六腑，皆有体用两性。肝者体阴而用阳，血海主藏，是谓体阴。应春生发，是谓用阳。此言以酸补之，适于肝体之虚。焦苦入心，木火相生，木虚火弱，故以苦味补心而助肝。甘味入脾，木土相克，木气不疏而苦急，故以甘味健脾而缓之。此生克制化之妙，必以静思乃可悟之。

"脾能伤肾……则肝自愈"一段，据五行生克原理，阐释肝虚之治。以土制水，水弱不能制火，火旺而金受制，则木不受金克而自旺。此示例之义，当灵活理解，不必过于拘泥。若夫肝实之治，殆宜反其道而行之乎？

至于《脏气法时论》所云肝欲散，以辛补之，以酸泻之。肝苦急，甘以缓之。其辛补酸泻甘缓之语，乃针对肝用立论，而非肝体之治。夫肝性条达，舒缓柔和，辛散者，遂其性也，故曰补。酸收者，逆其用也，故曰泻。甘柔者，缓其急也，可谓平调为期。

原文 夫人禀五常，因风气而生长，风气虽能生万物，亦能害万物，如水能浮舟，亦能覆舟。若五脏元真通畅，人即安和。客气邪风，中人多死。千般疢难，不越三条：一者，经络受邪，入脏腑，为内所因也；二者，四肢九窍，血脉相传，壅塞不通，为外皮肤所中也；三者，房室、金刃、虫兽所伤。以此详之，病由都尽。

若人能养慎，不令邪风干忤经络；适中经络，未流传脏腑，即医治之。四肢才觉重滞，即导引、吐纳、针灸、膏

摩，勿令九窍闭塞；更能无犯王法、禽兽灾伤；房室勿令竭
乏，服食节其冷、热、苦、酸、辛、甘，不遗形体有衰，病
则无由入其腠理。腠者，是三焦通会元真之处，为血气所
注；理者，是皮肤脏腑之文理也。（2）

解读 本条从天人相应整体观论发病与防治。

道一化气，气分阴阳。在天为阳，故为六气之化；在地为
阴，而有五常之形。地法天，应四时气运，而有万物之生长化收
藏。人法地，禀五行生克，故有机体之生长壮老已。

人身之小天地，必以应宇宙之大天地，秉承五行，因应六
气，天人合德，乃可全寿。曰"人禀五常，因风气而生长"，此
即天人相合之义也。

此言气运之常，以助万物之生长。若乎气运之变，则碍
万物之化生，故曰"风气虽能生万物，亦能害万物，如水能浮
舟，亦能覆舟"。于人体而言，天之风热湿火燥寒，应时而动，
循序而交，中正平和，是谓六气，顺之则昌，可求长寿。若六
气逆时而动，反常以运，太过不及，是为六淫，谓之"客气邪
风"，中人多死。

经云：虚邪贼风，避之有时。恬淡虚无，真气从之。精神内
守，病安从来？故养生防病之道，外避邪风，内养真气是也。曰
"五脏元真通畅，人即安和"，正是从内因而论养生之道。

此之五脏，概言脏腑经络。元真者，真元之气，质朴细微，
化则为气血精津，各司其职；合则谓元真之气，守固根本。充盈
于脏腑经络九窍百骸的元真，其形各别，或脏精，或腑气，或经
络之气血，必以周流通畅，如此乃得形神安和。流水不腐，户枢
不蠹，此之谓也。

千般疢难，其由不越三条，内因外因及不内外因是也。一

者，由经络入脏腑，从外之内，曰为内所因；二者，由肌腠而血脉，病在四肢九窍经络，曰为外所中；而房室金刃虫兽刑伤诸般，既非内亦非外，是以鼎足而三。仲景此义，得宋时之陈无择揭则明之，微言大旨，因而煌矣。陈氏以六淫为外感、七情为内伤、饮食劳倦跌仆金兽诸伤为不内外因，简明扼要，为后世所重。

前条从脏腑关系论未病之治，此条则从天人关系论之，是更高层次整体观念的体现。夫治未病者，未病先防，既病防传，已传防逆，层层设防，贵在发于机先。节饮食，慎房室，无犯刑责灾伤，避受虚邪贼风，病则无由以生，此未病先防也。适中经络，即针药治疗，断其内传脏腑之势；四肢始重，即导引灸摩，杜其九窍闭塞之变。此皆既病防传、已传防逆之义。

正气内存，邪不可干。故曰不遗形体有衰，病则无由入其腠理。三焦者，元气之别使，水火之通路。脏腑经络之气血津液，必假三焦而行，乃得循环通畅。三焦膀胱者，腠理毫毛其应。今曰形体不衰，元真充盛，三焦调畅，腠理得元真血气之通会灌注，正是邪风无由以侵之关键。

原文 问曰：病人有气色见于面部，愿闻其说。师曰：鼻头色青，腹中痛，苦冷者死；<small>一云腹中冷，苦痛者死。</small>鼻头色微黑者，有水气。色黄者，胸上有寒。色白者，亡血也。设微赤非时者死。其目正圆者痓，不治。又色青为痛，色黑为劳，色赤为风，色黄者便难，色鲜明者有留饮。（3）

解读 本条讨论面部望诊。

有诸内必形诸外，形于外者，望而可知，闻而可及，切而可得。

五色之分，青赤白黄黑。五色配于五行，始于《逸周书·小开武》："一黑位水，二赤位火，三苍位木，四白位金，五黄位土。"进而五脏配五色，故《灵枢·五色》曰："青为肝、赤为心、白为肺、黄为脾、黑为肾。"

精明五色者，气之华也。面部望诊，首重辨五色以察五脏之虚实。《刺热论》曰："肝热病者，左颊先赤；心热病者，颜先赤；脾热病者，鼻先赤；肺热病者，右颊先赤；肾热病，颐先赤。"以此而知，五脏气色之于面颊，各有所现之部。左右上下中，以应肝肺心肾脾。故而五色五部之诊，秉承五行生克乘侮之义，察五色以决死生，渐变为中医临床诊断之重要方法。

病人之气血见于面部，自有顺逆吉凶之辨。如《脉要精微论》论五色之欲与不欲，即体现了察泽夭以观成败之义。而仲景循五行五脏五色生克之理，而论色部与色质之关系，亦整体观之具象，辨未病之体现。要知明堂鼻准，居中而立，奉为面王，故以属脾。若鼻头色青者，脾土之位而现肝木之色，克而太过谓之乘，乘则脾伤而不运，中寒而难温，故腹中冷痛，预后不良。若鼻头微黑者，肾色现于脾位，是水寒侮土，亦逆象也。

再论五色主病，青黑为痛，黄赤为热，白为寒（《五色论》），此其源也。后世拓展其义，曰白主虚寒、脱血、夺气；黄主脾虚、湿停；赤主热盛、戴阳；青主瘀血寒痛、气滞惊风；黑主肾虚、水寒、血瘀。

故仲景曰面色黄者胸上有寒，其寒者，阴寒水湿是也。缘由脾虚不运，水湿无由以化，湿胜则阳微，阳微而寒生。《伤寒论》原文第396条之"胸上有寒"，其义一矣，故以理中主之。若面色㿠白者，血脱不荣于面，故曰亡血。设面色白中泛赤，且非夏令炎热之时而现，此血虚不能敛阳，多属阴阳离决之危象。若血脱面白而目睛正圆、瞪而不瞬者，此阴绝筋极、痉病风强之征，亦属难治之类。

又曰不通则痛，血脉凝滞而不畅，故面色青苍。劳多伤肾，肾伤色现，故面色黧黑，故经云肾虚者面如漆柴。风性属阳，阳热多风，故面赤曰风。土色外现，脾必不运，清气不升，浊气难降，故曰色黄者便难。无论面色或黄或白或黑，其色泽鲜明光润者，多有留饮。经云水病目下有卧蚕而面目鲜泽也，此其例也。

上述皆示例之语，欲详明其病源者，尚须辨其浮沉泽夭散聚等情。故《五色》曰："五色各见其部，察其浮沉，以知浅深；察其泽夭，以观成败；察其散抟，以知远近；视色上下，以知病处。"此望色之窍要，不可不知。

原文 师曰：病人语声寂然喜惊呼者，骨节间病；语声喑喑然不彻者，心膈间病；语声啾啾然细而长者，头中病。一作痛。（4）

解读 本条讨论闻诊。

闻声而知雅俗，辨音可察虚实。言语者，根于元气而出之肺系，所言者更与五脏神明相关。故《素问·脉要精微论》曰："声如从室中言，是中气之湿也。言而微，终日乃复言者，此夺气也。衣被不敛，言语善恶，不避亲疏者，此神明之乱也。"

闻辨语音，一者辨其真假之情、逻辑之理，而知神识昏乱或爽慧。一者辨其声息强弱、音调高低，而知正邪虚实与进退。大凡语声高亢洪亮、多言不休者，每属阳证、热证、实证；语声微弱低哑、少言寡语者，多为阴证、寒证、虚证。

病人语声寂然喜惊呼者，意其出语高下徐疾如常，偶发尖厉惊叫之声，此因痛而呼，乃骨节屈伸不利、引发剧痛所致，故其出声，静而骤惊，移时复常。

若夫湿痰水饮留滞于心胸膈间，气息游行鼓荡于水湿之中，低沉重浊，翁翁然含混不清，经云声如从室中言是也，故曰语声喑喑然不彻。喑者，齐宋间语，小儿久泣不止，其音含混模糊之状。

鸟鸣空谷，啾啾然音清声细而悠远。今语作啾然之声，显然中气充盛，气道通畅，而不欲高亢粗重出声者，盖防其气息激荡冲撞，引发脑痛如裂之症。仲景以此三例，揭示临证审辨之精细处。若非悉心体悟者，难为此功。

读金匮

016

原文 师曰：息摇肩者，心中坚；息引胸中上气者，咳；息张口短气者，肺痿唾沫。（5）

解读 本条讨论望闻相合之诊。

一呼一吸谓之息。息摇肩者，非因呼吸而动摇其肩胸、实为抬肩扩胸耸背以助呼吸是也。心中者，此言心胸上焦之廓。坚者，实而难移也。上焦清旷之境，而为阴霾闭锁，故曰实。以其邪实，气流不畅，难以呼出吸入，乃得抬肩扩胸，鼻翼煽动，勉力维系气息出入。此症后世谓之实喘，与之相对者则名虚喘，以其肾不纳气，元气耗散，而呼吸困难，张口抬肩以图自救。因之所谓肩息者，首重虚实之辨，肺肾之别。

若呼吸动静之间，心胸肺胃之中，骤然气逆而上，如此则冲激而咳呛，难以自止。此际每见其喉咽或塞或噎，或痒或涩，常与痰饮留伏相关，且多为外风所诱动。

若张口呼吸、气短不足以息而无肩抬鼻煽者，谓之短气。短气之病，或因于饮停，或缘于肾亏，或咎于肺痿，诸般不同，其状同中有异。如短气不足以息，且频吐浊唾涎沫者，责之肺热叶焦，或肺寒阳虚，肺气痿弱不用。

原文 **师曰：吸而微数，其病在中焦，实也，当下之即愈；虚者不治。在上焦者，其吸促；在下焦者，其吸远，此皆难治。呼吸动摇振振者，不治。（6）**

解读 本条再论呼吸动态之诊察。

呼出心与肺，吸入肝与肾，此言呼吸虽由肺所主，而与五脏密切相关。吸而微数者，言其呼缓而吸促，以其中焦邪实，气息难入，故吸而急促呼则和缓，如此则攻之泻之，邪去则出入复常，升降自如。此言中焦邪实之变，而其因于元气虚衰之吸而微数者，为无根之气将散，病势危重，急予固元敛脱，切勿误攻。若夫正虚邪实，则攻补两难，更为棘手。

若其呼缓而长，其吸浅而短者，气息入不敷出，此乃上焦肺气不足，或痰浊瘀血阻滞。其呼短而浅，其吸深而远者，气息出不敷入，此乃下焦肾元虚损，或阴寒水饮停积。此二者之治，虚则补之，实则泻之，甚或攻补兼施，然皆属不易之类，故曰难治。若其呼吸急促浅短，身形因之振振动摇者，此元气欲脱而形神不保之象，预后极为险恶。

《医宗金鉴》将本条之呼吸变化以喘证立论，言喘分三焦，呼吸皆促为病在中焦，升降失常；呼促吸长病在呼，责之上焦；呼长吸短病在吸，咎于下焦。无论三焦，其喘皆当辨虚实，实者可攻，虚者难治。其论条理明晰，简洁可从。

原文 师曰：寸口脉动者，因其王时而动。假令肝王色青，四时各随其色。肝色青而反色白，非其时色脉，皆当病。（7）

解读 本条论色脉应时。

脉动应时，春弦夏钩秋毛冬石是也。色合四时，春苍夏赤秋白冬黑是也。脏应四时，春肝夏心秋肺冬肾是也。而脾主长夏，其色为黄，脉动为缓。仿此而论，则四时五脏五色五脉五音五志五方，天人合德，五行分属，中医理论之整体观，从而得以构建。

在这一体系里，依据五行生克乘侮规律，解释机体的生理病理现象。故曰寸口脉动，应时为顺，毋太过毋不及；若反时而动，或太过或不及，曰逆。如秋脉应毛反弦，冬脉应沉反洪，非其时之脉，且有反侮之势，此皆病脉。

又肝旺于春，色应青苍；心旺于夏，色应红赤。若春时现秋令肺金之白色，夏时现冬令肾水之黑色，非其时之色，而有相乘之势，此皆为逆。

又应时之脉与非时之色相合，或非时之脉与应时之色相兼，或色脉俱非时而现，种种不同，皆为病象。故曰：非其时色脉，皆当病。

原文 问曰：有未至而至，有至而不至，有至而不去，有至而太过，何谓也？师曰：冬至之后，甲子夜半少阳起，少阳之时，阳始生，天得温和。以未得甲子，天因温和，此为未至而至也；以得甲子，而天未温和，此为至而不至也；以得甲子，而天大寒不解，此为至而不去也；以得甲子，而天温如盛夏

五六月时，此为至而太过也。（8）

解读 本条论时令气候之常变。

　　夫五日为候，三候一气，六气合时，四时成年。阴阳消长，万物盛衰，皆合于道。

　　冬至之日，长夜漫漫，极阴之时，六阳尽于地上，一阳萌于地中。时延六十，节逢雨水，坚冰融化而为雨露，此生阳出地初温之候，故曰甲子夜半少阳起，阳气始生万物，天气因转温和。此节至气至，应时而发，曰顺曰常。

　　若时节未至而天已温和，此曰未至而至，初阳生发过早。若时节已至而天未温和，此曰至而不至，初阳生发过迟。若时节已至而天寒不解，此曰至而不去，初阳生发不及。若时节至而天热如夏，此曰至而太过，乃初阳生发太过。如此皆时令气候互不相符，人居气交之中，非时之气，易感而为患。

原文 **师曰：病人脉浮者在前，其病在表；浮者在后，其病在里，腰痛背强不能行，必短气而极也。**（9）

解读 本条论浮脉主病之虚实表里。

　　脉取寸口，位分三部，寸关尺是也。掌后高骨，一指定关。关前曰寸，关后名尺。前后之位，分候上下表里。

　　再论脉象，浮者主表候上，沉者主里候下。若位象相参，则于病位病性之诊察，更为准确。

　　脉象之浮，无论何因，总属脉气浮泛，应手而得，重按稍减，如水漂木之状。其因于邪盛者，或气血浮出与之相争，邪犯卫表之类是也。或正邪虽争于内，而气血涌浮于外，阳明热实之类是也。因于正虚者，多是阴精亏乏于内，阳气浮越于外；或阴寒内盛，格阳于外。脉来虽浮，而有虚实之别。其异者，有力无力是也。

今关前寸脉应指浮盛，阳位而现阳脉，其病偏表，情属自然。然需四诊合参，不可偏执一端，唯脉是从。故关后尺脉以候里者，脉来应沉反浮，阴位而现阳脉，更须脉症合参，乃可判定其病情之表里虚实。曰腰痛背强不能行者，既可与邪犯太阳相关，如经云"伤寒一日，巨阳受之，故头项痛腰脊强"是也。而腰为肾府，《素问·脉要精微论》云："腰者肾之府，转摇不能，肾将惫矣。"如此则尺脉之浮与腰痛相合，仍有表里虚实之别。然短气而极，此乃肾不纳气之虚象。以此之喘，而与腰痛背强、脉之浮而无力者互证，则曰关后脉浮，其病在里，其性属虚。

原文 问曰：经云"厥阳独行"，何谓也？师曰：此为有阳无阴，故称厥阳。（10）

解读 本条论厥阳概念。

经云"厥阳独行"，令人不解，查阅现存诸经，既无厥阳之名，更无厥阳之实。而三阳三阴体系，内含厥阴概念，经云两阴交尽，谓之厥阴。以此，从辞义角度而言，厥阳似应与厥阴相对。

厥者，从"厂"从"欮"，憋气发力，采石于崖是也。引申之，有极度、绝对之意，类于绝字之义。如此，则厥阴厥阳，意其极阴极阳是矣。

然极阴之时，必是阳生之际，反之亦然。故厥阴谓之两阴交尽而一阳始生，而厥阳亦未尝不可谓之两阳交尽一阴始生。此阴阳相互依存转化之道，不可不知。故厥阳者，虽极盛而不独行，则寓有稚阴敛阳之义。若其独行者，有阳无阴、阴不敛阳、亢阳无制，如此则眩晕面赤、动风痉厥，诸般逆象，随时可见。

又厥者，气之逆也。如此则厥阳之义，本为阳气逆乱之病理概念，不必言其独行，亦孤行无制矣。

原文 问曰：寸脉沉大而滑，沉则为实，滑则为气，实气相搏，血气入脏即死，入腑即愈，此为卒厥，何谓也？师曰：唇口青，身冷，为入脏即死；如身和，汗自出，为入腑即愈。（11）

解读 本条论卒厥浅深生死。

升降息而气立孤危，出入废则神机化灭。论曰厥者手足逆冷者是也，而经云或大厥或煎厥或薄厥，多为痉厥神昏之变，无论肢冷昏厥，总属阴阳气不相顺接。前论厥者曰气逆也，阴与阳不相接，或阴厥或阳厥，故而为病。其轻者，手足逆冷是也；其重者，气孤神亡是矣。故而此之卒厥者，气机升降出入，因邪实阻滞而窒息不通，卒然昏厥或并肢冷是也。

前论卒厥之由，责之邪实。而邪实欲窒之兆，文曰取之寸口，脉得诸沉大而滑是也。论曰脉大浮数动滑为阳，沉涩弱弦微为阴，今脉沉者主里而曰实，脉滑者为阳而曰气，更言实与气搏，互文见义，而为血气阻滞于内。此之血气者，目之为邪可也，不为我用，必为吾贼是矣。故可推知，气血之阻滞，责之邪实，或痰饮或瘀血，或阳热或阴寒，阻滞于内，气血升降出入因之而碍，故轻者为肢厥，重者为昏厥。因其暴然而作，故曰卒厥。此《素问·调经论》所谓"血之与气，并走于上，则为大厥"，类于扁鹊当年所治之虢太子尸厥，是也。前言五脏元真通畅人即安和，此论卒厥之因，即是脏腑元真不畅所为。彼此参照，其理自明。然脏里腑外，脏藏腑泄。若脏真窒息不行，因其性藏而难通，故曰入脏神昏，唇青身冷不回者死。若腑气升降失常，因其性泄而易动，故暂闭而易开，故曰入腑神昏，身和汗出继之者愈。是知入脏者闭而难开，故死。入腑者塞而易通，故愈。以此而知，病虽危重，因其表里浅深之不同，而其预后仍有吉凶顺逆之别。

原文 问曰：脉脱入脏即死，入腑即愈，何谓也？师曰：非为一病，百病皆然。譬如浸淫疮，从口起流向四肢者可治，从四肢流来入口者不可治；病在外者可治，入里者即死。（12）

解读 本条承前续论病位浅深轻重预后。

本条承前以入脏入腑启论，言其脉脱入脏者预后不佳，入腑者预后良好，仅属例辞，不必绝对，意在阐明病位深浅与轻重吉凶之关系。

所谓脉脱者，意其脉伏不现，有实有虚。故有医家认为本条之脉，与前条之沉大而实对举，微细涣散是也。此说初读似为在理，然细究之，则难取信。盖脉之微细涣散者，真气欲脱也，无论在脏在腑，俱属危重之证，故而难分浅深缓急，此其一也。其二，脉形至此，诚属冰冻三尺，而非一日之功，必有诸般虚损见症，现于脉脱之前，而不必时至危急之际，方始凭脉而论其吉凶。其三，若脉脱乃因邪阻而脉气深伏不现，如此则可顺理成章，承前论其邪实之轻与重者，脉象虽有所异，而病机不离其宗，其预后判断，仍当遵循前例，病浅者生，病深者死。

故曰：非为一病，百病皆然。病在外者可治，入里者即死。此与扁鹊望齐侯之语，何其相似？盖外者肌表也，枝末也；内者，脏腑也，根本也。病在肌表，枝叶虽枯，而根本未腐，仍有再绿之时。病在脏腑，根本已朽，虽枝叶未凋，必无久持之日。此论内外浅深之轻重，更须辨其动态变化，则其理愈明。由外之内者，由浅入深，其病重；由内之外者，由深至浅，其病轻。故病在肌表之浸淫疮，由肢端向中心蔓延者，病情重而难愈；由躯干向肢末渐散者，病情轻而易治。

而脉脱卒厥者，何以断其入脏入腑？仍需审其外症。承前条而论，如此则唇口青身冷不回者，为入脏之依据；身和汗自出继之者，为入腑之佐证。色脉症合参，动态观察，慎思细辨，是其义也。

原文 问曰：阳病十八，何谓也？师曰：头痛、项、腰、脊、臂、脚掣痛。阴病十八，何谓也？师曰：咳、上气、喘、哕、咽、肠鸣、胀满、心痛、拘急。五脏病各有十八，合为九十病，人又有六微，微有十八病，合为一百八病，五劳、七伤、六极，妇人三十六病，不在其中。

清邪居上，浊邪居下，大邪中表，小邪中里，槃饪之邪，从口入者，宿食也。五邪中人，各有法度，风中于前，寒中于暮，湿伤于下，雾伤于上，风令脉浮，寒令脉急，雾伤皮腠，湿流关节，食伤脾胃，极寒伤经，极热伤络。

（13）

解读 本条论疾病分类及邪气致病特点。

阴阳者，此处用于疾病分类，意指表里。在表在外者谓之阳病，偏里偏内者谓之阴病。头项腰脊臂脚，此六者，肌表骨节之类，经脉络属之位，故曰阳。其为病者，或在卫分，或在营分，或营卫并及，六者三类，共计十八。

脏腑居于胸腹之内，较之肌表经脉，其位属阴。咳嗽、上气、喘息、噎塞、心痛，此五者，病涉上焦心肺。哕逆、肠鸣、（心腹）胀满、（腹内）拘急，此四者，病涉中焦脾胃。无论其位上下，皆属脏腑为病，而有虚实之分。上下计九，九病虚实，故曰阴病十八。

前以表里阴阳属性论疾病之类别，若以脏腑之位论疾病分类，则五脏六腑亦各有十八种病症。其数之计，据李今庸先生所言，脏腑各受六淫所犯，或气分或血分，或气血俱病，六邪中于脏腑，三分而合数，各计十八。故曰五脏计有病症九十，六腑计有病症一百零八。

所谓五劳，《黄帝内经》云"久视伤血、久卧伤气、久坐伤肉、久立伤骨、久行伤筋"是也。或曰"五脏之劳，心劳、肝劳、脾劳、肺劳、肾劳"是也。

所谓七伤，《诸病源候论》谓"大饱伤脾、大怒气逆伤肝、强力举重久坐湿地伤肾、形寒饮冷伤肺、形劳意损伤神、风雨寒暑伤形、恐惧不节伤志"是也。另据《虚劳病》篇，为"食伤、忧伤、饮伤、房室伤、饥伤、劳伤、经络营卫气伤"。

所谓六极，虽各说不一，然大同小异。《云笈七签》云：气极、血极、筋极、骨极、精极、髓极。《诸病源候论·虚劳候》曰：气极、血极、筋极、骨极、肌极、精极。《千金要方》则谓：气极、脉极、筋极、肉极、骨极、精极。

至于妇人三十六病，《诸病源候论》谓"十二癥、九痛、七害、五伤、三痼"是也。

上述病症分类体系，皆是从不同角度，对各种病症的发病原因、发病机制、病症特点进行归类认识。有其一定价值，然不应

读金匮
一

拘执。

关于五邪概念，首见于《黄帝内经》，然其内涵与此条所言，似不相符。另《难经·四十九难》言中风、伤暑、饮食劳倦、伤寒、中湿五邪，《难经·五十难》谓虚邪、实邪、贼邪、微邪、正邪，则皆另有所指，亦与此条文义不合。此之五邪，应为清（雾）、浊（湿）、大（风）、小（寒）、檠饪之邪。

五邪中人，各有法度，言其阴阳属性之异，而致病各有特点。风寒、大小、表里、前暮、浮紧，皆是相对之辞。故大风之邪，弥漫升散，多犯于表，而每发于晨，其脉偏浮。小寒之邪，坚劲紧束，易袭于里，而每发于暮，其脉常紧。清浊、湿雾、上下、皮膝（浅）关节（深），亦相对之辞。故清轻之雾，多犯上部与肌表。浊重之湿，每侵下部与关节。至于饮食不节，留滞不化而为宿食，故曰谷邪从口而入，必伤脾胃。经脉深里而络脉浅表，阴寒之邪常伤里，阳热之邪易犯表，故曰极寒伤经，极热伤络。

要之，本条据阴阳对立统一观，对疾病种类进行归纳。同时，对各类病邪，据此而认识其致病特点。

原文 问曰：病有急当救里救表者，何谓也？师曰：病，医下之，续得下利清谷不止，身体疼痛者，急当救里；后身体疼痛，清便自调者，急当救表也。（14）

解读 本条论表里先后治疗原则。

凡病，无论外感内伤，表里内外俱受牵连者，其治必有解表救里标本缓急之选择。

今以下利清谷示其里病而虚，身体疼痛示其表病而实。里虚本元不固，生机系于一线，故曰急当救里。俾元气充实，托里透表，则肌表之邪，可望自解。若里和表仍未解者，此际复予表散之剂，如此可一汗而解，故曰急当救表。

《伤寒论·太阳病中篇》原文第91条与此相类，谓伤寒本应汗解，误用下法，伤其里而下利清谷，少阴虚寒之象，表未解则身疼头痛。如此表里俱病，是属并病范畴。此之里虚为急为重，根本所系，故曰急当救里，四逆汤主之。若少阴阳复，里和利止，往往表邪自解。设若未解，则可续救其表。而阳复之初，无论汗出有无，皆不宜峻汗，故曰救表宜桂枝汤。

本条所言，虽曰医下之续得清谷不止而兼身痛，然并未明言伤寒表证误下，值得深究。其表里者，相对之辞，意其病位之浅深。因而可知，无论外感内伤，无论已下未下，凡表里（浅深）同病而里虚者，每宜先救其里后救其表。表里同病而里实者，则常治以先表后里之法。此以里证之虚实而论其先后，若以里证之缓急轻重论，则里证急重者，无论虚实，也应急救。以其脏腑所居，气血之源，生机之所系。若里实而闭，或里虚而脱，此皆危局，必当急救。此与前面入脏入腑之论，理同一源。

读金匮
——
026

原文 夫病痼疾加以卒病，当先治其卒病，后乃治其痼疾也。（15）

解读 本条论宿疾新病之先后缓急治疗原则。

前论表里先后，此论新久缓急，皆临证审时度势之技巧。以标本而论，新病为标，痼疾为本，急则治标，缓则治本，此其一也。其二，新病易除，痼疾难拔，故曰当先治其卒病，后乃治其痼疾也。

然疗新病，须虑痼疾之变化。治痼疾，必防新病之复作。故治法选方虽分先后，而医者胸中自有全局。是以喘家新感，以桂枝汤治卒病为先，而有厚朴杏仁之疗旧喘者，此标本兼顾，而有主次之别，缓急之异。

夫标本先后缓急，中医临证之关键，必得深思熟虑，方能运用自如。《伤寒论》中有关表里先后的治疗思想，充分反映了这种治疗理念，可以互参。

原文　师曰：五脏病各有所得者愈，五脏病各有所恶，各随其所不喜者为病。病者素不应食，而反暴思之，必发热也。（16）

解读　本条讨论五脏病之调护宜忌。

以五行而议，五脏各有所喜所恶。而五脏为病，相应也有其所喜与所恶。

夫五脏各有所喜所恶，如《脏气法时论》云：肝色青，宜食甘。心色赤，宜食酸。肺色白，宜食苦。脾色黄，宜食咸。肾色黑，宜食辛。肝苦急，急食甘以缓之。心苦缓，急食酸以收之。脾苦湿，急食苦以燥之。肺苦气上逆，急食苦以泄之。肾苦燥，急食辛以润之。

肝欲散，急食辛以散之，用辛补之，酸泻之。心欲耎，急食咸以耎之，用咸补之，甘泻之。脾欲缓，急食甘以缓之，用苦泻之，甘补之。肺欲收，急食酸以收之，用酸补之，辛泻之。肾欲坚，急食苦以坚之，用苦补之，咸泻之。

此随五脏体用之异，而各有所喜所恶是也。如肝苦急，宜甘缓之；肝欲散，宜辛助之而散。此皆从肝用而论，若论其体者，则五谷为养，五果为助，五畜为益，五菜为充，气味合而服之，以补精益气。夫五味各走其所喜，故《宣明五气篇》言"酸入肝，辛入肺，苦入心，咸入肾，甘入脾"，因其所宜，而补益其体者。

五脏体用之异变，即为五脏之病。其体之病，不外虚损一端；而其用之变，则有太过不及之异，故有虚实之辨。是以五脏之病，随其虚实不同，而各有所喜所恶。如心病禁温食热衣，脾病禁温食饱食湿地濡衣，肺病禁寒饮食寒衣，肾病禁犯焠煐热食温炙衣，肝病禁当风等，或虚或实，各有所恶。《宣明五气篇》所言"五脏所恶：心恶热，肺恶寒，肝恶风，脾恶湿，肾恶燥"，此论五脏受邪为实之病，而所恶如是。若其虚者，则自当别论。如此可知，五脏病之喜恶，也当审其虚实寒热，不得偏执一词。

因其恶者，而有所禁，故曰肝病禁辛，心病禁咸，脾病禁酸，肾病禁甘，肺病禁苦。然其恶者，也有虚实之别。如肝病虚者，自宜禁辛，以其辛散耗损是也。若肝病实者，则宜以辛散之，此其例也。

仲景曰：五脏病各有所得者愈。所得者，得其所喜所宜者，失其所恶所禁者是也。若反其道而行之，则五脏各受所恶而随其不喜者为病。因而临证之际，节饮食、慎起居，避寒温，皆当顺脏腑之喜恶，不得逆而行之，此护养之道，不可不识。

素不应食者，脏腑不喜之物，而反骤然思食之，此脏气偏颇，异于常态，食之必不能正常运化，郁极而热，故曰必发热也。必者，非必然之义，乃逆料之事也。

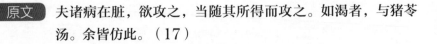

原文　夫诸病在脏，欲攻之，当随其所得而攻之。如渴者，与猪苓汤。余皆仿此。（17）

解读 本条讨论杂病随证而治的原则。

所谓"诸病在脏",泛谓其病在里。其所得者,所伏踞的痰饮水湿瘀血宿食等,内生有形之邪是也。前条所得者,脏腑所喜所宜,为顺;此条所得者,病气所假所踞,为逆。尤在泾谓之:无形之邪,入结于脏,必有所据,水血痰食,皆邪薮也。

当此两邪相合之局,宜随其所得之邪而酌情施治。故曰:诸病在脏欲攻之,当随其所得而攻之。如里热伤津而渴、兼水饮内蓄者,单纯清热,难愈其渴。必攻其热邪之所踞,利其水湿,俾热孤势微,方可全功。此水湿为巢者,若夫宿食为根者,则宜乎承气汤之类。瘀热互结者,抵当汤之属;痰热郁滞者,陷胸汤之类……故曰:余皆仿此。

【小结】

本章条文共计17条,文辞简略,义理深远,而得以奉为《金匮要略》全书之概论,杂病辨治之总纲。

全篇基于四时五脏阴阳的整体观念,以脏腑经络为理论架构,讨论有关杂病预防、发病、诊断与治疗等方面的内容。

人体与自然休戚相关,杂病固因于内伤,而未尝不与外邪相关。故而自然气候节令之变,常是发病之重要因素。而邪之所凑,其气必虚,正气内存,邪不可干。因之仲景认为内因乃发病之关键,强调五脏元真充盈通畅,病即无由入其腠理。并基于内外观念,阐述发病之途径,成为后世三因学说之滥觞。

诊察疾病,必借望闻问切而得其情。本篇望色分部,色脉合参。视呼吸、闻语声而知苦痛;审表里、应时节而断吉凶。其例简略,然足以启人心智。

病有新久,证辨虚实,位分表里,其间主次轻重,必予明晰,据之以定缓急先后之治。大凡新病宜先,痼疾宜后;深重宜急，浅轻宜缓。且脏有喜恶，病有所得，治疗护养，俱当宜乎审时度势，活法圆机。

　　本篇特色，养生防病、既病防传之治未病思想，具有深刻的现实意义。

痉湿暍病脉证治第二

题　解

本篇讨论痉湿暍三种病证的辨证论治内容。因其皆与外邪相关，故三病合篇而论。

痉病者，筋脉之疾，拘挛之候。其由或外邪壅滞，或热炽津伤，或大病亏乏，或误治虚损，或生化不足，或久病入络，或外伤瘀阻。或虚或实，筋脉失养而挛急强直，是其基本病机。

湿病者，因湿留而发之病，症象多端。感受雾露雨湿，或久居潮湿之处，湿邪入侵肌腠，是谓外湿。若因过食生冷，或脾虚不运，水湿因停于内，是为内湿。虽内外之源有别，然统属湿病范畴，而以黏滞重着缠绵难解为其临床特征。

中暍者，伤暑之病。总发于夏，而以热盛津伤气耗为其临床特点。

原文　太阳病，发热无汗，反恶寒者，名曰刚痉。（1）

解读　本条讨论刚痉临床特点。

此条之义，与《伤寒论·太阳病中篇》原文第31条并无本质区别，唯二者立意角度不同，一者从外感解读，一者以痉病释义而已。

故而本条以筋脉拘挛之主症，而辨其内伤外感之缘由。曰太阳病发热恶寒，显然邪自外来，病在肌腠。无汗者，玄府滞塞，每因寒闭。以其三焦元真通会之处闭而不开，气血因之郁而不畅，如此则筋脉失去濡养，拘急挛缩，痉病因成。

刚柔者，虚实也，阴阳也。此以无汗曰刚，显然与《伤寒论·太阳病中篇》原文第31条病机类同，证属表实，寒闭肌腠是也。然31条以外感发热恶寒身痛脉浮为着眼点，项背强急为其兼。故此两条之辨，一重杂病之痉，一重外感之表，症情各有侧重，而发病机理无异。

此之"反"字，诸本不同，有曰衍文者，有曰"及"者。据文意，似以衍文为是。

原文 太阳病，发热汗出，而不恶寒，名曰柔痉。（2）

解读 本条讨论柔痉临床特点。

此条之义，类于《伤寒论·太阳病上篇》原文第14条。仿上条例，从杂病角度立论，阐述痉病之因于外邪所致者。而《伤寒论·太阳病上篇》原文第14条则从外感角度出发，重点讨论邪犯肌表卫强营弱之中风表虚证，其项背强急者，仅为邪阻经输之兼。

本条既言发热汗出，自是肌表腠理疏松，易开难闭，情属表虚。此类筋脉拘挛之证，显然风邪壅滞为主，与前条寒邪闭束为主之刚痉，虚实相对，故谓之柔痉。

从两条文字比对而论，此之"不恶寒"，与前之"反恶寒"，语义语气恰属刚柔相对，应属无误。其行文类于《伤寒论·太阳病篇》原文第31条与原文第14条之对比手法，言项背强急之症，当以"无汗恶风"为常，"反汗出恶风"为变。

然从临床意义而论，太阳病邪在肌表，病必恶寒，今既言太阳之病，如此则前条之"反"字疑衍，而本条之"不"字似亦疑为衍文，故《脉经》文下注曰"一云恶寒"。

原文 **太阳病，发热，脉沉而细者，名曰痉，为难治。（3）**

解读 本条讨论痉病因于表闭的预后。

痉病无论外感内伤，总因筋脉失养，拘挛强急，故而其脉，每每"按之紧如弦，直上下行"。因于表者，可兼浮象；缘于内者，沉取乃得，然总不离弦紧之义。

今言太阳病发热，此痉病因于表闭，治之唯宜宣疏开达，散邪为要。而其脉不现浮紧、反见沉细者，显然表闭之外，里虚难免。如此正虚邪实，攻补两碍，故曰难治。

原文 **太阳病，发汗太多，因致痉。（4）**

解读 本条讨论表病过汗致痉。

太阳表证，唯汗可解，然以遍身微汗舒畅为宜。太过者，称为过汗，常多伤津耗气。不及者，谓之不彻，每易郁热伤阴。

今言发汗太过，必然伤津耗气。阴液不足者，筋脉失于濡润。阳气虚乏者，筋脉失于温煦。经云："阳气者，精则养神，柔则养筋。"故而无论过汗伤阴抑或损阳，唯其筋脉失于温煦濡养，则痉病自发。故曰：太阳病，发汗太多，因致痉。

原文 夫风病，下之则痉，复发汗，必拘急。（5）

解读 本条讨论风病误用汗下致痉。

夫风气之与湿气，相互影响。湿盛可生风，风强则胜湿。是以风胜之病，津液本自不足，今反恣意下之，津液复伤；或下之不解而得复汗之，汗下失序，迭经误治，阴津阳气必然更形耗损，如此则筋脉失于温养濡润，拘挛强急而为痉。

原文 疮家虽身疼痛，不可发汗，汗出则痉。（6）

解读 本条讨论疮家误汗致痉。

本条亦见于《伤寒论·太阳病中篇》原文第85条。久患疮疡之人，谓之疮家。热毒蕴结日久，气血已然暗伤。正气不足之际，即或新感寒热身疼，头痛脉浮，亦不宜贸然汗之。可斟酌桂枝新加汤之类加减化裁，补虚托表，似属可行。若不顾正虚而强汗之，则气血更形亏乏，筋脉失养则拘挛强直而为痉。

以上三条，所论皆为内伤因虚致痉，与前三条所论外感邪实致痉，其发病机制之侧重点，迥然不同。

原文 病者身热足寒，颈项强急，恶寒，时头热，面赤，目赤，独头动摇，卒口噤，背反张者，痉病也。若发其汗者，寒湿相得，其表益虚，即恶寒甚。发其汗已，其脉如蛇。（7）

解读 本条讨论痉病临床特点及外感痉病化热入里的变化。

痉者，会意兼形声。"巠"义为绷直、笔直、僵直。从"疒"从"巠"者，肌肉绷紧僵化之义也。故《说文》曰：痉，强急也。

《至真要大论》云厥阴在泉，客胜则大关节不利，内为痉强拘瘛，外为不便。且言诸痉项强，皆属于湿。《热病篇》曰风痉身反折，曰热而痉者死，腰折，瘛疭，齿噤龄也。由是可见，痉之为病，总以强直拘挛为其特征。

仲景于本条，总结前贤认识，而详述痉病之临床特征。曰颈项强急，卒口噤，背反张而独头动摇，是其候也。《广韵》曰其为风强病，喻示痉病具有风胜之特质，是以强急拘挛、抽搐瘛疭、口噤齿龄头摇之类，皆属其外象。此类症象，较之《伤寒论》所言之头项强痛、项背强急，显然所涉病位更广，病情更重。独头动摇者，或曰风动之象，或曰背强难动而独头可动摇，似以前说为佳。盖背反张不能动，而颈项强则转头亦难是也。

然其风胜者，或因于外风，或缘于内热，或咎之湿盛，或责之正虚……病因多种，不外邪实与正虚两端。或因邪阻而气血失运，或因正虚而气血匮乏，进而筋脉失却温煦濡养而病痉。

以其起源不同，而兼夹症象自有所异。今言其痉，而兼身热恶寒，颈项强急，自是太阳受邪、肌表营卫失调、太阳经气郁滞之象，无汗每属必然，故而可知此为刚痉之病。然寒闭而阳郁，阳郁不伸则易化热。如《伤寒论》原文第46条、第47条、第55条诸条，乃其郁阳不得外透、唯破络而出者，郁热得散，其病自解。若既不能外透，亦不能破络者，必然郁阳化热而燥，加剧筋脉之失养。且其外寒之闭，郁热因而上冲，上盛下虚，是以头热足寒、面赤目赤。热盛伤津，内风骤起，因而卒然口噤难开，角弓反张，此邪滞太阳之颈项强急，渐转阳明而突发口噤反张之重症，是病情由表及里、由轻转重之自然病程。

"若发汗已"以下17字，《玉函》《脉经》无，疑衍。而成本《伤寒论》更以后之"发其汗已，其脉如蛇"八字，俱属衍文。揆其辞句，此段文字接续于刚痉化热之后，义理确然难明，姑存疑待考。然若将此段转属下条，则似可另作解读，详见后条。

原文 暴腹胀大者，为欲解。脉如故，反伏弦者，痉。（8）

解读 本条讨论痉病预后转归。

关于本条之解读，有医家认为，应当与前条之后25字相承接，以此阐明外感痉病之不同转归，其说颇有见地。

将上条之"若发其汗者"以后文字，转为本条之首句，如此则独立成条，而与前条刚痉化热内容的关联度明显降低，转为单独讨论外感痉病（包括柔痉）预后转归。

风寒犯表，营卫失调，经气郁滞，筋脉强急，而为外感致痉之由。此际唯当治病求本，发散风寒，解除邪闭，如此则筋脉舒柔，痉急自解。然发汗之道，忌其太过不及，当以遍身微微透汗为度，是为王道。

对于表虚柔痉而言，肌腠本自疏而不密，若发汗太过，则玄府洞开，鬼门不闭，汗出如漏，绵绵不绝，以致水湿与风寒相搏于肌表，卫气因汗益虚，恶寒更甚，故曰"寒湿相得，其表益虚，即恶寒甚"。

痉脉弦紧直长，此邪闭之象，不必赘言。若发其汗，正气得药力之助奋力祛邪，邪气欲解未除之际，脉气欲和而未得，故阴柔滞涩而屈曲欲伸，往来如蛇行之状。此时若突现腹胀欲便者，乃表邪将解而里气欲和之兆，必汗出便畅而解。此与《伤寒论·阳明病篇》原文第230条之"胃气因和，身濈然汗出而解"相类，三焦调畅，表里气和是也。

若汗后诸症未解，且其脉象由浮紧而转沉弦，此病情由表渐里，痉病有加重之势。伏者，极深也，推筋着骨始得，谓之伏脉。言脉如故者，乃谓弦紧同类之意。

原文 **夫痉脉，按之紧如弦，直上下行。（9）**

解读 本条讨论痉病典型脉象。

痉者，肌肉强急之义。筋脉肌肉拘挛强急，其脉象自亦劲急不柔。盖脉道者，亦筋脉之属也。按之者，沉取也。紧如弦，弦紧同类，弦而紧者是也。直上下行，脉气端直以长，贯穿尺寸三部。此痉病之主脉，故《脉经》云："痉家其脉伏坚，直上下。"

本条与第7条相互参酌，则痉病之主症主脉至此俱备，鉴证辨析因而有据可依。

原文 **痉病有灸疮，难治。（10）**

解读 本条讨论痉病误灸预后。

灸法之治，适用于虚寒之证，补益气血，散寒除湿，是其义也。用之得法，效如桴鼓。然用之不当，则遗祸无穷。故《伤寒论·太阳病中篇》原文第116条曰：微数之脉，慎不可灸，因火为邪，则为烦逆，追虚逐实，血散脉中，火气虽微，内攻有力，焦骨伤筋，血难复也。由此可见，灸法之于阴虚内热或实热壅盛者，唯有虚虚实实之弊，必无祛邪匡正之功。

痉之为病，或由邪阻，或缘正虚，总是筋脉失于温煦濡养，拘挛强急而成。灸法虽可散寒除湿，以行气活血而止痛，然多适用于寒湿久滞之痹，而于寒滞湿动风胜病势迅疾之痉，则往往徒伤其阴，而难止其痉。是以痉病之发，不宜灸以治之。

久灸成疮者，灸热内灸，其阴暗耗，则筋脉必定失养。今揆其辞意，此之痉病灸疮相兼，似为灸疮于前，痉病继后。如此则气血暗伤于先，筋脉拘挛于后。其痉之成，无论始于外感内伤，终是以虚为本。正虚不复，痉终难止，故曰难治。

读金匮
—
038

 太阳病，其证备，身体强，几几然，脉反沉迟，此为痉，栝蒌桂枝汤主之。（11）

　　栝蒌桂枝汤方：

　　栝蒌根二两　桂枝三两　芍药三两　甘草二两　生姜三两　大枣十二枚

　　上六味，以水九升，煮取三升，分温三服，取微汗。汗不出，食顷，啜热粥发之。

解读　本条讨论柔痉证治。

曰太阳病其证备，显然发热恶寒头身疼痛诸症悉具。其脉沉迟而曰反者，自是脉应浮而反沉，脉症相悖，必有其因。

夫脉浮主表，脉沉在里。表症里脉者，每为表里同病，治之或先表后里，或先里后表，或表里同治。其要者，决于里证之虚实缓急轻重。故《伤寒论·太阳病中篇》曰病发热头痛脉反沉宜四逆汤，曰尺中迟不可汗，其意皆因里虚。

本条脉反沉迟，显然里虚。而其虚者，观其用方，推论可知乃津液不足是矣。《神农本草经》曰栝楼根主消渴，身热，烦满，大热，补虚安中，续绝伤。《本草纲目》谓之味甘微苦酸，酸能生津，故能止渴润枯，微苦降火，甘不伤胃。方用桂枝汤，疗太阳表病，以汗出为常，证属表虚。今加天花粉，显然津伤，且有生热化燥之势。故其身体强几几然，筋脉失养，拘挛强急。较之《伤寒论·太阳病上篇》原文第14条之证，本证津液损伤，表里同病。彼证津液郁滞，重在表邪。因之本证加花粉以润燥生津，彼证加葛根以升津舒经，一重润养，一重宣通，虚实有别，攻补不同。

《伤寒论·太阳病中篇》原文第62条曰脉沉迟身疼痛而用桂枝新加汤，其病机与本条颇有相类之处。两者皆属表里同病，62条汗后新虚，气阴两伤；本条素弱新感，津伤化燥。

然而本证之重心，仍是痉病之强急。身体强几几然，显然较之颈项强，病情更重，病位更广，此诊断痉病之依据，表明其与普通外感，有着不同病理变化，发展转归亦自当别论。故以栝蒌桂枝汤，调和营卫，生津解痉。

关于本方，桂芍用量为桂枝汤原量，较之葛根汤与桂枝加葛根汤略大。而天花粉用量，以其在本方之功用而论，则有偏轻之嫌，故胡希恕先生谓之宜予重用，方显其功。

❦名案选录❧

赖良蒲医案：丁某，男，半岁。时值初夏，身热，汗出，口渴，目斜，项强，角弓反张，手足搐搦，指尖发冷。指纹浮紫，舌苔薄黄。此为伤湿兼风，袭入太阳卫分，表虚液竭，筋脉失荣。用调和阴阳、滋养营液法，以瓜蒌桂枝汤主之：瓜蒌根6g，桂枝3g，白芍3g，甘草2.4g，生姜2片，大枣2枚，水煎服。3剂，各症减

轻。改投：当归、川贝、秦艽各3g，生地黄、白芍、瓜蒌根、忍冬藤各6g，水煎服，1剂而愈。（引自《蒲园医案》）

原文 太阳病，无汗而小便反少，气上冲胸，口噤不得语，欲作刚痉，葛根汤主之。（12）

葛根汤方：

葛根四两　麻黄三两（去节）　桂枝二两（去皮）　芍药二两　甘草二两（炙）　生姜三两　大枣十二枚

上七味，㕮咀，以水一斗，先煮麻黄、葛根，减二升，去沫，内诸药，煮取三升，去滓，温服一升，覆取微似汗，不须啜粥，余如桂枝汤法将息及禁忌。

解读 本条讨论刚痉证治。

前条论柔痉证治，此条则论刚痉证治，与本章开篇两条，共同构成外感痉病虚实刚柔分类证治体系。

本条外感，曰太阳病无汗，证属表实，自无疑义。如此则发热恶寒、头痛身疼、脉浮弦紧，必有所见。

以其风寒闭郁，气血津液运行不畅，筋脉失却温煦濡养，因而拘挛强急而为痉。然痉之所发，因其经脉郁滞部位有别，而其先兆各有所异。太阳经脉凝滞者，头项先强；阳明经气不畅者，口噤不语。此以口噤不语为先，寓示太阳表病已然累及阳明，其义与《伤寒论·太阳病中篇》原文第32条太阳阳明合病相类。然无论口噤不语或项背强急，若外邪不散，终将角弓反张，身挛瘛疭，诸般风强之象，悉然而现。因其初发之际尚未尽见，故曰欲作刚痉。

夫汗之与溺，皆津液所化，浊液外泄是矣。大凡汗出多者小便短少，汗出少者小便频数，此生理调节之常态也。今因风寒束表而无汗，小便当数而反少者，此表气闭郁而里气不和之象，经谓三焦膀胱者，腠理毫毛其应是矣。气机不和，升降反作，是以秽浊难于宣泄，反而气冲胸闷，甚或咳呕。

本证主以葛根汤，发散风寒，升清止痉。以桂枝汤加葛根麻黄为方，用葛根解肌退热，与麻黄相伍，发散表邪而敷畅气血津液，于缓急解痉大有功效。

◈ **名案选录** ◈

方承康医案：章某某，男性，74岁，1985年11月9日初诊。患者于7月底行"前列腺摘除术"后外感发热，经用中西药后寒热退，同时出现双下肢痿软酸痛，行走需人搀扶，双侧颈项牵强疼痛，在外院用中西药两月余，下肢症状渐为好转，颈项诸症却有增无减。诊见：身体瘦薄，头项左倾，两侧颈项和后枕部僵硬麻木，牵强疼痛，转侧时疼痛益剧，患者自诉头似不在脖子上，二便自调。舌质淡红，苔薄白，脉细弦。观前医处方多为羌防一类祛风胜湿止痛或夹通络养血之品，然患者颈项诸症实属仲圣所谓"强几几"也，其太阳经证已跃然眼前，遂处以《伤寒论》葛根汤方：葛根40g，生麻黄10g，桂枝10g，赤白芍各30g，生甘草10g，生姜3g，大枣12枚。2剂。嘱药后稍加被覆以取小汗。复诊时头颈已正，精神振奋，谓当日药后略有汗出，颈项部隐感热辣，诸症明显减轻，颈项大松，如释重负。次日药后并无汗出，颈项症豁然若失，转侧裕如，稍感头晕。病既愈，未再处方。一月后门诊遇之，谓一切良好。（引自《江西中医药》1989年第5期）

痉为病—本痉字上有刚字，胸满，口噤，卧不着席，脚挛急，必齘齿，可与大承气汤。（13）

大承气汤方：

大黄四两（酒洗）　厚朴半斤（炙去皮）　枳实五枚（炙）　芒硝三合

上四味，以水一斗，先煮二物，取五升，去滓，内大黄，煮取二升，去滓，内芒硝，更上火微一二沸，分温再服，得下止服。

 本条讨论阳明热盛痉病证治。

前论外感痉病属太阳表证之证治，以其汗出有无，而有桂枝葛根选方之异。此则论其表病之痉，转入阳明之里，热盛津伤而风动，其证治自与前者大不相同。

《伤寒论·太阳病上篇》原文第6条曾言，太阳温病误汗误下，而有直视惊痫瘛疭之变；本篇第4条亦曰太阳病发汗过多因致痉，此皆因误治而伤津化燥，表病传里而痉。

前论刚痉卒口噤背反张，身热足寒，面赤目赤，是表证有入里化热之势。本条之论，实则为前论之深化。

表闭阳郁，不得宣泄，继而化热入里，耗伤阴津，筋脉失养，热极生风，以致口噤不语，齿齘有声，角弓反张，身强挛急。阳明热壅，气机郁滞，而胸腹满胀。《伤寒论·阳明病篇》原文第252条所言之目睛不了了睛不和，与此同理。

以其风动缘于津伤，津伤因于热极，故而泄热存阴，诚为不二之选。大承气汤可与者，苦寒泻热，力猛效速是也。然可与者，并非必予也。要知承气之用，贵在泄热救阴，而非涤荡腑实是也。如此推论，若调胃承气汤、白虎加人参汤之类，皆可酌情选用，此又属活法圆机之义也。

《名案选录》

麦冠民医案：某患儿，病起迄四日，曾用玉真散不效。诊见热不退，便不通，痉不止，舌燥苔黄，脉数实。证属热结阳明，热极生风，法当下。即予大承气汤：大黄15g（后下），芒硝12g（冲），厚朴24g，枳实12g。越日再诊，证情未减。询知乃病家恐前方过峻，自行减半以进。由于病重药轻，服后便结如故，当此风热正盛，燥结如石，非将军之力，下之不为功。遂照方急煎叠进，药后四五个小时，肠中辘辘，先排出石硬黑色如鸡卵大粪块，随下秽物半便盆，如鼓之腹得平。再剂，又畅行三次，痉止，身凉，病瘥。继用养血舒肝剂，调理巩固。（引自《新中医》1981年第6期）

原文 太阳病，关节疼痛而烦，脉沉而细_{一作缓}者，此名湿痹_{《玉函》云中湿}。湿痹之候，小便不利，大便反快，但当利其小便。（14）

解读 本条讨论湿痹证治原则。

痹者，风寒湿三气杂至，合而为痹矣。《说文》曰痹乃湿病，《汉书·艺文志》谓风湿之病矣。此皆言其病因，而其内涵，痹者闭也，凡机体气血津液阻滞不通者，皆曰痹。痹病之辨，以病因类之，有风痹、寒痹、湿痹之异。以症象类之，有行痹、痛痹、着痹之别。以病位类之，有五体痹、五脏痹之分。所辨虽有不同，而其气血久痹、迁延难愈，是其特征矣。

因之可知，痹证外因，必不离湿。若纯因风寒，每易速去而难久滞，故麻黄桂枝等证，虽身痛骨疼，难以言痹。唯湿性黏腻，缠绵难去，与风寒诸邪相合，则气血闭阻，久久不通而为痹病。故《说文》以湿病释其义，确属简明至当。

今言太阳病，则发热恶寒，头项强痛等，自不待言。若自汗者，脉必浮缓，身体疼痛，此太阳中风，治以桂枝剂。若无汗者，脉自浮紧，身疼腰痛，骨节疼痛，此太阳伤寒，治用麻黄剂。曰关节疼痛而烦，然脉不浮盛而反沉细，沉者主里，且小便不利而大便快利，显然水湿渍里，偏渗肠间。而在表之湿与风寒相合，着于肌腠骨节，则关节疼痛而烦。湿邪郁滞表里内外，则脉气难于浮现，是以沉细。

此与前论之桂枝麻黄诸证，同中有异，重在湿邪内外为患，外滞骨节，内阻三焦，而以里湿为重。以其肢节疼痛沉重，故曰湿痹。治之或散或利，总以祛湿为要义，故曰但当利其小便。论曰服五苓散多饮暖水汗出愈，以利小便可宣肌表，此三焦膀胱与腠理毫毛相应之义，整体观念之体现。据此而推论之，则本条湿痹之治，以五苓散为主，酌加麻桂杏苏之流，渗利而兼宣散，似属可行。

本证之湿，或曰新感外湿与素体内湿相引者，或云表湿渐延于里而内外俱郁者，或谓内湿外溃而表里同病者，各具其理，仁智互见。临证当视其具体发病过程，审慎而辨。

原文　**湿家之为病，一身尽疼**—云疼烦，**发热，身色如熏黄也。**（15）

解读　本条讨论湿病发黄。

湿家者，久患湿病之人。无论伤于内湿，或是感于外湿，

读金匮
—
044

湿邪久困，脾胃多虚。脾胃升降失常，水湿更易泛滥。内伏之湿，逆上犯下，或咳或喘，或呕或悸，或利或癃，不必尽言。而脾主肌肉，水湿外泛，肌肉关节气血不畅，故一身尽疼，或肢体沉重，或肌肤肿胀，如溢饮之类。湿滞肌腠，营卫不和，阳郁化热，故可见发热之象。脾湿内阻，肝胆失疏，胆液外泄，故而身目发黄。以其湿多热少，阴邪为主，是以色黄而晦。

此属内外俱湿之证，故其发病，亦有素体内湿相召新感外湿而病者，如此则于常自咳喘呕利之外，骤见寒热头痛鼻鸣等太阳表象。

此条之义，宜与后文《黄疸病篇》互参。

原文 湿家，其人但头汗出，背强，欲得被覆向火。若下之早则哕，或胸满，小便不利一云利，舌上如胎者，以丹田有热，胸上有寒，渴欲得饮而不能饮，则口燥烦也。（16）

解读 本条讨论湿病误下之变。

湿困日久，或有脾胃素旺，阳郁化热，致湿热胶滞者，此与湿阻阳馁者，自有虚实之别。观《伤寒论·太阳病下篇》原文第131及原文第134条之湿热结胸或发黄，与此条似有互通之处。

头汗之缘于实者，每因阳郁于里，不得外透，蒸腾于上，迫液外泄而致。今湿阻而阳郁，不能外达以温煦肌表而畏恶风寒，是以欲得被覆向火。唯其上蒸而为头汗，且兼湿滞筋脉而背强不舒，颇类结胸之如柔痉状（原文第131条）。结胸者，自可下之，如大陷胸丸之类。然此邪尚偏表，且未结实，若下之太早，或结胸，或痞满，或发黄，或下利，或呕哕，变证多端，每随病家体质禀赋之阴阳而异。

此则论其误下伤正，胃气虚竭，上冲而为哕呃，其情类于《伤寒论·厥阴病篇》原文第380条。浊阴上逆于胸，满闷不适，故曰胸上有寒；清阳下陷而郁，气化失司，津液敷布障碍，小便不利而渴烦，故曰丹田有热。舌上如胎者，似苔非苔，水滑透明，浊阴上泛是也。

如此寒热夹杂，治宜温中降逆，化气利湿而通阳，可予吴茱萸汤合五苓散，略佐清化之品。

原文 湿家下之，额上汗出，微喘，小便利_{一云不利}者死；若下利不止者，亦死。（17）

解读 本条讨论湿病误下之逆。

前条误下之前而见头汗，乃湿郁上蒸之故。此条湿家误下而额上汗出，为虚阳上越所致。湿为阴邪，其性黏滞胶结，其为病，若无阳热之蒸，多无汗出之象。且湿胜阳微，寒气自盛，则以无汗为常。今误用下法，复损其阳，以致无根之阳浮越，阴液随之而泄，是以额上冷汗如冰，涔涔而出，而息微喘促、身蜷肢厥、脉沉微弱诸症，自是不必赘言。

湿痹之候，小便不利，大便反快。此湿阻不化、偏渗肠间之常态也。若下焦真元大虚，无以温摄，自可小便清长，或大便滑脱不禁，阳竭而致阴脱是也。

是以此条所论，湿家本自阳气不足，因误下之伤，而变证百出。上越而为额汗，肺脱而为喘促，下脱而为滑利溲清。此阴阳失固、上下俱脱之危象，故曰死。急予通脉四逆加猪胆汁汤、四逆加人参汤之类，勉力图之。

原文 风湿相搏，一身尽疼痛，法当汗出而解，值天阴雨不止，医云此可发汗，汗之病不愈者，何也？盖发其汗，汗大出者，但风气去，湿气在，是故不愈也。若治风湿者，发其汗，但微微似欲出汗者，风湿俱去也。（18）

解读 本条论风湿发汗原则。

　　风湿者，湿痹之类。因其湿邪夹风，是以身痛游移，遍体皆累，故曰一身尽疼痛。湿邪之源，或自外犯，或自内生。其与外风相兼为病者，多为外湿。以其里气尚旺，则可遵循其在皮者汗而发之之论，故曰法当汗出而解。

　　风湿已然相搏于肌腠，适值凄风冷雨之时，天阳之行不健，则肌表阳气更难宣畅，是以身重疼痛加剧而绵绵不休。必渍形为汗，以宣其阳，此风湿相兼郁于肌腠为主之治法。而于寒湿偏于内盛者，前文则曰"但当利其小便"，以通宣阳气，所谓"通阳不在温，而在利小便"是也。此病位内外有别，兼夹各有偏重，是以治法因之而异，贵在因势利导。

　　然发汗之道，忌其太过不及，此义于《伤寒论》中早有详论，不必赘言。风湿宜汗，仍当遵循微汗透体之法。若汗出不彻者，邪必不去。若汗出淋漓者，风气虽去，而湿气仍羁，且阳因汗伤，温化不及，则湿郁更甚，故曰不愈。盖风性速而湿性缓，骤汗之下，风易散而湿尚滞，是以风去湿留，其病难愈。治之宜乎微微似欲出汗，则风轻雾散，湿泄风去，如此则可一汗俱解，杜其遗患。

原文 湿家病身疼发热，面黄而喘，头痛鼻塞而烦，其脉大，自能饮食，腹中和无病，病在头中寒湿，故鼻塞，内药鼻中则愈。《脉经》云：病人喘。而无"湿家病"以下至"而喘"十一字。（19）

解读 本条论头中寒湿证治。

湿家为病，或偏于表，或偏于里。或外湿为主，或内湿为重。随其所伤不同，而症象各异。其滞于肌腠骨节者，肌肉疼烦关节挛痛。留连三焦脏腑者，咳喘呕利痞满癃闭。更有内外合邪者，随其所犯而症状杂出，难以尽述。

今言湿家身疼发热，显然湿自外来，邪偏于表。新感何以谓之湿家？盖素有里湿，复召外邪，内外相引是也。以其里湿暗伏日久，故谓湿家。脾家喜燥恶湿，面黄者，脾色外露，此里湿之据也。喘者，肺卫失宣之故。然随湿之清浊，雾伤皮腠，湿流关节，清者犯上，浊者注下。今雾露犯上，重在头面，故而头痛困重，鼻塞鼻鸣，呼吸不顺，烦乱不安。以其腹和无病食纳二便如常，里湿尚自未盛。此内外相合之势未成，重在外湿犯上为患，故曰病在头中寒湿。脉大者，浮盛之意，与里湿为病之脉沉细相对，意其表湿偏盛。

湿在肌表，雾露犯上，治宜宣散。纳辛散之药于鼻中，宣通肺窍，振奋卫阳，庶几可使湿邪透散，寒热自解。若夫后文之麻黄加术之类，酌加辛通肺窍之辛夷苍耳等，亦属可行。

原文 湿家身烦疼，可与麻黄加术汤发其汗为宜，慎不可以火攻之。（20）

　　麻黄加术汤方：

麻黄三两（去节）　桂枝二两（去皮）　甘草一两
（炙）　杏仁七十个（去皮尖）　白术四两

上五味，以水九升，先煮麻黄，减二升，去上沫，内诸
药，煮取二升半，去滓，温服八合，覆取微似汗。

解读　本条论寒湿痹阻证治。

湿家，多为脾胃失运而内湿久伏者，然亦有外湿久羁肌腠关
节者，谓之湿痹，以其病程缠绵，仍可谓之湿家。

今曰湿家身疼而烦，以麻黄加术汗之，显系风寒与湿邪相
合，寒闭肌腠，湿滞关节，故而身疼难忍，心烦意乱。其脉或浮
或沉，必多弦紧之象。其舌或淡或暗，苔多白滑之征。若复感新
邪，营卫失调，则可见寒热头痛鼻塞之表象。

本证偏于寒湿，多自外犯，故以麻黄汤辛温发散，更以白术
健脾化湿，内外兼顾。麻黄因白术之泄，而发散有度；白术因麻
黄之散，而化湿增力。如此则风寒与湿邪，轻散缓泄，恰合微汗
之义。临证可据寒湿轻重偏胜、湿气内外偏颇，而酌情加减。若
汗后寒热消退而痛止者，仍宜健脾化湿，以绝后患。以其湿邪为
患日久，缠绵难愈故也。

火攻者，烧针、灸熨之类，其法虽可迅速止痛，而难尽去其
风寒湿浊诸邪，反易耗伤正气，故用之宜慎。参酌《伤寒论》火
逆诸变，可为警醒之例。

《 名案选录 》

萧琢如医案：治黄君，年三十余。体肥多湿，现因
受寒而发，医药杂投无效。其症手脚迟重，遍身酸痛，
口中淡，不欲食，懒言语，终日危坐。诊脉右缓左紧，
舌苔白腻，此《金匮要略》所谓湿家身烦疼，可与麻黄

加术汤也。进经方以表达之，使寒湿悉从微汗而解。

处方：带节麻黄2.4g，桂枝2.1g，光杏仁4.5g，炙甘草1.5g，苍术3g。连投2剂，诸症悉除而愈。（引自《重印全国名医验案类编》）

原文 病者一身尽疼，发热，日晡所剧者，名风湿。此病伤于汗出当风，或久伤取冷所致也。可与麻黄杏仁薏苡甘草汤。（21）

麻黄杏仁薏苡甘草汤方：

麻黄（去节）半两（汤泡） 甘草一两（炙） 薏苡仁半两 杏仁十个（去皮尖，炒）

上剉麻豆大，每服四钱匕，水盏半，煮八分，去滓，温服。有微汗，避风。

解读 本条论风湿痹阻证治。

前论痹之偏于寒湿者，本条续论痹之偏于风湿者。

痹病，必是诸邪相合，而以湿邪为基础。以其诸邪轻重有别，复因禀赋阴阳不同，临床所见则各有偏重。其寒甚者谓之痛痹，风胜者谓之行痹，热盛者谓之热痹，而湿重者则谓之着痹。

今曰风湿，是痹病之以风邪为主者，行痹是也。以风性散漫，走窜不定，故而全身疼痛，游移不定，此轻彼重。发热日晡更甚者，风湿之邪郁而化热之征。与骤感外邪而致之正邪相争、发热恶寒相兼而现者，显然有别。

关于日晡所发热，有谓其太阴土气盛于日晡、与适时而旺之天湿相合而发者（吴鞠通、曹颖甫），有认为申时阳明气旺而与风湿之邪相争者（程云来），有释以风阳湿阴之邪，相合于阴阳交会之时者（吴谦）……其说不同，各有理据，可资借鉴。

大凡发热午后为甚者，病情每多阴阳夹杂，盖午后阴渐兴、而发热阳尚盛是矣。是以湿温之午后热甚、腑实之日晡潮热、阴虚之身热夜甚……诸般发热午后增高者，析其病理要素，莫不阴阳错杂互见。此之阳者，无论虚实，总属性热。此之阴者，或病邪，或病位，每关阴分。而其发时，总是阳气渐衰阴气渐盛、阴阳交会更替之时。

日晡所，申酉时分，虽阳明气旺，已是日薄西山、由阳转阴之际。湿气归统脾土，胃家喜湿恶燥，是以湿邪为病，总与阳明太阴关联密切。今因湿邪痹阻而郁滞曲伏之阳气，借阳明土旺之时，振奋发越而欲通宣，更得风阳鼎力相助，故而发热日晡所剧。

此病咎之常自汗出，湿滞肌腠，复因贪凉当风，风寒湿诸邪狼狈为奸，相合而痹，肌肉关节因而渐痛渐剧，日久迁延而成痼疾。此与骤感外邪之身痛暴作、一汗即解者，预后转归大不相同。治之宜予缓图，实难速愈。故曰可与麻杏苡甘汤者，权宜之计，发散风湿，兼清郁热。若热退痛止之后，仍宜化湿运脾，防其病复。

前条之方，偏于辛温，量大力宏，长于表散。本条之方，偏于辛凉，量小力缓，重在轻宣。是以两方所治，虽同属痹病，然病位有浅深之别，病性有寒热之异，病势有轻重之分，不可混淆。

◈ 名案选录 ◈

赵守真医案：农人汤某，40岁。夙患风湿关节病，每届严冬辄发，今冬重伤风寒，复发尤剧。证见发热恶寒，无汗咳嗽，下肢沉重疼痛，腓肌不时抽掣，日晡增剧，卧床不能起，舌苔白厚而燥，《黄帝内经》所谓"风寒湿杂至合而为痹"之证。但自病情观察，则以风湿之成分居多，且内郁既久，渐有化热趋向，而不应以严冬观为寒重也。法当解表宣肺，清热利湿，舒筋活络，以遏止转化之势。窃思《金匮要略》之麻黄加术汤原为寒湿表实证而设，意在辛燥发散，颇与本证风湿而兼热者不合，又不若用麻黄杏仁薏苡甘草汤为对证。再加苍术、黄柏、忍冬藤、木通以清热燥湿疏络则比较清和，且效力大而更全面矣。上方服3剂，汗出热清病减。再于原方去麻黄，加牛膝、丹参、络石藤之属，并加重其剂量，专力祛湿通络。日服2剂，3日痛全止，能起床行动，食增神旺。继进行血益气药，一月遂得平复。（引自《治验回忆录》）

原文 风湿，脉浮，身重，汗出恶风者，防己黄芪汤主之。（22）

防己黄芪汤方：

防己一两　甘草半两（炒）　白术七钱半　黄芪一两一分（去芦）

上到麻豆大，每抄五钱匕，生姜四片，大枣一枚，水盏半，煎八分，去滓，温服，良久再服。喘者加麻黄半两，胃中不和者加芍药三分，气上冲者加桂枝三分，下有沉寒者加细辛三分。服后当如虫行皮中，从腰下如冰，后坐被上，又以一被绕腰以下，温令微汗，差。

解读 本条讨论风湿卫虚证治。

病曰风湿，类属痹病，此与前条义理并无本质区别。然其身痛以困重沉滞为特点，显然湿邪突出，此湿痹之候也，法当小便不利，大便反快，内外俱湿是也。

以其汗出恶风而脉浮，证兼外风而卫虚失固，症象虽与太阳中风表虚相似，而病理机制仍自不同。此因卫气虚乏，失职于温分肉司开合，故而恶风汗出。风自外来，卫虚难与相争，故而脉虽应之而浮，然无发热之象。太阳中风之证，其恶风汗出，缘自卫气浮外抗邪于表、难以顾及开合温煦之责所致，故而伴有正邪相争发热之象。其间虚实之辨，事关遣方用药，不可不慎。

防己黄芪汤，观其药物组成，祛风之力实不足道，而渗利之功乃是重点。其方之名，防己冠首，显然以之并走内外，利湿为主。《神农本草经》谓其利大小便，《名医别录》云其通腠理利九窍，足可明其渗利上下内外之效。而黄芪外可实卫，内能扶脾。若论其祛风散湿于外之效，不外姜枣调和营卫，黄芪白术托里透表而已。故而本方实乃以托里透表之手法，渗湿而扶卫，其本质并非辛散之方。五版教材以其为微汗之剂，似属不妥。后世之玉屏风散，芪术扶中，防风祛风，以收固表防风之效。本方之芪术健脾，防己祛湿，佐以姜枣甘草，共奏益卫渗湿之功。二者组方同中有别，而其扶中以固表，义理无异。

方后加减，多家认为此非仲景原文。气冲、沉寒之加减，其理尚可理解，表虚汗出而喘者，加麻黄则义理难明，胃中不和加芍药，亦殊难解。其服药后的情况，则是临床之真实写照，与后文呼应，形象描述了药后效应。腰下如冰，水湿被逐而下流，阳气痹阻，难以温煦是也。温覆助之，微汗而瘥者，阳气复畅之象也。

本条之证，与前条相较，一者卫虚而汗出恶风，偏于湿胜故身痛困重。一者卫实而无汗发热，偏于风胜故周身疼痛。

以上三条，一论寒湿在外，主以麻黄加术汤辛温发散。一论风湿化热，主以麻杏薏甘汤辛凉宣散。一论风湿卫虚，主以防己黄芪汤利湿扶卫。风寒湿邪，各有偏重，表实表虚，更显不同。

因知仲景用药遣方，匠心独运，其法足资后世效仿。

◈名案选录◈

赵明锐医案：田某，女，45岁。患带下三年，时多时少，曾经多医治疗未见显效。现证：精神倦怠，面色发白，自汗恶风，纳呆，便稀，带下清稀不臭，腰部困痛，四肢浮肿，天阴或下雨全身不适。投以防己黄芪汤加桂枝、薏苡仁、茯苓、陈皮、党参等治疗。前后共服20余剂，诸证好转，精神食欲大增，仅有少量白带。以调补脾胃之剂，继服数剂，以资巩固疗效。（引自《经方发挥》）

读金匮

原文 伤寒八九日，风湿相搏，身体疼烦，不能自转侧，不呕不渴，脉浮虚而涩者，桂枝附子汤主之；若大便坚，小便自利者，去桂加白术汤主之。（23）

桂枝附子汤方：

桂枝四两（去皮）　生姜三两（切）　附子三枚（炮去皮，破八片）　甘草二两（炙）　大枣十二枚（擘）

上五味，以水六升，煮取二升，去滓，分温三服。

白术附子汤方：

白术二两　附子一枚半（炮去皮）　甘草一两（炙）　生姜一两半（切）　大枣六枚

上五味，以水三升，煮取一升，去滓，分温三服。一服觉身痹，半日许再服，三服都尽，其人如冒状，勿怪，即是术、附并走皮中，逐水气，未得除故耳。

解读 本条讨论痹病风胜湿胜之不同证治。

痹证与伤寒，初起皆因伤于外邪，而有身疼骨痛类似证情。然痹证乃风寒湿三气相合而病，《素问·痹论》曰："风寒湿三气杂至，合而为痹也。"三者虽有偏重，然缺一不可，邪留肌肉骨节，变化缓慢，反复发作，缠绵难愈。而伤寒之证，风寒犯表，一汗可解；若失治误治，则极易迅速传变。此其鉴别之大略也。

本条所论之病情，缘于风寒湿邪相互搏结。以身体疼烦，活动困难，脉浮虚而涩为主要症象。风寒湿邪痹阻于肌肉筋脉，气血运行因而不畅，故见周身烦疼，难以转侧，并可因肌腠营卫失调而伴见恶寒发热。以风性疏缓，故脉浮缓弱；因寒湿阻滞，故脉涩不畅。若风胜肌腠开泄，每见汗出；若寒胜玄府闭塞，无汗为常。因其外湿渐入，偏渗于肠，故大便溏泄，小便不利。后文之"大便坚，小便自利"，反衬此处当如前文所言"湿痹之候，小便不利，大便反快"。

痹证初起，因有发热恶寒，身体痛烦，汗出脉浮等，类于太阳表证，宜加鉴别。盖太阳病虽有身痛，但一般不重，亦不致难以转侧，本条虽冠以"伤寒"二字，而实非伤寒表证。其不呕不渴者，反映病情偏表，虽有便溏溲短之变，而胃气尚和，内无郁热。

本证之治疗，宜祛风散寒、除湿止痛，方用桂枝附子汤。若其人大便硬，小便自利者，是风去湿存，湿阻便结，治宜桂枝附子去桂加白术汤。此方之量，较《伤寒论》减半，其理未明，或疑为后人所改，恐与《伤寒论》方后注虚家宜减之语相关。

《伤寒论·太阳病下篇》去桂加术汤方后之注，意味深长。一是药后反应，所谓"药不瞑眩，厥疾弗瘳"是也。二是桂枝之去留，曰一方二法，便硬尿利去桂，便溏尿少加桂，意味着先有术附桂并用之前提，而乃得以有去留桂枝之选，故曰"法当加桂四两"。三是虚弱家及产妇，宜减量运用附子。联系《神农本草经》所论，及《伤寒论》四逆汤方后注"强人可大附子一枚"一语，似可体会到，附子散寒而除湿，祛邪以护正，并非以补益见长。

桂枝附子汤与防己黄芪汤所主，同中有异。桂枝附子汤证，风胜于湿，卫虚不显。防己黄芪汤证，湿重于风，卫虚明显。前者用附子温阳固表、散寒除湿，桂枝辛散祛风。后者以黄芪健脾益气、固表实卫，以防己白术渗利内外湿邪。前者风寒偏盛，后者卫虚湿胜。

而去桂加白术汤证，虽是湿气偏胜，而以寒湿为主，其位偏表，故以附子白术相伍，散寒逐湿，而与防己黄芪汤证之内外俱湿而卫虚者，亦自有异。与麻黄加术汤证较之，去桂加术汤证相对阳气不足，实中见虚。而麻黄加术汤证寒邪偏胜，表闭明显。

❧ 名案选录 ❧

程祖培医案：黄某，女，24岁。下肢关节疼痛已年余，曾经中西医治疗，效果不显。现关节疼痛，尤以右膝关节为甚，伸屈痛剧，行走困难，遇阴雨天则疼痛难忍。胃纳尚好，大便时结时溏，面色㿠白，苔白润滑。脉弦紧，重按无力。诊为寒湿痹证。处方：桂枝尖30g，炮附子24g，生姜18g，炙甘草12g，大枣4枚，3剂。复诊，服药后痛减半，精神、食欲转佳。处方：桂枝尖30g，炮附子30g，生姜24g，炙甘草18g，大枣6枚，连服10剂，疼痛完全消失。（引自《广东医学·祖国医学版》1964年6月刊第40页）

刘渡舟医案：韩某，男，37岁。自诉患关节炎有数年之久，右手腕关节囊肿如蚕豆大，周身酸楚疼痛，尤

以两膝关节为甚，已不能蹲立，走路很困难，每遇天气
变化，则身痛转剧。视其舌淡嫩而胖，苔白滑，脉弦而
迟，问其大便则称干燥难解。辨为寒湿着外而脾虚不运
之证。为疏：附子15g，白术15g，生姜10g，炙甘草6g，
大枣12枚。服药后，周身如虫行皮中状，两腿膝关节出
黏凉之汗甚多，而大便由难变易。转方用：干姜10g，
白术15g，茯苓12g，炙甘草6g。服至3剂而下肢不痛，行
路便利。又用上方3剂而身痛亦止。后以丸药调理，逐
渐平安。（引自《新编伤寒论类方》）

原文 风湿相搏，骨节疼烦掣痛，不得屈伸，近之则痛剧，汗出短
气，小便不利，恶风不欲去衣，或身微肿者，甘草附子汤主
之。（24）

甘草附子汤方：

甘草二两（炙）　　白术二两　　附子二枚（炮，去
皮）　　桂枝四两（去皮）

上四味，以水六升，煮取三升，去滓，温服一升，日三
服，初服得微汗则解，能食，汗出复烦者，服五合。恐一升
多者，服六、七合为妙。

解读 本条论痹病兼阳虚证治。

本证以风寒湿邪痹阻于筋骨关节、疼痛剧烈、屈伸困难为
特征，与前条身疼沉重、难以转侧之邪气偏痹肌肉之证，同中有
异。本证之汗出恶风，尤在泾谓之湿胜阳微，强调正虚。成无己
谓之邪阻肌腠，意在邪实。二者之论，各有所据，然据其方药之
选用，本证病机仍当以邪实为主，正虚为次。是以风胜则卫气不

固，汗出短气而恶风不欲去衣；湿胜则水气不行，小便不利甚或身形微肿也。以其风寒湿邪痹阻筋骨关节，故而骨节疼烦掣痛，不得屈伸，甚或近之则痛剧。治以温经散寒，祛湿止痛，方用甘草附子汤。其方后注曰恐一升多者，宜服六七合为始，与《伤寒论》去桂加术汤之方后注相互印证，即可明了其侧重祛邪之功。

本证风寒湿诸邪俱盛，是其邪实一面，必以祛风散寒除湿攻邪为治。而寒伤阳气，湿胜阳微，此又不可不知矣。是以其恶风不欲去衣者，亦可理解为阳虚失煦于肌表。短气者，邪实往往责之痰饮水湿，正虚每每咎之肺肾气虚。至于小便不利身微肿者，湿胜于内之象，亦缘自脾肾阳虚失于温化，而致阴霾四布。以其虚实互见，故其治须权衡于攻补两端。今以附子伍以白术，散寒除湿，自是攻邪之义，而其炮用，更得甘草之力，甘温益气，又不无补益之功。桂枝辛温宣散，得白术之助，散表湿而祛风邪，与附子甘草相合，亦可扶助卫阳。方以甘草附子冠名，甘以缓之，甘温补益，是其义也。

本方与桂枝附子汤、去桂加白术汤三方均为治风寒湿痹之方，但各有侧重。偏于风痹肌肉者，宜桂枝附子汤；偏于湿阻肌肉者，宜去桂加白术汤；风湿俱盛偏着骨节者，宜甘草附子汤。

本证之与防己黄芪汤证相较，寒甚阳微明显，而防己黄芪汤证则以卫虚湿胜为重。

读金匮

058

◈ 名案选录 ◈

刘渡舟医案：杨某，男，42岁。患关节炎已3年，最近加剧，骨节烦疼，手不可近，并伴有心慌气短、胸中发憋，每到夜晚则尤重。其脉缓弱无力，视其舌胖而嫩。辨为心肾阳虚，寒湿留于关节之证。为疏：附子15g，白术15g，桂枝10g，炙甘草6g，茯苓皮10g，薏苡仁10g。服3剂而痛减其半，心慌等症亦佳。转方用桂枝

去芍药加附子汤，又服3剂，则病减其七。乃书丸药方而治其顽痹获愈。（引自《新编伤寒论类方》）

原文 太阳中暍，发热恶寒，身重而疼痛，其脉弦细芤迟。小便已，洒洒然毛耸，手足逆冷，小有劳，身即热，口开，前板齿燥。若发其汗，则恶寒甚；加温针，则发热甚；数下之，则淋甚。（25）

解读 本条讨论中暍脉症及误治之变。

邪自外来，由表入里。暑为夏邪，犯表而入。中暍者，谓太阳受之，言其初发之时，必经太阳肌表屏障。而其病位重心，仍归阳明，所谓夏暑发自阳明是也。

暑气炎热，人居其中，必贪凉饮冷，多致外来寒湿与暑热相兼为患，此其一也。其二，暑性开泄，汗液外渗，每因凉风相逼，则内湿与暑气相搏，留滞肌腠。此皆暑邪为病，初呈太阳表证之理矣。故而发热恶寒、身困重痛，阴阳相杂，寒暑异气。

然暑性疾速，其初犯肌表之时，亦其兵锋直指阳明之际。虽因寒湿留恋而滞表，然其热力所及，已然内伤阳明气液。由此而成表里同病，虚实相兼。更以阳明为中心，或外兼表困，或内逼心营，诸般兼夹逆变，随时可现。

其脉弦细芤迟者，里虚之象，或弦细，或芤迟，若芤与细，显然不能并见。喻嘉言曰："夏月人身之阳以汗而外泄，人身之阴以热而内耗，阴阳两俱不足。"其言简洁扼要，准确阐明了本证暑伤气阴之机理。至此可明，本条所论，外困暑湿，内蕴暑热，此乃其邪实一面；而阳气阴津，因暑热外泄内耗，则成其正虚一面。

太阳者，内合膀胱外应皮毛。言手足逆冷，显然阳气已虚。有言热伏而厥者，于理有失，盖暑蒸汗泄之际，阳热岂可郁伏？曰小便已，而凛然恶寒、肌栗毛耸者，此已虚之气更随液泄，以致肌表皮毛失煦是矣。气虚不任劳作，微劳其形，则气短不足以息，里阳外浮而身热躁烦。口开者，张口以息。齿燥者，暑热内灼。

如此阴阳表里虚实错综兼夹，病情复杂难辨，而其论治之主次缓急，则更是棘手。若因湿困肌表而发汗，必伤其阳而恶寒更重。若因身疼困重而误火，必助暑邪而发热益剧。若因身热齿燥而攻下，则必耗其阴而溲赤淋涩更甚。

本证之病理重心，细心品味其文意，似属虚多邪少。因揆其病机，斟酌其方，偏气虚者，可选东垣清暑益气汤；偏阴伤者，宜用王氏清暑益气汤。据其湿邪兼夹之有无轻重，而酌情加减变化。

原文 太阳中热者，暍是也。汗出恶寒，身热而渴，白虎加人参汤主之。（26）

白虎加人参汤方：

知母六两　石膏一斤（碎）　甘草二两　粳米六合　人参三两

上五味，以水一斗，煮米熟汤成，去滓，温服一升，日三服。

解读 本条讨论中暍热盛证治。

本条所论，可参酌《伤寒论·太阳病下篇》原文第168、原文第169等条文内容。

中热者，伤暑也。曰太阳中于热者，即言暑热之邪犯表而入。然暑热之邪，若无寒湿之邪纠缠，每每迅速入里伤津耗气，而其病理与太阳关联甚少。故此曰太阳者，其意在于阐明暑热外来，乃由太阳肌表而入，并非内伏之郁热外发。

以其邪自外来，而又现恶寒身热，是以必与伤寒外感之表证相鉴别。本证暑邪内炽，热蒸汗泄，以致肌腠不密，阳气随汗而泄，失却温煦之责，是以恶风畏寒。就其时序而论，则烦渴身热汗出之后，乃有恶风畏寒相兼而现。若太阳表证之恶风寒，无论汗出与否，初起必恶，而发热或同时并现，或稍后乃发。

经云气虚身热，得之伤暑。因于暑汗，烦则喘喝。此皆表明，暑邪具有耗气伤津之特质。正因如此，本证热炽津伤气耗之烦渴喘喝脉芤舌红等，亦是太阳表证所不具备之特征。

与前条相较，本条证情，暑热偏盛，不兼湿邪，而以实多虚少为其特点。故其治法，清泄暑热，兼养气阴，白虎加人参汤主之。

⊛ 名案选录 ⊛

江应宿医案：其岳母，年六十余。六月中旬，劳倦中暑，身热如火，口渴饮冷，头痛如破，脉虚豁，二三至一止，投人参白虎汤，日进三服，渴止热退。头痛用萝卜汁吹入鼻中良，愈。

蓼笙注：本案属伤暑症。患者于六月中旬，因劳倦中暑，身热如火，口渴饮冷，脉象虚豁，此为中暑特征。暑热伤气，发自阳明，故投白虎加人参汤而愈。（引自《伤寒名案选新注》）

原文 太阳中暍，身热疼重，而脉微弱，此以夏月伤冷水，水行皮中所致也。一物瓜蒂汤主之。（27）

一物瓜蒂汤方：

瓜蒂二十个

上剉，以水一升，煮取五合，去滓，顿服。

解读 本条讨论中暍伤湿证治。

中暑之人，每因烦热难耐而贪凉，或恣意饮冷，或凉水沐浴，或汗出当风，种种情状，常令暑邪未解，而湿气闭遏。因于暑气，故而身热烦渴；因于湿气，故而身疼困重。脉现微弱者，暑伤气、湿伤阳故也。

本证因暑伤湿，暑湿困遏，而湿气偏盛于肌腠，故曰"夏月伤冷水，水行皮中"。治宜宣湿透暑，方选瓜蒂一物为方，以散湿去水，使暑气无所依托而自消。

瓜蒂苦寒有毒，易伤正气。虽曰能主大水，去身面四肢浮肿，临床仍宜谨慎，中病即止，以作权宜之策。《医宗金鉴》以香薷饮代之，足可师法。

◈ **名案选录** ◈

曹颖甫医案：治顾五郎，时甲子六月也。甫临病者卧榻，病者默默不语，身重不能自转侧，诊其脉则微弱，证情略同太阳中暍，独多一呕吐。考其病因，始则饮高粱酒大醉，醉后口渴。继以井水浸香瓜五六枚，猝然晕倒。因念酒性外发，遏以凉水浸瓜，凉气内薄，湿乃并入肌腠。此与伤冷水水行皮中正复相似。予乃使店友向市中取香瓜蒂四十余枚，煎汤进之，入口不吐。须

读金匮
一
062

史尽一瓯，再索再进，病者即沉沉睡，遍身微汗，迨醒而诸恙悉愈矣。（引自《伤寒发微》）

【小结】

本篇条文27条，讨论痉湿暍三种与外邪相关的病证的辨治原则与方法。

痉者，风强之疾，筋脉拘挛瘈疭之候。其症颈项强急，卒口噤，背反张；其脉紧而弦。或因外感邪闭，或因内伤津亏，总是责之筋脉失养。

本篇所论，主要是外感所致之痉。其偏表者，无汗恶寒之刚痉，治宜葛根汤；汗出不恶寒之柔痉，治宜栝楼桂枝汤。其在里者，角弓反张之实热痉，治宜大承气汤。

痉病治疗总以顾护津液为原则，误予汗下火灸之法，往往导致阴伤血亏，病情加重或生变。

湿病者，湿盛表里之病，或痹或疼或黄，或喘或呕或利，随其所犯而发，总以黏滞重着缠绵难解为其临床特征。感受雾露，久居湿处，浸淫肌腠，是谓外湿。过食生冷，脾虚不运，湿自里发，是谓内湿。自外感者，多属新邪易解；由内生者，多为伏湿难除，然每多内外相搏、表里同病者。

湿家者，病湿日久之人。经云：所谓痹者，各以其时重感于风寒湿之气也。痹属湿病而病久，故亦可谓湿家。风湿虽多易复感其邪而痹，然亦有初犯而尚未成痹者。本篇所论之风湿，或为久病之痹，或为初感之邪，当视其病程之久暂而论。

湿病之治，偏表者宜微汗，偏里者宜渗利。若治失其宜，伤阳耗阴，变证百出，甚或厥脱不救。本篇所论，寒湿痹阻者，麻黄加术汤辛温发散。风湿化热者，麻杏薏甘汤轻清宣利。风湿卫虚者，防己黄芪汤益卫渗利。痹之风胜者，桂枝附子汤祛风胜湿；痹之湿胜者，白术附子汤除湿散寒；痹兼阳虚者，甘草附子汤温阳散寒以除湿。而湿阻头面，则可通窍除湿。

　　中暍者，独发于夏，以热盛津伤气耗为其临床特点，而每兼湿困。若暑热炽盛者，可以白虎清泄，而加人参补益气液。若湿困为甚者，宜予祛湿之治，瓜蒂虽可除湿，而易伤正气，用之宜慎，或替以香薷饮之类。若气阴两伤为主，可予王氏清暑益气汤；若气虚湿阻为甚，宜乎东垣清暑益气汤。至于汗下火灸诸法，于本病殊非所宜，慎之。

百合狐惑阴阳毒病证治第三

题 解

本篇讨论百合病、狐惑病与阴阳毒三种病证的辨证论治内容。以其皆与火热相关，症象部分相类，故合篇而论。

百合病以精神恍惚为其临床特征，责之心肺阴虚内热。因其治疗每以百合为君，故名之百合病。

狐惑病以目、咽、二阴毒蚀腐坏为其临床特征，责之湿热虫毒内蕴。

阴阳毒以发斑咽痛为其临床特征，责之疫毒损伤营血。

原文 论曰：百合病者，百脉一宗，悉致其病也。意欲食复不能食，常默默，欲卧不能卧，欲行不能行，欲饮食，或有美时，或有不用闻食臭时，如寒无寒，如热无热，口苦，小便赤，诸药不能治，得药则剧吐利，如有神灵者，身形如和，其脉微数。

每溺时头痛者，六十日乃愈；若溺时头不痛，淅然者，四十日愈；若溺快然，但头眩者，二十日愈。

其证或未病而预见，或病四、五日而出，或病二十日或一月微见者，各随证治之。（1）

本条论百合病病因脉症及预后。

百合名病，其说有二：一者此病以百合主治，一者百脉合归一宗。其说皆通，而似以前说较为合理。

本病之临床表现，虚幻与现实交错。所谓虚幻之象者，其症似有若无，变幻不一，难以确定，每以心神意识欲望之类的反复无常为典型。故神情默然而反卧起不宁，欲卧反起，欲行反坐。意欲饮食却不能进食，时而食欲亢进，时而闻食而恶。似恶寒而反似身燥，似燥热而反似恶寒。如此虚幻不定，反复无常，皆属病家主观感受，显然神识失调之表现。如此症象，辨证殊难，极易误治而逆。另者病家疑虑，诸药不受，故而时有得药而吐利之反常。以其身形如常而幻象百出，俨然形神两分，故曰如有神灵附体之状。

所谓现实之象者，其症确然存在，有据可证，口苦小便赤而脉微数是也。口苦虽属主观感受，然始终不变，确定无疑。至于小便黄赤与脉来微数，观之可见，切之可知，内热之兆是也。

夫心主血脉而统神明，肺主治节而朝百脉。君相同心，百脉归宗。今曰病数日乃至一月之后方现此证者，多是外感热病后期，余热未尽，阴液亏乏。或未病而预见者，实由心境抑郁，化热伤阴。如此则心肺功能失常，百脉违和，气血失调，神识无主，而有百般症象，变幻无常。以其阴虚内热之常情，而有口苦溲赤脉数之常态。

肺为水之上源，通调水道，下输膀胱。而膀胱者，州都之官，气化则能出焉。且膀胱之脉，上巅顶而入络脑，外应腠理皮毛。今以小便排泄时的反应，而断病情轻重预后，显然与津液输布藏泄相关。至于是否必然如原文所述，以头痛、恶风、头眩不同症象，而断其愈期渐短，则当验之临床。

原文　百合病发汗后者，百合知母汤主之。（2）

百合知母汤方：

百合七枚（擘）　知母三两（切）

上先以水洗百合，渍一宿，当白沫出，去其水，更以泉水二升，煎取一升，去滓；别以泉水二升煎知母，取一升，去滓，后合和，煎取一升五合，分温再服。

解读　本条论百合病误汗后证治。

百合病责之心肺阴液亏虚而内热为患，断无汗解之理。故有医家认为，此条应作热病误汗之后，津伤阴亏，以致心肺失养而为百合病。然据后文，本条及其后诸条，当是为百合病误治而设法御变。

阴亏内热之证，而复辛散发汗，必致阴液更伤，而内热转甚，如此则舌红口燥、心烦意乱诸般燥热症象，可得而见之。治宜清热养阴，润肺宁心。方以百合甘润，知母苦泄，更以山泉之清冽，生津泄热。二药别煮混煎，独出心裁，犹似攻补两途并行不悖之意。

◈ 名案选录 ◈

王孟英医案：此病仲景以百合主治，即以百合名其病。其实余热逗留肺经之证，凡温暑湿热诸病后皆有之，不必疫也。肺主魄，魄不安则如有神灵，肺失整肃，则小便赤，百合功专清肺，故以为君也。忆辛丑暮春，于役兰溪，在严州舟次，见一女子患此证，其父母以为祟也。余询其起于时证之后，察其脉数，第百合无觅处，遂以苇茎、麦冬、丝瓜子、冬瓜皮、知母为方，

服之一剂和，二剂已。（引自《温热经纬》）

原文 百合病下之后者，滑石代赭汤主之。（3）

滑石代赭汤方：

百合七枚（擘） 滑石三两（碎，绵裹） 代赭石如弹丸大一枚（碎，绵裹）

上先以水洗百合，渍一宿，当白沫出，去其水，更以泉水二升，煎取一升，去滓；别以泉水二升煎滑石、代赭，取一升，去滓，后合和重煎，取一升五合，分温服。

解读 本条论百合病误下后证治。

本条仿前条之例，设法御变。百合病正治之法，养阴生津，宁心润肺。汗吐下诸法，徒伤气阴，每致变证。今误下伤正，胃之气液伤损，则气逆呕哕；膀胱气液不足，则溲赤涩痛。而百合病寒热神识之恍惚有无，仍是其主症无疑。故而仍以百合为君，清心润肺。另以滑石滑利润窍，寓猪苓汤之意。更以赭石和胃降逆，仿旋复代赭汤之义。如此则清养润降，合奏其功。临证可酌情选加麦冬阿胶之属，以增其效。

◈ 名案选录 ◈

赵锡武医案：李某，女。诊时步履艰难，必以他人背负，自述胸痛胸闷、心悸气短、头晕，乃按胸痹治之。投以瓜蒌薤白半夏汤之类，久治不效。细审之，患者每于发病时，除上述症状外，尚喜悲欲哭、嗳气、善太息，便于前方中合以百合、地黄、代赭石之类治之，药后其症渐消。（引自《赵锡武医疗经验》）

读金匮 — 068

原文 百合病，吐之后者，用后方主之。（4）

百合鸡子汤方：

百合七枚（擘） 鸡子黄一枚

上先以水洗百合，渍一宿，当白沫出，去其水，更以泉水二升，煎取一升，去滓，内鸡子黄，搅匀，煎五分，温服。

解读 本条论百合病误吐后证治。

本条仍仿前例，设法御变。

百合病因其症象多变，虚实疑似之间，每易误诊而误治。以其寒热而误汗，以其饮食异常，则或误下，或误吐，因而变证百出。前以误汗而增其苦寒清热之力，则其变当以热化为显著。以误下而用润窍降逆之品，其变自是下燥中逆为其特点。今言误吐而以鸡子黄与百合相伍，如此则可知其变当以阴液伤损更为突出。是以口燥舌干而瘦小、心烦不眠、脉形细数等症，自不必言。故而君以百合，臣以鸡黄，恰似黄连阿胶汤之半，意在甘凉润补。

以上三条，曰汗曰下曰吐，俱是互文见义，不可拘泥。

◈ 名案选录 ◈

肝昏迷案：王某，男，44岁。因肝炎后肝硬化合并克鲍二氏征，第二次出现腹水。经综合治疗，腹水消退。但患者性格改变，一反平日谨慎寡言而为多言，渐至啼哭不宁，不能辨清手指数目，精神错乱，考虑肝昏迷Ⅰ度，经西药及清营开窍、清热镇静之中药治疗，症状无改善。清晨好转，午后狂乱，用安定剂常不效，需耳尖放血，始能平静入睡，醒后错乱如故。舌红脉虚，神魂颠倒，乃从百合病论治，予百合鸡子黄汤（百合30g，鸡子黄1枚），日1剂。药后意识障碍明显改善，后改服百合地黄汤，患者病情稳定，调治月余，精神好，如常人，腹水征（－），肝功能基本正常。随访1年，情况良好。（引自《新医药学杂志》1974年第2期第13页）

原文 百合病，不经吐、下、发汗，病形如初者，百合地黄汤主之。（5）

百合地黄汤方：

百合七枚（擘）　生地黄汁一升

上以水洗百合，渍一宿，当白沫出，去其水，更以泉水二升，煎取一升，去滓，内地黄汁，煎取一升五合，分温再服。中病，勿更服，大便当如漆。

解读 本条论百合病正治法。

言百合病未经汗吐下诸般误治，则其病情当一如首条所言，寒热似有似无，饮食或厌或喜，神情亦郁亦烦，起卧不宁，行止难定。症情变化多端，虚实无常，难以确认。而口苦溲黄脉微数，因之成为辨识病证本质之依据。其病或缘于心境抑郁，气结化火而阴液亏损。或因于热病后期，余热未清而阴液已耗。以其阴虚内热，位涉心肺，百脉失和，而神思恍惚为病。

夫肺主气属卫，心主血属营，今上焦虚热，气血俱受其累，在肺者气热，在心者营热，故以百合清气润肺，地黄凉营宁心，后世清营汤组方之义，殆仿乎此耶？其方以甘洌之山泉先煮百合取汁，助其泄热生津。而以生地黄另榨取汁，与之混煎。此气血分途而入，虚热合力而清，且无滋腻碍胃之弊。服后大便当如漆者，地黄之色矣。

《名案选录》

彭履祥医案：曾某，男，56岁，农民。神志恍惚多年，中西治疗不效。其症心慌不宁，情绪不定，欲动不能动，欲行不能行，心神涣散，情绪低落，烦躁易怒，寝寐不安，不耐劳力，遂整日钓鱼养病。唯口苦口渴，小便黄，舌质红赤少苔，脉弦略数。同时，遍身疮疹，甚似杨梅疮毒。询其故，曰偶遇打鱼人，吸其烟具后，遂遍体生疮，缠绵不愈。据症审因，乃心肺阴伤，里热偏盛，为百合病之典型者。方用：百合、生地黄、知母、滑石等味。服10剂后，诸症略减，唯疮疹如故。因加金银花以解疮毒。但1剂未已，翻胃呕吐，腹泻如水，再次来诊。思之恐系银花伤其胃气，非百合病所宜，故再投原方，吐利即止，守方20多剂，疮疹隐没而愈，诸症若失。（引自成都中医学院《老中医医案选》第一集1977年内部资料）

原文 百合病一月不解，变成渴者，百合洗方主之。（6）

百合洗方：

上以百合一升，以水一斗，渍之一宿，以洗身。洗已，食煮饼，勿以盐豉也。

解读 本条论百合病外治法。

百合病，时日既久，未经正确治疗调养，其病情发展趋向，自是虚者更虚。阴液亏损，无以润养，是以口苦进而成渴。因虚而热，百脉失养，内外俱燥。此时之治，仍应予百合地黄汤润肺生津、清心养营。然若配合外治之法，庶几内外药力相助，则获效更速。故以百合渍水洗身，令皮毛得润，肌腠宣通，百脉调畅。更食以素饼，以助胃气，如此则津液生化有源，气血运行畅达，虚者得养，热者可泄，病必可除。少盐者，防其燥液也。

❀名案选录❀

贾河先医案：一女性患者，头昏不能站立，神志恍惚，有时胃纳甚佳，有时厌食，虽时有尿意，但小便排泄甚少，服中西药物，既无效，且吐利。各种检查均无异常，病者自觉病情严重，呕吐拒食，日下利七八次，病休在家。首以心理治疗。复诊时，病如既往，嘱其食用百合，服后呕吐渐止，食欲渐增，诸证消失，随访3年未发。（引自《江苏中医杂志》1985年第9期）

原文 百合病，渴不差者，用后方主之。（7）
栝蒌牡蛎散方：
栝蒌根　牡蛎熬等分
上为细末，饮服方寸匕，日三服。

解读 本条论百合病渴甚证治。

此承上条证治而来，言百合病日久生渴，经内服外洗之治，其渴不解者，病证不唯阴液亏虚，抑且内热亦甚。夫釜底有火，扬汤岂能止沸。百合虽能清热，究属润养之品。地黄甘寒，凉营养血为优，清气止渴则力有不逮。故以天花粉苦寒清热，甘凉生津。更以牡蛎咸寒入肾，引热下泄。二者相伍，逐邪且可护阴，于湿热、瘀热、虚热诸般热渴者，俱可酌情选用。观《伤寒论》柴胡桂姜汤、牡蛎泽泻散等方，结合本条所论，当可领悟其理。现代医家，据此以之治疗糖尿病、肝硬化等多种疑难病症，而屡有效验。

◈ **名案选录** ◈

吴才伦医案：王某，女，13岁。因受惊吓，随之欲便，便时跌倒。诊时体检未见异常，返家后颈项不能竖立，头向左右转动，不语，对答不能，曾用镇静剂无效，脉浮数，舌赤无苔，予百合7枚，知母4.5g，1剂后颈项已能竖起十分之七，问其所苦，已稍知，再服1剂，头活动自如，自诉口干燥大渴，改用瓜蒌牡蛎散（瓜蒌、牡蛎各9g），服1剂痊愈。（引自《江西中医药》1960年第12期）

原文 百合病变发热者一作发寒热，百合滑石散主之。（8）

百合滑石散方：

百合一两（炙）　滑石三两

上为散，饮服方寸匕，日三服。当微利者，止服，热则除。

解读 本条论百合病发热证治。

百合之病，似寒非寒，如热无热。病久而热者，因虚而热发，象形于外也。前之口渴，虚而燥也。此之发热，虚而热也。热而邪实者，可透发，可攻下。热而正虚者，唯扶正以内消。

百合色白入肺，喜燥恶湿，恰合太阴之性。味甘微寒，润肺宁心。本经谓其通大小便，盖有滑利之性也。滑石甘寒泄热通窍，二者相伍，甘润之中，泄热于下。显然本证发热，必见小便赤涩不畅之症。

◎名案选录 ◎

谭日强医案：谢某，女，23岁。经常头痛、失眠、眼花、口干口苦、手足心热，食欲时好时差，月经提前，量少，小便短赤，大便秘结，若问其有无其他不适，则恍惚去来疑似有无之间。营养中等，面色如常，舌润无苔，边尖俱赤，脉弦细而数。病已年余。曾服丹栀逍遥散、天王补心丹、六味地黄丸等，并西医对症治疗，皆无效。此《金匮》所谓"百脉一宗，悉致其病"，治宜滋养心肺之阴，佐以清热镇静，用百合地黄汤、百合知母汤、瓜蒌牡蛎散、百合滑石汤合为一方，服10剂而口苦口干减除，小便转清，于前方增损连进20余剂而诸证悉平。（引自《金匮要略浅述》）

原文 百合病见于阴者，以阳法救之；见于阳者，以阴法救之。见阳攻阴，复发其汗，此为逆；见阴攻阳，乃复下之，此亦为逆。（9）

解读 本条论百合病治疗原则。

凡病，无论内伤外感，寒热虚实，终属机体阴阳失调。此之阴阳，于病证治法，其义各别。见于阴者，谓阴常有余而阳气亏乏，故以救阳之法治之。见于阳者，谓阳常有余而阴气虚损，故以救阴之法治之。无论有余不足，于百合之病，总以虚损为关键，不得恣意攻伐。故阳有余，当滋阴以和阳，不得反攻其阴，故误汗液泄者，阴气重伤，此自为逆。阴有余，当养阳以配阴，不得反攻其阳，故误下伤正，阳气重虚，此亦为逆。此乃互文见义之手法，言其汗下误用，或伤阴，或伤阳，每视病情体质而论，不可拘泥于汗之伤阴、下之伤阳之语。

百合病，每以心肺阴虚为其常，而阴亏日久，亦可虚及其阳，所谓阴损及阳是也，此即本条所谓病分阴阳之义。而前文唯论阴虚内热证治之常，至于阳虚之变，论中虽未明言其法其方，学者自可举一反三。

亦有医家以阴阳定义表里气血之病位，其说可备一格。无论如何理解此条病证之阴阳定义，以阴救阳，以阳救阴，总是以药性之偏纠脏气之偏，进而使机体阴阳恢复平衡。

原文 狐䘌之为病，状如伤寒，默默欲眠，目不得闭，卧起不安，蚀于喉为䘌，蚀于阴为狐。不欲饮食，恶闻食臭，其面目乍赤、乍黑、乍白。蚀于上部则声喝_{一作嗄}，甘草泻心汤主之。（10）

甘草泻心汤方：

甘草四两　黄芩三两　人参三两　干姜三两　黄连一两　大枣十二枚　半夏半升

上七味，水一斗，煮取六升，去滓再煎，温服一升，日三服。

解读 本条论狐惑证治。

狐惑之病，缘由湿热虫毒内伏而逆上犯下，累及营血，外蚀肌肤，内损脏腑，而见症繁杂。大要而论，状如伤寒者，意其在外者，或寒热或身痛，类于外感表证，湿滞营卫之兆。在内者，神情抑郁，心烦不安，欲眠而目不得闭，此湿热扰及心胆之象。不欲饮食，恶闻食臭者，湿热困阻中焦之征。因其湿热熏灼，面色或红或黑或白，变幻无常。虫蚀于上，咽喉溃破，声嘶音哑。虫蚀于下，二阴溃烂。如此繁杂之证，咎其机理，仍以中焦升降失常、湿浊郁伏、逆上犯下所致，故以甘草泻心汤为治，方用芩连苦寒解毒，姜夏辛温燥湿，参枣扶中培正，而妙在甘草生用，解毒尤效。《临证指南·虚劳》曰"上下交损，当治其中"，可为本条证治之绝妙注释。

《名案选录》

刘渡舟医案：郑某，女，32岁。患病而有上、中、下三部的特点。在上有口腔经常糜烂作痛，而不易愈合；在下有前阴黏膜溃破，既痛且痒；中部则见心下痞满，饮食乏味。问其小便尚可，大便则每日二次犹能成形。切其脉弦而无力，舌苔薄白而润。三部之证由中州发起，辨为脾虚不运，升降失常，气痞于中，而挟有湿蠹之毒。治宜健脾调中，升清降浊，兼解虫毒之侵蚀。处方：炙甘草12g，黄芩9g，人参9g，干姜9g，黄连6g，半夏10g，大枣7枚。共服10余剂，以上诸症逐渐获愈。（引自《刘渡舟临证验案精选》）

原文 蚀于下部则咽干，苦参汤洗之。（11）

解读 本条论狐蟹病蚀于前阴证治。

　　狐蟹湿毒，有偏盛于下者，以二阴溃烂为其主要症象。此条所言之下部，通过后文比较，可知其为前阴而已。前阴溃疡，或红或白，三五不一，大小不等。其间小便黄赤，大便黏滞，舌红苔腻，脉滑或缓或数，俱是可见之象。其咽干者，所谓病在下者及于肾，肾脉通于咽喉是也。

　　治以苦参煎汤熏洗，自属的对之法。然若采用内外相合之治，内服白头翁汤、葛根芩连汤之类，可望获效更速。

　　苦参汤，邓珍本、赵刻本俱阙，据《医宗金鉴》及诸注本载：苦参一升，以水一斗，煎取七升，去滓。熏洗，日三。

❖ 名案选录 ❖

　　赵明锐医案：梁某，女，35岁。患白带下注二年之久，近一年来加重，并发外阴瘙痒难忍，经妇科检查，诊断为"滴虫性阴道炎"。经用"灭滴灵"等治疗两个疗程，效果不明显。后用苦参汤熏，每晚熏一小时，兼服清热利湿之中药，两周后，带净痒止。又经妇科数次检查，阴道未见滴虫。（引自《经方发挥》）

原文 蚀于肛者，雄黄熏之。（12）

雄黄：

上一味为末，筒瓦二枚合之烧，向肛熏之。《脉经》云：病人或

从呼吸上蚀其咽，或从下焦蚀其肛阴，蚀上为惑，蚀下为狐，狐惑病者，猪苓散主之。

此承前条而论狐蟊病邪热偏盛于下、而以后阴溃烂为甚者。湿热下注，虫毒腐蚀，或偏于上，或甚于下。甚于下者，或有前后之分。今偏蚀后阴，肛周溃烂，是症象有别，而病机无异。治之仍可仿效前法，内服外洗。今更出一治，以广其法。雄黄一物，味辛性温而燥烈，本不宜于湿热之患，然其解毒杀虫之效，每无替代。今湿热为患，以雄黄熏之，是解毒杀虫为其要，而内服清利湿热之品，仍是不可或缺之治法。

❀名案选录❀

王子和医案：焦某，女，41岁，干部。患者于20年前因在狱中居处潮湿得病，发冷发烧，关节疼痛，目赤，视物不清，皮肤起有大小不等之硬斑，口腔、前阴、肛门均见溃疡。20年来，时轻时重，缠绵不愈。近来月经先期，色紫有块，有黄白带，五心烦热，失眠，咽干、声嗄，手足指趾硬斑，日久已呈角化。肛门周围及直肠溃疡严重，不能正坐，口腔黏膜及舌面也有溃疡，满舌白如粉霜，大便干结，小溲短黄，脉滑数。诊断为狐惑病，即予治惑丸、甘草泻心汤加减内服，苦参煎水熏洗前阴，并以雄黄粉熏肛。肛门熏后，见有蕈状物突出肛外，奇痒难忍，用苦参汤洗涤后，渐即收回。服药期间，大便排出恶臭黏液多量，阴道也有大量带状浊液排出，病情日有起色，四肢角化硬斑亦渐消失。治疗4个月后，诸证消失，经停药观察1年余，未见复发。

（引自《中医杂志》1963年第11期）

原文 病者脉数，无热，微烦，默默但欲卧，汗出，初得之三、四日，目赤如鸠眼；七、八日，目四眦—本此有黄字黑。若能食者，脓已成也，赤豆当归散主之。（13）

赤豆当归散方：

赤小豆三升（浸，令芽出，曝干） 当归

上二味，杵为散，浆水服方寸匕，日三服。

解读 本条论狐蜮病偏甚于上证治。

前论狐蜮病湿热下注、虫毒蚀阴证治，此则论湿热虫毒偏盛于上之证治。其盛于上部者，或伤于咽喉而肿痛溃烂，或郁于面部而斑色变幻，或瘀于目睛而目赤痛脓。见症不一，机理无异。

文曰虽无发热而脉数，心烦抑郁而默然，此湿热郁滞肝胆，不得外发，逆而上冲，故汗出偏于头面，热毒蕴于目睛，初则白睛红赤，肺经蕴热矣。日久目胞痛脓，脾经蕴热矣。内眦太阳，外眦少阳，四眦皆黑者，诸经皆热矣。热弥诸经，影响脾胃升降，多不能食。日久毒聚局部，脏腑受累反轻，故而能食者脓成矣。治宜清热利湿，排脓解毒，以赤小豆当归散主之。其方当归《千金》作三两，宋本作十两，贵在审时度势，据湿热血郁之轻重，权衡而用。

《名案选录》

王足明医案：李某，女，32岁。患白塞氏综合征，经治疗，口腔溃疡已愈。诊见：外阴湿疹，瘙痒溢水，双眼干涩，全身发小脓疱，双下肢红斑累累，抓破流脂，形体瘦弱，面白无华，纳差口苦，小便灼热短黄，大便干结难下，每次经血量多，经潮时诸症减经，经净后病复如故，舌红，苔黄厚腻，脉细缓。此乃狐惑病，舌红，苔黄腻乃湿热之象。湿热蕴结，蒸腐气血，泛滥周身则为脓疮，流注阴部则生溃烂，湿疹瘙痒等，热毒迫血则经多，经行诸症减乃湿热随经而泄，病久损伤气血，故脉细缓而形神俱不足也。此虚中夹实，治当凉血解毒，清利湿热，调补气血：赤小豆25g，当归10g，苦参12g，金银花12g，知母12g，薏苡仁25g，车前子10g（包），地榆炭18g，熟地炭18g，山药15g，党参12g，黄芩炭10g。每日1剂，水煎。服4剂后，月经尚未干净，阴部溃疡如故，但湿痒消失；下肢红斑隐退，脓疮亦有愈合之势，食纳稍增，仍溲黄便结，舌苔黄，根部稍腻，为防经后病情加重，守服原方4剂，药后月经已净，外阴湿痒未发，脓疮已愈，阴部溃疡亦将愈合，唯黄白带下增多，此乃湿热蕴毒已现外出之机，仍守原方去知母，加萆薢12g，连服10剂后，诸症消失，经妇科检查证实"阴部溃疡已全部愈合"。出院后仍予上方5剂，以巩固疗效，随访年余，未见复发。（引自《广西中医药》1982年第4期）

原文 阳毒之为病，面赤斑斑如锦纹，咽喉痛，唾脓血。五日可治，七日不可治，升麻鳖甲汤主之。（14）

解读 本条论阳毒病证治及预后。

毒者，邪气久郁不解谓之毒，意其郁滞既久、为患非轻是矣。此条阳毒之病，乃疫毒为患，以其毒发相对表浅，症情偏外、因而具有阳性类属之特征者。故其面部红班，鲜如锦彩，咽

喉红肿、疼痛溃烂、咳唾脓血。其性火热自是必然，更因其毒易于外发而现，故谓之阳毒。

毒发之病，曰五日可治，七日不可治者，言其病程之久暂，于预后转归之影响，各不相同。时日短暂者，病情相对轻浅易治；时日长久者，病情相对深重难愈。

病属疫毒热发头面咽喉之部，故以升麻鳖甲汤滋阴透热、活血解毒。

◈ 名案选录 ◈

匡萃璋医案：一男性患者，年50余，双眼眼胞红肿4年，诊时见双眼胞肿如深红色之李子，下眼睑外翻，睑结膜、球结膜均充血，双眼发痒，时时以手拭之，目眵多，食纳二便无大碍，舌胖赤，苔薄黄，脉弦不任按。热毒深伏于厥阴，试以升麻鳖甲汤清透之，处方：升麻30g，鳖甲30g，当归15g，甘草10g，雄黄3g（布包煎），川椒2.5g，水煎服3剂。3日后复诊，双眼眼胞红肿明显减轻，结膜充血明显变淡，自诉初服1剂时双眼自感灼热，2剂灼热已轻，服第3剂时已无灼热反应，舌脉同前，仍以前方3剂，病去其九。（引自《江西中医学院学报》2007年第2期）

原文 阴毒之为病，面目青，身痛如被杖，咽喉痛。五日可治，七日不可治，升麻鳖甲汤去雄黄、蜀椒主之。（15）

升麻鳖甲汤方：

升麻二两　当归一两　蜀椒（炒去汗）一两　甘草二两　雄黄半两（研）　鳖甲手指大一片（炙）

上六味，以水四升，煮取一升，顿服之，老小再服，

取汗。《肘后》《千金方》：阳毒用升麻汤，无鳖甲，有桂；阴毒用甘草汤，无雄黄。

解读 本条论阴毒病证治及预后。

　　此与前条，毒分阴阳，并非寒热之辨，而是表里浅深之别。此之阴毒，毒蕴于里，不得外透，故而气血郁滞于内，面目反现青紫之斑。以其气血郁滞严重，因之身痛明显，似如被杖。咽喉疼痛而无破溃唾血者，仍是毒伤气血郁而未溃之象。较之前条之阳毒为病，一者内伏，一者外发，故虽名分阴阳，而其病因，仍是疫毒为患，本质无异。毒聚时短，尚可救治；毒伏日久，预后不佳。故与前条同理，五日可治，七日不可治。

　　因其毒伏于内，病势趋里，与前条外透者，大有不同，故而清热活血解毒治法无异，而去雄黄蜀椒。夫辛温燥烈之品，前证用之，可望透邪外达，此证用之，实为耗血竭阴。

《名案选录》

　　何任医案：陆某，女，35岁，农民。生育过多，子宫脱垂，月经如崩已久，周身皮肤有青紫块，面色青灰，咽痛时作，龈血鼻衄，身软肢酸，脉弱舌谈，宜先益血（当地医院诊断为血小板减少性紫癜）。升麻3g，炙鳖甲30g，炒当归9g，甘草4.5g，干地黄30g，玄参15g，黄芪9g，仙鹤草30g，艾叶3g，赤白芍各6g，炒阿胶珠12g，归脾丸60g（包煎）。服7剂后，月经来时量较前为少。又续服7剂，咽痛、出血已解，宫脱亦减轻，自感明显有力，脉平，舌色转正。以丸剂缓进，以期巩固。黑归脾丸1 000g（每日服3次，每次12g），十灰丸500g（每日临睡前服9g），连服2个月。（引自《金匮要略浅释》）

【小结】

本篇所述之百合病、狐惑病及阴阳毒，就其病因病机、脉症表现而言，均有相似之处，而又各具特征，故而合篇而论。

百合病以精神恍惚、症象无常为特征，以其心肺阴虚内热，故而得见口苦脉数小便赤之常情。其治每以百合为君，故名之百合病。主以百合地黄汤，示其心肺气营俱热而虚。误予汗吐下诸般攻邪之治，则更伤正气。上焦热燥者，主以百合知母汤；胃逆下燥者，主以滑石代赭汤；阴液亏甚者，主以百合鸡黄汤。津伤口渴者，百合渍水洗身；仍不瘥者，栝蒌牡蛎散主之。虚热外发而热者，百合滑石散主之。无论其变如何，百合病偏阴者，以阳法治之；偏阳者，以阴法治之。此益阴扶阳之法，于百合病之虚情，殊为贴切，反之者为逆。

狐惑病以目、咽、二阴蚀腐坏为特征，责之湿热虫毒内蕴，逆上犯下，浸淫诸经。若邪阻中焦、升降失常而上下交病者，治以甘草泻心汤，清热燥湿，解毒扶中。若湿热虫毒偏盛于下、以二阴腐烂为主者，重视配合外治之法，以苦参、雄黄之类熏洗而解毒愈疮。若偏盛于上、以目睛红赤、睑胞痛脓为主者，治以赤小豆当归散，清热利湿，活血解毒。

阴阳毒以发斑咽痛为特征，责之疫毒损伤营血，发于咽喉面部。然毒伤营血，也有表浅里深之分，内趋外透之别，故而表现虽仅略异，而名谓则有阴阳之辨。阳毒者，面赤色鲜，咽痛唾血，治以升麻鳖甲汤滋阴透热、活血解毒。阴毒者，面现青黑之斑，咽疼而身痛如被杖，治以升麻鳖甲去蜀椒雄黄汤，滋阴解毒而活血消斑。无论阴毒阳毒，病位偏内偏外，其病程长者病情重而难治，病程短者病情轻而易愈。

疟病脉证并治第四

题　解

本篇专论疟病证治。所谓疟病，系感受疟邪以寒热阵作、定时而发为特征的疾病。其病位往往与少阳相关，其病机常常为正邪相搏。以其寒热不同，偏重有别，故而治法方药多有变化。

原文 师曰：疟脉自弦，弦数者多热；弦迟者多寒。弦小紧者下之差，弦迟者可温之，弦紧者可发汗、针灸也，浮大者可吐之，弦数者风发也，以饮食消息止之。（1）

解读 本条论疟病之脉证治法分类大略。

夫疟病者，虽属疟邪外受，然因其藏于肌肤之内，肠胃之外，营分所舍之处，离表不远，去里犹近，内搏五脏，横连膜原，随卫气之离集而休作有时，故其为病，与伤寒初起之状，颇有不同。

今曰疟脉自弦者，表明其病与少阳或膜原半表半里之位密切相关。而疟邪发于夏秋，其性每随机体禀赋不同、时节暑湿偏颇，而有阴阳寒热之化。故弦而数者，病性偏热，可清之；弦而迟者，病性偏寒，可温之。以其舍于皮里膜外之营分，是以内外上下，皆可犯之。视邪之所及，而治法有别。偏里实者，其脉弦而小紧，可攻而下之；偏表寒者，其脉弦而浮紧，可发汗针灸；偏上壅者，其脉弦而浮大，可吐之。然无论吐下发汗温清消补，诸法之用，总以调畅枢机、宣达膜原为其基础。弦而兼数者，疟热每因风邪相引而发，可与甘凉食饮相助，以止其发。

原文 病疟以月一日发，当以十五日愈，设不差，当月尽解；如其不差，当云何？师曰：此结为癥瘕，名曰疟母，急治之，宜鳖甲煎丸。（2）

鳖甲煎丸方：

鳖甲十二分（炙）　乌扇三分（烧）　黄芩三分　柴胡六分　鼠妇三分（熬）　干姜三分　大黄三分　芍药五分　桂枝三分　葶苈一分（熬）　石韦三分（去毛）　厚朴三分　牡丹五分（去心）　瞿麦二分　紫葳三分　半夏一分　人参一分　䗪虫五分（熬）　阿胶三分（炙）　蜂窝四分（熬）　赤硝十二分　蜣螂六分（熬）　桃仁二分

上二十三味，为末，取锻灶下灰一斗，清酒一斛五斗，浸灰，候酒尽一半，着鳖甲于中，煮令泛烂如胶漆，绞取汁，内诸药，煎为丸，如梧子大，空心服七丸，日三服。《千金方》用鳖甲十二片，又有海藻三分，大戟一分，䗪虫五分，无鼠妇、赤消二味，以鳖甲煎和诸药为丸。

解读 本条论疟母证治。

夫五日一候，三候一气，天地阴阳，逢节更移。人体阴阳，因之而变。此天人相应之道，不必赘述。今曰疟病发于月初，当于月中而解；月中未解，月末可愈。以人身之气，随天时而变，邪气渐消而正气渐旺故也。此言病证发展之自然常情，正胜邪退者多，且与节令气候之变迁，息息相关。然禀赋不同，感邪轻重，治疗当否，亦是影响病证发展趋向的重要因素。若日久邪气未解，必假瘀血痰食，盘踞于中，结为癥瘕。所结之位，自是少阳之属，两胁之地。以其来自疟邪，以疟为母。更因久疟不休，缘由癥瘕难去，故谓疟母。

所谓月初、月中、月末之语，仅属病程长短及节令时点之示例，不必拘泥。疟母之成，冰冻三尺，非一日之寒。既属痼疾，反曰急治，何也？见微知著，早防早治，是其义矣。疟发日久不止，已伏癥瘕之机，趁其痰血疟邪初结未痼之时，急予攻伐，如此乃可事半功倍。方用鳖甲煎丸，寒温合用，攻补兼施，行气利湿，化瘀消癥，杀虫截疟，扶正祛邪。

《名案选录》

张聿青医案：某，久疟屡止屡发，刻虽止住，而食入不舒，左胁下按之板滞，胃钝少纳。脉濡，苔白质腻。脾胃气弱，余邪结聚肝络。和中运脾疏络。白术6g，炒陈皮3g，川朴3g，制半夏4.5g，沉香粬4.5g，焦楂炭9g，茯苓3g，炒竹茹3g，鳖甲煎丸4.5g（开水化开，先服）。（引自《张聿青医案》）

原文 师曰：阴气孤绝，阳气独发，则热而少气烦冤，手足热而欲呕，名曰瘅疟。若但热不寒者，邪气内藏于心，外舍分肉之间，令人消铄脱肉。（3）

解读 本条论瘅疟病机及临床表现。

本条文字，为《疟论》瘅疟之翻版。

夫疟之发，有先寒后热者，有先热后寒者，缘由邪并阴阳之先后不同。亦有但热不寒者，责之素体阳盛，不得外泄，因劳而腠理开，外邪得入，内藏于心而外舍于分肉之间，邪气但并阳分，不及于阴，是以阳盛而阴虚，内外俱热，故曰阴气孤绝，阳气独发。此厥阳独行、有阳无阴之义，其阳热亢盛之极，不言自明。故热则少气烦冤，手足热而欲呕，令人消铄脱肉，名曰瘅疟。瘅者，热盛也，故又称热疟，多属现代恶性疟范畴，高热神昏谵妄、舌红绛苔黄燥，脉洪大数疾，病势每多险恶，治以清热截疟救阴为关键，白虎承气诸方，可酌情选施。而醒脑开窍之至宝安宫，多宜合用。

曰邪气内藏于心者，寓示本证邪气易于化热通心，侵扰神明而致神昏谵妄，其病每与现代之脑型疟相类。

❧ 名案选录 ❧

李冠仙医案：友人堂兄豫川，病已不治。及至其家，问其病乃患瘅疟，单热不寒，已经两月，从未有汗，每日壮热六时许，形销骨立，实已危殆。诊其六脉弦数，全无和柔之意，而按尚有根。予知其素来好内，肝肾俱亏，加以大热伤阴，阴不化汗，邪无出路。医者不知，所用不过达原饮、清脾饮、小柴胡等方，如何得汗？予曰：症虽重而并未服对症之药，尚可为也。乃用景岳归柴饮，柴胡4.5g、当归30g、甘草3g，加大生地60g，令浓煎与服，服后进热米饮1碗，不过1帖，大汗而解。（引自《仿寓意草》）

原文 温疟者，其脉如平，身无寒但热，骨节疼烦，时呕，白虎加桂枝汤主之。（4）

白虎加桂枝汤方：

知母六两　甘草二两（炙）　　石膏一斤　粳米二合　桂枝（去皮）三两

上剉，每五钱，水一盏半，煎至八分，去滓，温服，汗出愈。

解读　本条论温疟证治。

温者，热之渐。故而温疟者，自是瘅疟之轻者。然经曰先热后寒者名温疟，表明疟邪仍有并于阴分之时，非若瘅疟之阳气独发也，故亦有阴盛而阳虚之寒象。

本条曰温疟无寒但热而时呕者，其证颇类前条所言之瘅疟。然其热势相对较轻，是以脉象相对和缓。以其阴气尚未孤绝，阳气未至独发之境，是以仍有恶寒战栗之症，唯程度相对轻微、为时相对较短而已。骨节疼烦。有谓此乃兼表邪者，可备一格。而邪并阴阳，气血郁滞，亦未尝不可见身疼骨痛之症。

温疟本属热盛，自应清热为治，方用白虎汤。加桂枝者，通阳散寒，透邪止痛。

❄ 名案选录 ❄

岳美中医案：友人裴某之第三女患疟，某医投以柴胡剂二帖，不愈。余诊其脉洪滑，询之月经正常，未怀孕。每日下午发作时热，寒少，汗大出，恶风，烦渴喜饮。思此乃温疟，脉洪滑、烦渴喜饮者，白虎汤证；汗出恶风是桂枝汤证。即书白虎加桂枝汤：生石膏48g，知母18g，炙甘草6g，粳米18g，桂枝9g，水4盅，煮米熟汤成，温服。1剂病愈大半，2剂疟不发作。（引自《岳美中医案集》）

原文 疟多寒者，名曰牝疟，蜀漆散主之。（5）

蜀漆散方：

蜀漆（洗去腥） 云母（烧二日夜） 龙骨等分

上三味，杵为散，未发前以浆水服半钱。温疟加蜀漆半分，临发时服一钱匕。一方云母作云实。

解读 本条论牝疟证治。

牝者，雌也。牝疟，可谓阴疟，病属阴寒，其性质当与瘅疟温疟寒热相对。其证或但寒不热，或先寒后热，而寒多热少。所谓热少者，乃其发热较轻、为时较短之义。

本条之证，主以蜀漆散，以方推之，当属寒痰阻滞、阳气郁结所致。方后注"温疟加蜀漆半分"，张璐玉曰："稍加蜀漆则可以治太阴之湿疟，方后有云，湿疟加蜀漆半分。而坊本误作温疟，大谬。"

❧名案选录❧

范文甫医案：徐师母，寒多热少，此名牝疟。舌淡白，脉沉迟，痰阻阳位所致，下血亦是阳陷也。秽浊蹯踞于中，正气散失于外，变端多矣。其根在寒湿，方拟蜀漆散。炒蜀漆9g，生龙骨9g，淡附子3g，生姜6g，茯苓9g。（引自《范文甫专辑》）

【附《外台秘要》方】

原文 牡蛎汤：治牡疟。

牡蛎四两（熬）　麻黄四两（去节）　甘草二两　蜀漆三两

上四味，以水八升，先煮蜀漆、麻黄，去上沫，得六升，内诸药，煮取二升，温服一升。若吐，则勿更服。

解读 本条论牡疟附方牡蛎汤。

牡疟性属阴寒，其偏于邪实者，每以湿痰寒饮与疟邪相并为患。今以牡蛎汤主之，其病性与前条相类。牡蛎软坚逐水，蜀漆化痰截疟。妙在麻黄之用，透邪通阳，散寒利水。甘草调和诸药，护正缓急。如此则服后或汗或吐或泄，诸邪并解。

读金匮

090

原文 柴胡去半夏加栝蒌根汤：治疟病发渴者，亦治劳疟。

柴胡八两　人参　黄芩　甘草各三两　栝蒌根四两　生姜二两　大枣十二枚

上七味，以水一斗二升，煮取六升，去滓，再煎，取三升，温服一升，日二服。

解读 本条论疟病口渴治方。

疟邪犯人，每舍于皮里膜外，出而并阳则热，入而并阴则寒。其情其势，与伤寒邪入少阳，颇为类同。今以小柴胡汤去半夏加栝蒌根四两，其法与《伤寒论·太阳病中篇》原文第96条方后注之加减法基本相同，且亦去滓再煎，说明本条疟疾邪居少阳，疟热伤津，是以寒热阵发而口渴，故以柴胡汤和解少阳，清热截疟。以其方中参枣草同用，攻补兼施，扶正祛邪，故亦可用治正虚邪伏之劳疟。劳疟者，疟邪久伏，气血亏虚，逢劳易发是也。

本方所主之疟，寒热相对均衡，当属后世正疟范畴。

◎ **名案选录** ◎

谭日强医案：伍，女，40岁，患劳疟已半年，每日下午开始畏冷，旋即头痛发烧。汗出口渴，小便短赤，舌红苔薄，脉弦细数。每次服奎宁可止，但遇劳即发。此体质虚，正不胜邪，拟扶正祛邪，用柴胡去半夏加瓜蒌汤：党参15g，柴胡10g，黄芩15g，瓜蒌根12g，甘草5g，生姜3片，大枣3枚，加醋炒常山10g。服3剂疟止。继用秦艽鳖甲汤，服7剂后未复发。（引自《金匮要略浅述》）

原文 柴胡桂姜汤：治疟寒多微有热，或但寒不热。_{服一剂如神。}

柴胡半斤　桂枝三两（去皮）　干姜二两　栝蒌根四两　黄芩三两　牡蛎三两（熬）　甘草二两（炙）

上七味，以水一斗二升，煮取六升，去滓，再煎，取三升，温服一升，日三服。初服微烦，复服汗出便愈。

解读 本条论牝疟附方柴胡桂姜汤。

本条之疟，就其病位而言，踞于少阳无疑。而其病性，谓之多寒，但寒不热，或寒多热少，当属牝疟之类。其与前之牡蛎汤、蜀漆散所主，病位侧重略有所异。前之两方，偏于心胸脾胃，而本条之证，侧重少阳兼及脾胃。

本条邪伏少阳，内兼寒饮，寒热定时阵发之外，胸满胁胀，口淡或渴，苔滑脉弦或缓滑，其症象与前条柴胡汤之加减法，病位虽同，而寒热偏重，则明显有别。刘渡舟谓本方所治之证乃胆热脾寒，可知其性寒热错杂，虚实相兼，并非纯属阴寒是也。

◈ 名案选录 ◈

刘渡舟医案：刘某，男，35岁。因患肝炎住院，腹胀殊甚，尤以午后为重，坐卧不安，无法可解，遂延会诊。切其脉弦缓而软，视其舌质淡嫩而苔白滑。问其大便情况，则每日两三行，溏薄而不成形，小便反少，且有口渴之证。辨证：肝病及脾，中气虚寒，故大便虽溏，而腹反胀。此病单纯治肝或治脾则无效。治法：疏利肝胆，兼温脾寒。处方：柴胡10g，黄芩6g，桂枝6g，炙甘草6g，干姜6g，花粉12g，牡蛎12g，连服5剂而腹胀痊愈，大便亦转正常，后用调肝和胃之药而善后。

（引自《伤寒论十四讲》）

读金匮
—
092

【小结】

本篇所论疟病，继承《黄帝内经》之说，以疟邪外犯，舍于皮里膜外之营分，与卫气相集则病发，与卫气相离则病休。疟邪并阳则热，并阴则寒。是以寒热休作有时，而为正疟。其邪从阳化，但热不寒者，名瘅疟。热多寒少者，名温疟。邪从阴化，但寒不热，或寒多热少者，名牝疟。假血依痰，结于胁下者，谓之疟母。

疟邪伏于半表半里，与少阳膜原关联密切，故疟脉自弦。疟邪随气而化，可内搏五脏，外犯肌腠，故有寒热之异，虚实之辨，表里上下之别。而其治法亦随证而设，或汗或下或吐，或和或温或清，逐邪以截疟之发，扶正以固本之基。

　　瘴疟治宜泻热截疟，开窍醒脑，可选白虎承气，配合至宝安宫。温疟治宜清热救阴，通阳透邪，治用白虎加桂枝汤。牝疟治宜散寒通阳，化痰截疟，选用蜀漆散。疟母治宜扶正祛邪，软坚散结，方用鳖甲煎丸。无论寒热虚实，疟病之治，皆当重视先时而药，如此则可事半功倍。

　　附方虽不属金匮原论，而其柴胡去半夏加瓜蒌汤、柴胡桂姜汤之选，充分表明疟疾与少阳之关联性，值得认真思考。

中风历节病脉证并治第五

题　解

　　本篇所论中风病，类属杂病，而非外感，以口眼㖞斜、半身不遂、甚或昏仆不醒为其临床特征，病机责之内虚邪中，病情有在经在脏、表里浅深之异。

　　历节类属痹病范畴，以全身多处关节疼痛肿胀为临床特征，病机责之肝肾不足、复感外邪，病情有风湿、寒湿之侧重。

　　中风历节两病，皆与正虚受风相关，且有肢节活动障碍，故而合篇论述。

读金匮

一

094

原文　夫风之为病，当半身不遂；或但臂不遂者，此为痹。脉微而数，中风使然。（1）

解读　本条讨论中风临床特征。

　　风者，善行而数变。风邪所中，发病每多突然，且症象变幻难定。其中于肌腠者，营卫失调，寒热交作，头痛脉浮，是为外感中风之证，迁延失治，每多渐次传里，而有六经病证之变化。若夫正气内虚，风邪外来，偏着于经络，甚或径入于脏腑，轻则偏瘫不仁，重则昏仆不语。此脏腑气血素亏为其本，外风入侵乃其标，故虽同曰中风，而其病情之变化转归，则与外感大有

所异。

其言风之为病，当半身不遂。不遂者，不顺也。或但臂不遂者，言其轻者偏着一臂，重者偏着半身是也。夫风之中人，以致活动不能自如者，实因其邪痹阻气血，故曰此为痹。随其痹阻之位不同，而有臂身不遂之异。

夫风邪之所以偏着者，缘由正气之偏虚也，所谓邪之所凑其气必虚是矣。故脉来微者，正气不足之象，而脉来数者，邪正相争是矣。故曰：脉微而数，中风使然。

另有医家认为，半身不遂为中风，但臂不遂为痹病，其说可备一格。以其痹痛，难以活动遂意，日久因痹而痿，终失其用，此痹病临床常见之局，与中风之病情转归自有所异。

原文 寸口脉浮而紧，紧则为寒，浮则为虚；寒虚相搏，邪在皮肤；浮者血虚，络脉空虚；贼邪不泻，或左或右；邪气反缓，正气即急，正气引邪，喝僻不遂。

邪在于络，肌肤不仁；邪在于经，即重不胜；邪入于腑，即不识人；邪入于脏，舌即难言，口吐涎。（2）

解读 本条讨论中风病因病机及病位浅深辨证。

本条以脉论病，假脉形而寓病机，而非中风必见如此脉象是矣。夫浮脉多主表，其所主虚者，必浮而无力，是气血不足，虚阳外浮，按之空豁之象。而紧脉则主寒主邪实，脉来紧张有力，必无空虚之感。故而浮紧相兼之脉形，多是表闭邪实之兆。今反言脉浮为虚，紧为寒，其本意在于强调本病因正虚而邪入，内虚而招外邪，病在浅表，故曰寒虚相搏，邪在皮肤。而其内虚者，若偏于络脉血气不足，外邪因之而客，虚处留邪是矣。以其正虚之左右偏颇，而邪客之处不同。邪客之处，气血必然郁滞，肌肉经脉弛缓，动静难遂其意，故曰邪气反缓。未伤之处，正气充沛，气血流畅，经脉缓急有序，活动顺心自如，故曰正气即急。以此左右肌肉经脉缓急不同，相牵相引，故而口眼㖞斜。

气血之虚，或左或右，或表或里，每有不同。邪气所犯，因之而别，故而中风之象，各有浅深轻重之异。络脉虚者，邪中于络，营卫不畅，肌肤不仁。经脉虚者，邪中于经，气血失和，肢体重滞。脏腑气血虚损者，邪入脏腑，每致气机升降失常，浊痰瘀血闭阻清窍，神机不运，魂魄无主，而有神昏失语口吐涎之逆象。以其内外有别，故而邪在经络者，病情尚轻；邪入脏腑者，病情必重。

中风之病，既有初起于络，渐及于脏者；亦有骤发于脏，内外俱病者。不得固执于表里之分，而延误救治之机。

后世诸家于此中风之病，既倡内风之说，亦有非风之论，大大拓展了仲景学说。然本篇内虚邪中之理论，仍有极高的临床价值。

原文   侯氏黑散：治大风四肢烦重，心中恶寒不足者。《外台》治风癫。
（3）

菊花四十分　白术十分　细辛三分　茯苓三分　牡蛎三分　桔梗八分　防风十分　人参三分　矾石三分　黄芩五分　当归三分　干姜三分　芎䓖三分　桂枝三分

上十四味，杵为散，酒服方寸匕，日一服，初服二十日，温酒调服，禁一切鱼肉大蒜，常宜冷食，六十日止。即药积在腹中不下也。热食即下矣，冷食自能助药力。

解读 本条讨论风邪中经证治。

风性疾速而多变，故曰大风致病，病情复杂多变。今四肢烦重，乃风邪干忤经络，气血郁滞不畅，此前条所谓邪中于经即重不胜之谓。以其风壅时久，而有化热之征。然其风邪之入，毕竟缘由中阳不足，气血亏乏，是以四肢重滞烦扰不宁头目昏沉之外，更有心中寒甚、怵惕不安里虚之象，故曰心中恶寒不足。

侯氏黑散，重用菊花、防风疏风散邪，以参苓术姜温中散寒，归芎桂辛养血和络，黄芩桔梗牡蛎矾石化痰清热，共奏扶正疏风化痰和络之效。其方散剂久服，温酒调送，而冷食蓄其药力于内，不使遂泄，皆属临床积验，值得重视。

《外台秘要》曰治风癫者，显然以其邪气扰于心脑，神志失却清明是也。此也说明，本方之于中经中络，中脏中腑，无论肢体废用，抑或神识昧清，只要病机属于气血亏虚而兼风痰痹阻，皆是的对之证。

何任医案：赵某，男，54岁。患者嗜酒，患高血压已久，近半年来感手足乏重，两腿尤甚。自觉心窝部发冷。曾服中西药未能见效。诊脉弱虚数，苔白。血压160/120mmHg。乃予侯氏黑散。方用：杭菊花120g，炒白术30g，防风30g，桔梗15g，黄芩15g，北细辛3g，干姜9g，党参9g，茯苓9g，当归9g，川芎5g，牡蛎15g，矾石3g，桂枝9g。各药研细末和匀，每日两次，每次服3g，以温淡黄酒或温开水吞服，先服半个月。1月以后来复诊，谓心窝冷已很少见，手脚亦有力，能步行来城，血压正常，要求再配一料续服。（引自《上海中医药杂志》1984年第8期）

原文 寸口脉迟而缓，迟则为寒，缓则为虚，荣缓则为亡血，卫缓则为中风。邪气中经，则身痒而瘾疹；心气不足，邪气入中，则胸满而短气。（4）

解读 本条讨论中风与瘾疹的发病机制。

风邪犯人，首中肌腠，因其体质禀赋阴阳偏颇、经络脏腑气血盈亏，而有不同之发病。或寒热头痛、或偏瘫昏仆、或肤痒瘾疹，种种不同，转归各别。此与《伤寒论》所言湿热为患，或结胸，或发黄，或痞满，理致无二。是知邪虽同一，而病发歧途矣。

读金匮
—
098

夫肺朝百脉，变见于寸口，是以寸口脉既应五脏气血，亦应肺卫之表。肌腠气血营卫，其虚实盈亏，因之应于寸口之脉。脉来迟者，阴也，阳气不足而失于温煦也，故曰迟则为寒。脉来缓者，弛缓不急也，血不充气不运矣，故曰缓则为虚。血不充者为营虚，故曰营缓，意其沉取而脉来缓也。气不运者卫虚，故曰卫缓，意其浮取而脉来缓也。以其营卫俱虚，风邪易入。若滞于肌腠，欲泄不得，而为瘾疹风团，身痒难忍。若偏着经络，气血郁滞，则或为不仁，或为偏瘫。无论瘾疹身痒，抑或偏瘫不仁，皆是风邪尚浅，病情偏轻。若夫脏气亏乏，风邪乘虚而入，或胸满短气，或失语吐涎，或神识昏糊，其情则难以逆料。

原文 风引汤：除热瘫痫。（5）

大黄　干姜　龙骨各四两　桂枝三两　甘草　牡蛎各二两　寒水石　滑石　赤石脂　白石脂　紫石英　石膏各六两

上十二味，杵，粗筛，以韦囊盛之，取三指撮，井花水三升，煮三沸，温服一升。治大人风引，少小惊痫瘈瘲，日数十发，医所不疗，除热方。巢氏云：脚气宜风引汤。

解读 本条讨论阳盛风动证治。

方名风引，揭其所主病证之源，风气所发。风气者，或自外来，或由内生，皆有风阳化热之机。今曰除热，以治瘫痫之症，而方以大量苦辛咸寒泻热镇敛之品为主，显然证属阳热动风，故而神昏痉厥、癫狂痫惊、半身不遂等，自属其候。每有高热易怒、痰涌面红、便闭溲赤，舌红苔腻，脉弦滑数诸般痰热症象，相兼而见。

其方以石膏滑石寒水石、赤白石脂紫石英配龙骨牡蛎，八种介石齐用，泄热平肝，熄风镇敛。大黄泻内实，桂姜护阳气，甘草和诸药，补心气。全方祛邪不忘扶正，泄热犹须护阳，主次分明，缓急有序，轻重相宜，堪称组方典范。

◈ 名案选录 ◈

颜德馨医案：陈某，男，59岁。初诊：水亏木旺，头晕复发，曾经昏仆，不省人事，苏醒后头额两侧胀痛，右侧肢体痿废，大便干燥，小溲黄赤，面部潮红，脉弦细而数，舌苔薄黄。血压180/120mmHg。头为诸阳之会，唯风可到，外风引动内风，急以风引汤平肝熄风：石膏30g（先煎），寒水石30g（先煎），滑石15g（包），生牡蛎30g（先煎），石决明15g（先煎），龙骨30g（先煎），大黄4.5g，生甘草4.5g，川牛膝9g，川杜仲9g，7剂。二诊：药后血压下降，肢体活动灵活。原方加桂枝4.5g，7剂。药已中的，诸症次第减退，健康在望。（引自《国医论坛》1992年第3期）

原文 防己地黄汤：治病如狂状，妄行，独语不休，无寒热，其脉浮。（6）

防己一钱　桂枝三钱　防风三钱　甘草二钱

上四味，以酒一杯，浸之一宿，绞取汁，生地黄二斤，㕮咀，蒸之如斗米饭久，以铜器盛其汁，更绞地黄汁，和，分再服。

解读 本条讨论血虚受风证治。

其病如狂发狂，妄行妄为，独语不休，如潮热便闭脉实者，常属热结阳明，必攻下乃安。如若少腹硬满、下血脉涩者，每多热瘀下焦，宜泄热逐瘀。今病如狂癫，而脉浮不沉，显然内无邪结。身无寒热，自非外感表证。

其方重用生地蒸取其汁，此养血除热之义，昭然在目。故而本证之病机关键，自属血虚生热。因之其神志癫狂妄行独语诸象，责之血虚失养，风动神摇，魂魄不安。除此以外，以方中桂枝防风之用，则知风气内外相招，势属必然。何以故？盖虚风宜敛不宜散，实风宜疏不宜镇是也。今用辛散之品，是血虚而有外风相趁，故其病平日昏困头眩，神思不宁，忽逢外风相加，则骤发谵狂癫惊是矣。妙在本方以防己冠首而剂量独小，疏风清热，开痹通窍，尚不足以言其功。是方重用生地，必有滋腻之弊端，不可不防，此借防己利湿以纠偏，故以反佐之药冠名，而明其奇正之道，殆其理矣。

❀名案选录❀

赵守真医案：某患，忧郁在心，肝气不展，气血暗耗，以致神志失常，时而发狂大笑，时而歌哭无端，妄言错语，似有所见，胸中痞闷，夜不安卧，小便黄短，舌绛无苔。病属心风，以防己地黄汤加味治之。药后神志渐清，发作减少。（引自《治验回忆录》）

原文 头风摩散方：（7）

　　　　大附子一枚（炮）　盐等分

　　　　上二味为散，沐了，以方寸匕，已摩疾上，令药力行。

解读 本条讨论头风外治。

　　头风，头痛之反复发作、经久难愈者。《杂病源流犀烛》曰：其症自颈以上，耳目口鼻眉棱之间，有麻痹不仁之处，或头重，或头晕，或头皮顽厚，不自觉知，或口舌不仁，不知食味，或耳聋，或目痛，或眉棱上下掣痛，或鼻闻香极香，闻臭极臭，或只呵欠而作眩冒之状。

　　其病本于脏腑失调，标现风火痰瘀，本虚标实，病机复杂。今以附子与盐相混，摩其头痛之处，显系假其辛温通散、咸入血络之性，祛外来风寒之诸邪，通郁滞不畅之气血，虽未可期之尽愈此疾，但可借以暂缓挛痛，其法简便，其效切实。若能配合针灸及内服方药等法，标本兼治，则疗效更佳。头风如此，他如骨节痹痛、肢体麻木等，亦可仿此而用。

◈ **名案选录** ◈

　　侯恒太医案：王某，男，56岁，工人。中风后偏瘫两年余，经治疗后肢体功能部分恢复，但左枕侧头皮经常麻木，时有疼痛，曾以补气活血通络方加减数次周效，遂改为头风摩散外用：附子30g，青盐30g，共研极细末。嘱剪短头发，先用热水浴头或毛巾热敷局部，然后置药于手心在患部反复搓摩；五分钟后，局部肌肤有热辣疼痛感，继续搓摩少顷，辣痛消失，仅感局部发热，甚适，共用3次，头皮麻木疼痛未再发作。（引自《河南中医》1988年第2期）

原文 寸口脉沉而弱，沉即主骨，弱即主筋，沉即为肾，弱即为肝。汗出入水中，如水伤心，历节黄汗出，故曰历节。（8）

解读 本条讨论历节病因病机。

历节者，或疼痛或肿胀或麻木，诸般痹阻之象，遍历身体大小筋骨关节，故名历节。以此而论，历节类属痹病。而痹病之由，虽曰风寒湿三气杂至合则为痹，然邪之所凑，其气必虚，正虚之处，乃容邪之所。是以外来之风寒湿诸邪，能客于人身之筋骨关节肌肉者，必是因于脏腑功能失调，气血营卫亏虚。

故本条借脉论病，阐明历节病因病机。脉取浮中沉，分候上中下。今曰寸口脉沉而弱，沉者候下候内，而肝肾同居下焦。是以脉沉而弱者，下焦肝肾亏虚，筋骨痿弱。此互文见义，以明下焦肝肾之根本已然虚损，而为历节病之内因。更复劳作气耗，腠理开泄，汗出濡衣当风，风寒湿诸邪因而得犯肌腠，内传血脉，痹阻关节，浸淫筋骨，历节因成。血脉者，心所主，故曰如水伤心。寒湿久郁化热，湿热蒸腾，迫液而出，汗出粘衣而黄，是谓黄汗。

原文 趺阳脉浮而滑，滑则谷气实，浮则汗自出。（9）

解读 本条讨论趺阳脉浮滑之临床意义。

　　人迎寸口趺阳，脉之三部，各有所候。趺阳之位，隶于阳明，专候脾胃。《伤寒论·阳明病篇》原文第247条言"趺阳脉浮而涩，浮则胃气强，涩则小便数，浮涩相搏，大便则硬，其脾为约"，例之于前。今言趺阳脉浮而滑，其义仍属专论脾胃之情。夫滑为阳盛，此言谷气实，与前之胃气强同例，皆是（宿食湿痰燥热等）邪气实之义，阳明燥热气盛于内是矣。热盛于内则气浮于外，热迫液泄，故曰浮则汗自出。此内外气血壅盛之际，玄府常开不闭之时，若骤逢寒风雨露，每可内舍肌腠，浸淫关节，痹阻气血，而成湿热郁滞之痹。

　　此条所论，与前条之论，恰成虚实相对，寒热互映，表明痹病历节病因病机之常与变，示人临证审辨，宜乎知常达变，不应墨守成规。

原文 少阴脉浮而弱，弱则血不足，浮则为风，风血相搏，即疼痛如掣。（10）

解读 本条讨论阴精不足风血相搏而致历节。

　　少阴脉，据《素问·三部九候论》，一指候下之足少阴脉，当位取太溪；一指候中之手少阴脉，当位取神门。无论手足，少阴脉弱者，自是精血之虚，故曰弱则血不足，盖精血同源，不必拘泥。浮者主外，以其内弱，外邪乘虚侵袭，以风邪迅疾而居首，故曰浮则为风，言其邪自外来，不得自囿于浮必为风也。风血相搏，意其外来之风寒湿热诸邪，乘虚而入，痹阻气血，浸淫筋骨，不通则痛，即疼痛如掣。掣者，牵引制约、拘挛痉急也。又掣者，抽拔也，如闪电状，疾速而过，意其剧痛骤发、电闪而过。此皆风象，故曰疼痛如掣者，风血相搏也。

此以精血内虚而外风相乘，仍是本虚标实之义，治宜填精养血，和络疏风。

原文 **盛人脉涩小，短气，自汗出，历节疼，不可屈伸，此皆饮酒汗出当风所致。（11）**

解读 本条讨论肥人历节病机。

盛人者，壮硕肥健之人，形盛气衰，外强中干。以其嗜饮贪食而多水湿内蕴，或痰阻阳郁，或湿胜气弱，故而形体虽壮而元气不足，脉来细小而滞涩，动则短气，卫表失固而汗常自出。若夫阳郁化热，毛蒸理泄，或蒸于上，或泄于身，汗出则更趋严重。

无论内湿化热与否，以其肌腠疏松，外风易入，与外泄之湿气相搏，浸淫于筋骨关节，以致疼痛不可屈伸。故曰：历节疼者，饮酒汗出当风所致也。

原文 **诸肢节疼痛，身体魁羸，脚肿如脱，头眩短气，温温欲吐，桂枝芍药知母汤主之。（12）**

　　　　桂枝芍药知母汤方：

　　　　桂枝四两　芍药三两　甘草二两　麻黄二两　生姜五

两　白术五两　知母四两　防风四两　附子二枚（炮）

上九味，以水七升，煮取二升，温服七合，日三服。

解读　本条讨论风湿久痹历节证治。

———————————

经云风寒湿三气杂至则痹，邪气久痹，气血郁滞，湿痰浊瘀，凝结于筋骨关节之间，筋骨肿大盘结，疼痛难忍，且肌肤失荣而大肉脱陷，以致肌薄骨突，状如鹤膝，是谓身体魁羸。魁者，高大也，小丘也，《尔雅》曰树林丛生，根枝盘结碨磊是也。羸者，瘦弱也。故身体魁羸者，骨节大而肌肉薄也。

夫痹者，湿病也，无湿不成痹也。无论湿自外来，或由内生，其痹阻筋骨而为历节之际，尚可流窜泛滥于上下内外。湿蒙上焦清窍，则头眩短气；湿阻中焦脾胃，则愠愠欲吐；湿流下焦肢末，则溲短脚肿。他如舌苔白腻，脉或弦或滑或紧，皆是可见之候。若邪痹日久，尚可化热伤阴，以成寒热错杂之局，而有口渴心烦舌红诸象。

此虽痹久而有正虚之象，然邪气痹阻仍是本证之关键，是本虚标实，而以邪实为主。故方以甘草附子汤重用白术，温阳散寒，除湿通痹。麻黄防风疏风胜湿，散寒止痛。芍药知母清解郁热，兼以护阴。生姜扶中和胃，且助化饮。全方攻补兼施，寒温并用，而以祛风散寒、除湿宣痹为其重点。

◈**名案选录**◈

赵明锐医案：任某，男，54岁。六七年来，两膝关节疼痛，初起轻微，逐渐加重，伸屈不便，虽扶杖行走，也是蹒跚，遇冷则甚，盛夏也需穿棉裤。继发两踝关节疼痛，局部不红肿，两腿脚冰凉，脉迟缓，舌淡苔白。曾服乌头汤5剂，症状毫无改善，改服桂枝芍药知母汤：桂枝30g，白芍10g，甘草10g，知母10g，防风10g，麻黄30g，淡附子30g，白术15g。上药为末。半个月内分次服完。药后疼痛大减，下肢松动轻健，行走已不需扶杖，两腿脚冷也较前减轻，并能挑两半桶水，唯屈伸时仍有中度疼痛。原方再服3周后，上述症状消失，至今未发，能胜任劳作。（引自《经方发挥》）

原文 味酸则伤筋，筋伤则缓，名曰泄。咸则伤骨，骨伤则痿，名曰枯。枯泄相搏，名曰断泄。营气不通，卫不独行，营卫俱微，三焦无所御，四属断绝，身体羸瘦，独足肿大，黄汗出，胫冷。假令发热，便为历节也。（13）

解读 本条讨论肝肾虚损为痹之机理。

前已述及，五味各走其所喜，故《宣明五气篇》言酸入肝，咸入肾，因其所宜，而补益其体者。而《脏气法时论》曰肝欲散，急食辛以散之，用辛补之，酸泻之。肾欲坚，急食苦以坚之，用苦补之，咸泻之。此言五味之于脏腑功用的影响是也。

此条借五味之影响，而论肝肾虚损之因。曰味酸伤筋，是肝之所主，因肝用（条达疏泄）为酸所泻而不得主，故而筋脉缓急舒缩不得自如。曰味咸伤骨，是肾之所主，因肾用（藏精生髓）为咸所泻而不得主，故而骨痿髓枯难任其重。曰泄曰枯曰断泄者，皆言肝肾精血亏虚，失充失养，以致筋骨枯痿弛缓不用。或源于饮食不节，或咎之房室久劳，或责之五志所伤，不必印定眼目。

然诸虚者，尚不足以为痹为历节肿大。痹者，必风寒湿诸邪杂至。若诸邪胶滞盘结，乃得关节肿大，而为历节。正如《痹论》所云：荣者水谷之精气也，卫者水谷之悍气也。逆其气则病，从其气则愈，不与风寒湿气合，故不为痹。此段文字，论营卫之气必与诸邪相合，乃得为痹。

本条所论，重在表明肝肾亏虚筋骨枯痿，是外邪得侵之内因。而外邪袭人，痹阻营卫，气血郁滞，痰瘀胶结，乃得为痹为历节肿大。痹而失荣，是以身体羸弱四肢纤瘦。故曰"营气不通，卫不独行，营卫俱微，三焦无所御，四属断绝，独足肿大"。

三焦失调，水湿难行，郁蒸化热，有汗出遍身，色黄胫冷者，此为黄汗，虽不伴关节肿痛之象，然可有两足浮肿之征。若汗出色黄而仅限肿痛之关节，且胫前温热者，其足或肿或不肿，多为历节湿滞化热之象。此湿邪聚散不同，而症情有所异也。

原文 **病历节不可屈伸，疼痛，乌头汤主之。（14）**

乌头汤方：治脚气疼痛，不可屈伸。

麻黄　芍药　黄芪各三两　甘草三两（炙）　川乌五枚（咬咀，以蜜二升，煎取一升，即出乌头）

上五味，咬咀四味，以水三升，煮取一升，去滓，内蜜煎中，更煎之，服七合。不知，尽服之。

解读 本条讨论寒湿历节证治。

据《痹论》之语，夫痹之为病，有痛者，有不痛者，有热者，有寒者，有不仁者。其痛者，寒多也。所以然者，以寒主收引，气血易滞，不通则痛是矣。

今病曰历节，关节疼痛而不可屈伸，言其痛剧而难以动作，乃寒邪偏重之征。此之剧痛，为时长久而不易稍减，寒之性也。

而风邪偏胜之掣痛，其痛虽剧，电闪而过，为时短暂，风之性矣。

本证与湿病篇之甘草附子汤证相类，而以本证偏于寒湿独胜，彼证阳虚寒湿并重。故骨节疼痛不可屈伸是其同，而短气恶风汗出乃其异也。其治温经散寒除湿止痛，自是不二之选。方用大剂乌头，温经散寒，除湿止痛，是为君，故以名方。麻黄辛温发散，通阳宣痹。二者相伍，则寒湿之邪，内消外散，难以滞留。黄芪益气扶正，既助麻黄乌头温经，且防二药耗气。芍药甘草酸甘化阴，既可缓急止痛，且以制约辛燥。本方之妙，尤以甘缓之白蜜煎煮乌头，以制其毒。更以诸药之汁，与蜜煎混煮分服。祛邪尤须护正，步步设防，精细入微。

本方治脚气，殆隋唐后人所补之笔，以其病虽异于历节，而证情同属寒湿，脚痿胫肿，麻木疼痛，颇相类似，故可异病同治。

《名案选录》

寒痹案：一妇，42岁。患风湿性关节炎2年余，反复发作，髋膝关节疼痛，皮色不变，膝关节特别怕冷，局部厚垫保暖，倘遇天冷阴雨，更难忍受，步履艰难已4月，舌质淡红，苔薄白，脉弦细而紧。辨为寒痹，治以散寒止痛为主，佐以祛风除湿，方以乌头汤加减：桂枝30g，川乌6g（制），黄芪15g，白术12g，麻黄6g，白芍12g，豹皮樟18g，豆豉姜15g。服7剂关节疼痛大减，膝关节转暖，能慢步行走，复诊加猴骨15g，祈蛇6g，再服10剂，生化检查明显改善。嘱病者服药调理，以巩固疗效，随访1年半无复发。（引自《老中医医案医话选》）

原文 矾石汤：治脚气冲心。（15）

矾石二两

上一味，以浆水一斗五升，煎三五沸，浸脚良。

解读 本条讨论脚气外治。

脚气之病，缘由湿毒浊邪下注腿足，其病腿足肿胀，或麻或痛或不仁，或重或困或痿弱。病情与历节痹病，同中有异，而其病机，皆与湿浊相关。

湿毒浊邪，或化热冲心，或阴寒上逆，无论阴伤阳虚，总是邪犯清空，气机逆乱，升降反作，而现喘促心悸、胸闷呕逆、昏冒烦乱之象，病势危重，险情百出，谓之脚气冲心。

如此危象，以酸敛之浆水，煎煮酸涩之矾石，浸泡其足，燥湿解毒，酸敛收涩，以制湿毒之冲逆，可望缓解危情。然此等处治，仍须以辨证内服方药为基础。

◈ 名案选录 ◈

耳内湿疹案：阎某，男，17岁。耳内湿疹感染，黄水淋沥，溃烂成疮，痛痒难忍，初限于外耳道，后则浸淫面部及耳后周围，曾用西药治疗无效。舌苔白腻，脉见沉滑而数。乃肝胆湿毒为患，急投龙胆泻肝汤原方，外以枯矾加少许冰片为粉外擦。共外用上药3次，服药3剂而告痊愈。（引自《张仲景药法研究》）

【附方】

《古今录验》续命汤：治中风痱，身体不能自收持，口不能言，冒昧不知痛处，或拘急不得转侧。姚云：与大续命同，兼治妇人产后出血者，及老人小儿。

麻黄　桂枝　当归　人参　石膏　干姜　甘草各三两　芎䓖一两　杏仁四十枚

上九味，以水一斗，煮取四升，温服一升，当小汗，薄覆脊，凭几坐，汗出则愈；不汗，更服。无所禁，勿当风。并治但伏不得卧，咳逆上气，面目浮肿。

读金匮
—
110

本条讨论中风偏枯证治。

诗曰：秋日凄凄，百卉俱痱。痱者，病也。《灵枢·热病》曰："痱之为病也，身无痛者，四肢不收，智乱不甚，其言微知，可治。甚则不能言，不可治也。"是知痱病，实为中风，其证肢体痿软不用，甚或意识障碍，言塞不语，后世名之风痱。

气血素虚，风邪易入。中于经络者，气血痹阻，经脉失养，故身体不能自收持，或拘急不可转侧。中于脏腑，清窍壅滞，神机失运，故口不能言，冒昧不知痛处。

方用理中之人参干姜甘草温养阳气，建中培土而启化源。以当归川芎滋养阴血，通经活络而行气血。此二者，乃扶正固本之法。更用麻桂杏仁石膏疏风散寒，兼清郁热，以大青龙之义，行祛邪外出之法。如此扶正祛邪，攻补兼施，而为万全之策。方后注曰汗出愈，不汗更服。且云并治但伏不得卧，咳逆上气，面目浮肿。其补虚发散之义，表露无遗。

❀ 名案选录 ❀

中风案：王某，男，69岁。晨5时许起床时，突觉语言涩滞，右侧肢体运动不灵，急来就诊。观其舌质稍红，苔薄黄，脉象左细右弦滑。血压170/100mmHg。患者体质尚好，左侧鼻唇沟变浅，且向右稍偏。右手握力减弱，右膝腱反射稍亢进，右巴彬斯基征弱阳性。诊为"左大脑小动脉血栓形成"，拟《古今录验》续命汤加味：麻黄、桂枝各6g，当归12g，党参20g，生石膏40g，干姜3g，甘草6g，川芎10g，杏仁10g，蜈蚣5条，僵蚕6g（分冲），钩藤30g，白蒺藜30g。上方服12剂后，右侧肢体失灵明显好转，且能行走，右手持物较前大为有力。又服10剂，诸症消失而愈。（引自《张仲景药法研究》）

一 中风历节病脉证并治第五

原文 《千金》三黄汤：治中风手足拘急，百节疼痛，烦热心乱，恶寒，经日不欲饮食。

麻黄五分　独活四分　细辛二分　黄芪二分　黄芩三分

上五味，以水六升，煮取二升，分温三服，一服小汗，二服大汗。心热加大黄二分；腹满加枳实一枚；气逆加人参三分；悸加牡蛎三分；渴加栝蒌根三分；先有寒加附子一枚。

解读 本条讨论中风感邪证治。

夫中风者，偏瘫不遂，甚或昏仆不语，缘由正气内虚，风邪外中于经络脏腑。今曰中风而有手足拘急百节疼痛者，其证若非中风初始，即是偏瘫之后，经久难愈，气血日耗，更复外感风

111

寒，痹阻不畅。无论初发抑或久中复感，总是外邪痹阻为主，故而经脉拘急，百节疼痛。卫虚不温是以恶寒，脾胃不足故而不欲饮食，邪郁化热则烦热心乱。此中风外邪为重，当以麻黄、独活、细辛疏散风寒，黄芩清热，黄芪固表益气，治标为主，兼顾其本。若夫外邪解散，则通经和络，调补气血，方属中风治本之策。

方后加减，因情而施，活法圆机之例，可资借鉴。

◆名案选录◆

半身不遂案：男，52岁。患脑血管意外半年，左侧半身不遂，手足时时拘挛，并在夜间疼痛加重，经治不愈。诊时左手尚能自举活动，走路蹒跚，自觉诸疼痛，尤以患侧为重，其脉浮大，舌质暗淡，舌苔薄白。乃风中经络，湿留关节，试投千金三黄汤加味：麻黄9g，独活12g，黄芪30g，细辛5g，黄芩9g，秦艽15g，当归15g，赤芍12g，甘草10g。服3剂，疼痛减轻，手足挛急亦好转，但上肢进展缓慢。以上方加桂枝、灵仙、姜黄、羌活，取蠲痹汤义，连进6剂，疼痛基本消失，后以千金三黄汤合补阳还五汤，共服30余剂，基本复常。

（引自《实用经方集成》）

原文 《近效方》术附汤：治风虚头重眩，苦极，不知食味，暖肌补中，益精气。

白术二两　甘草一两（炙）　附子一枚半（炮去皮）

上三味，锉，每五钱匕，姜五片，枣一枚，水盏半，煎七分，去滓，温服。

解读 本条讨论阳虚饮动头眩证治。

文曰术附汤治疗风虚，其言风者，头眩是也。然头目眩晕，有外风内风之别，虚风实风之异。外风者，兼寒夹热裹湿，各有不同，必是实风。内风者，或血虚气弱，或饮动阳亢，症象多端，虚实参见。此之言风，曰暖肌补中益精气，其本质必是属虚，故曰风虚。

虚风虽以阴阳气血亏虚为其本，而未尝必然纯虚无邪也。故阳虚夹饮，阴虚夹瘀，气虚夹痰，诸般虚实错杂之证，每为临床常见之情。以阳虚例之，《伤寒论·太阳病中篇》原文第67条脾阳不足之起则头眩，第82条肾阳虚亏之头眩身振，即是典型阳虚夹饮，清阳不升，浊阴不降，饮动风生，虚实互见。

本条以风虚首揭病因病机关键，曰暖肌补中益精气明其治法窍要，如此则其头目眩晕，苦不堪言，自是阳虚风胜之象。更言头眩而兼首重如裹者，湿饮之征，必有所见，故而恶寒身重，口淡无味，纳谷不香，二便异常，舌白苔滑等，俱是常情。

其方与《湿病篇》之白术附子汤组成完全相同，而姜枣剂量略异。其温阳化饮、散寒除湿之效，毕竟无别。前者寒湿偏表，以痹阻为重；后者寒饮偏里，以风动为主。然其根本，俱是阳虚水湿，故而异病同治可矣。

◈ 名案选录 ◈

吴戎荣医案：吴某，女，43岁。眩晕常发17年。发作时，唯静卧而已，稍动则如坐身中，甚则失去知觉。余诊时失慎撞其枕，即感天旋地转，如飘空中，双目紧闭而不敢睁，神志恍惚不清。让其静卧片刻，眩晕稍定，神志渐清。望其形体虚胖，经日恶寒，脉沉微，舌白而淡。证属脾肾阳虚，方用《近效》术附汤：附子

15g，白术9g，炙甘草6g。1剂而眩晕大减，脉舌俱见起色。继与原方3剂，眩晕基本消失。后以八味丸调理，半年未见复发。（引自《陕西中医》1981年第2期）

原文 崔氏八味丸：治脚气上入，少腹不仁。

　　干地黄八两　　山茱萸四两　　薯蓣四两　　泽泻　茯苓　牡丹皮各三两　　桂枝一两　　附子一两（炮）

　　上八味，末之，炼蜜和丸，梧子大。酒下十五丸，日再服。

解读 本条讨论肾虚湿毒脚气证治。

　　肾者水脏，元阴元阳之宅。肾阳充沛，蒸腾水津而四布，脏腑百骸得以滋养而生机盎然。若夫肾中阳气不足，水湿不化而郁滞为毒，下注则足肿胫胀，麻木痹痛，上冲则少腹不仁，二便不利，甚或胸满心悸，喘促呕逆。诸般症象，随其湿毒所犯，而变幻不定。

　　本条之治，正是以复建肾中阳气为枢机，而达到利湿解毒之目的。而方中利湿逐邪诸品，又何尝不是祛霾复阳之策应。至于其组方阴中求阳、阳中求阴奇正互生之理，读景岳之书即可明了，此处无须赘言。

❦ 名案选录 ❧

　　岳美中医案：何某，连续劳动后发热38℃，稽留型，早起高热，发热自汗，全身乏力沉重，尤以两下肢不愿动，食减烦躁不宁，脚根特别感到刺痛，心跳，两脚浮肿，尿量明显减少，少腹拘急感，医院诊断："脚气病"。脉弦细而数，舌淡苔少。此为肾阳虚损，元阳不纳。干地黄24g，山萸（补骨脂12g代），山药12g，泽泻9g，茯苓9g，丹皮9g，桂枝9g，附片9g。米皮糠250g煎汤代水煎药，连服9剂而恢复正常。（引自《岳美中医案》）

原文 《千金方》越婢加术汤：治肉极，热则身体津脱，腠理开，汗大泄，疬风气，下焦脚弱。

麻黄六两　石膏半斤　生姜三两　甘草二两　白术四两　大枣十五枚

上六味，以水六升，先煮麻黄去沫，内诸药，煮取三升，分温三服。恶风加附子一枚，炮。

解读 本条讨论肉极证治。

肉极者，肌肉羸瘦无润泽、饮食不生肌肤是矣，主病在脾，以脾应肉，脾感风邪是也。以其素体阴阳偏颇不同，而有所谓阴动伤寒、阳动伤热之别。伤热为实，其证腠理开，汗大泄，热而津脱，津脱则肉极是也。以其肉极，是以脚弱不用。

所谓伤寒为虚名疬风，伤热为实名恶风，皆是言其风邪中人，营卫痹阻，气血失荣，以致肉极肌削，为祸匪浅之义，不必纠结于疬风恶风之名谓。

本证脾胃不足，风湿痹阻营卫，渐次化热，以致腠理开阖失调，津液外泄内耗，而肌肉失荣，足痿不用。治宜疏风除湿清热，以复腠理开阖之常，营卫周流之态，俾气血复充，肌肤复荣，则病可向愈。其方麻黄白术相伍，疏风泄湿，散而不峻，泄而不伤。更以石膏相配，变辛温而为辛凉，以清热除邪。生姜大

115

枣建中扶脾，以滋化源。

杨培生医案：某女，18岁。两足肿2年余，起初微肿不痛，运动无碍，近来加重，皮肤紧胀，行走时有痛感，曾用西药及中药清热解毒凉血祛湿无效。踝部肿甚，口渴欲饮，脉沉有力，舌质红润，苔薄白。此局部被寒，寒水互结，郁久化热所致。治以通阳散水而通痹气，拟用越婢加术汤加茯苓10g，以渗湿利水。1剂后肿势减而疼痛如故。再加川芎6g，行血祛湿，又服2剂，肿消痛止。继服两剂以巩固疗效，随访未发。（引自《河南中医》1984年第4期）

【小结】

本篇所以中风历节两病合论，以其俱属内虚邪中，且以肢体活动不利为其主要临床表现，宜于鉴别，而明其辨证论治之异同。

本篇所论中风病，以口眼㖞斜、半身不遂、甚或昏仆不醒为其临床特征，与外感中风表虚，大异其趣。其病责之内虚邪中，病情有经络脏腑表里浅深之别。据其寒热虚实不同，而有风引汤之泄热熄风，防己地黄汤之养血熄风，侯氏黑散、古今录验续命汤、千金三黄汤之扶正疏风，近效术附汤之化饮息风，头风摩散之外治祛风，越婢加术汤之散湿疏风等不同治法。其方虽不纯为杂病中风而设，而多可借鉴引申。篇中所引，尚有瘾疹、头风、疬风诸般广义风病，以类比异同，审因论治。

历节类属痹病，而以关节疼痛肿胀为临床特征。病机责之肝肾不足而复感外邪，亦属内虚邪中，病情有风寒湿热之偏重。其肝肾之虚，或因于禀赋，或伤于饮食，或缘由五志。其邪气之伤，或汗出当风，或时邪外感，或酒湿蕴积。诸般因由，视情而判。

历节之偏于风湿者，每有化热之机，故有桂芍知母汤之用。其偏于寒湿者，痛剧而难动，则有乌头汤之治。

历节痹病总以湿邪为本源，而脚气之疾，也以湿毒为其病由，是以两者类同，故有崔氏八味丸、矾石汤等脚气附方之文，以为互鉴。

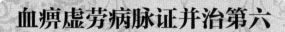

血痹虚劳病脉证并治第六

题　解

　　本篇所论血痹，血气不畅而肢体麻木为主症者，缘由正虚受邪而滞，故名血痹，与前述湿病历节，同中有异，而以正虚血滞肌肤不荣为主。

　　所谓虚劳者，虚损积劳是也。其虚，气血阴阳尽赅之也。故虚劳之病，凡内伤外感情志饮食所伤，日久致虚，而证分阴阳寒热，位有脏腑三焦，审证求因，审因论治，是其义矣。

原文　问曰：血痹病从何得之？师曰：夫尊荣人骨弱肌肤盛，重因疲劳汗出，卧不时动摇，加被微风，遂得之。但以脉自微涩，在寸口、关上小紧，宜针引阳气，令脉和紧去则愈。（1）

解读　本条论血痹病因病机及治法。

　　痹者，闭也，气血不畅之义。以其所痹之地、所痹之因、所痹外象之不同，而有各色之名谓。前已论及，以病因类之，有风痹、寒痹、湿痹之异。以症象类之，有行痹、痛痹、着痹之别。以病位类之，有五体痹、五脏痹之分。所辨虽有不同，而其气血久痹、迁延难愈，是其特征矣。

湿病历节之篇，所论皆属以肌肉关节筋骨疼痛肿胀为其主要特征之病症，可视为狭义之痹，与《素问·痹论》所言行痹痛痹着痹相类。因其临床见之者广，以致后世言痹者，皆曰痹病为肌肉关节筋骨病证，实管豹之误矣。故观《素问·痹论》五脏痹、五体痹，及《金匮要略》胸痹、血痹之类，则知其多属痹病之广义者，与湿病历节之痹，同中见异。然无论分类如何，其气血痹阻之基本病机属性，并无不同。

据《素问·痹论》，痹有不痛不仁者，病久入深，荣卫之行涩，经络时疏，故不通，皮肤不营，故不仁，且言痹在于肉则不仁。以此可知，肌肤不仁，其缘由气血失营，而其失营，则源于邪痹于肌。故而《灵枢·九针》曰，邪入于阴则为血痹。是知血痹之因，责之邪痹肌肤肉理之间，以致营卫行涩，经络时疏，气血失荣，肌肤不仁。

仲景承其旨绪，于本条明确申明，血痹之病，内虚为本，外风为标。大凡养尊处优之人，每多形盛气弱而呈外强中干之态，阴阳不调，营卫不和，夜寐不宁，动则气耗，卫虚不固而汗出绵绵，腠理疏松而易为风中，营卫行涩而为血痹。此与历节篇所言盛人脉涩小，短气汗出当风而病痹者，机理相类，唯此病血脉肌肤之痹，彼病筋骨关节之痹而已。

关于脉象描述，此处句读有争议。"但以脉自微涩在寸口，关上小紧"者，其义强调上焦肺卫阳气不足，气虚血运迟滞，是其本虚一面，故云寸口脉微而涩。因虚感邪，痹阻肌肉，脾胃居中焦而主肌肉，故曰关上小紧，以明其邪痹一面。"但以脉自微涩，在寸口关上小紧"者，则强调素体正气不足，故脉来素自微涩。感邪之后，寸口关上脉变小紧，是正虚受邪，邪痹尚属轻浅，未至三部俱紧。其说各有所据，可以斟酌。然临床所见，微脉之与紧脉，毕竟虚实互异，难以同时并现。脉来之形，或偏于反映邪实，或侧重表现正虚，因人因病而异。故此脉之象，或微或涩或紧，或寸或关或尺，俱属可能，贵在动态观察，前后比较，脉症互参，以求其真。其意侧重借脉明理，以释病机。若将微字定为副词，作稍微之义解，则微涩之脉，亦可与小紧之脉并见。如此则可明其脉自微涩者，营血之素虚也。寸口关上小紧者，外邪之新中也。

血痹治法，曰针引阳气，令脉和紧去则愈。常言针泻灸补，此之用针，不言补而曰引，显然阳气郁滞、营卫行涩是目前病机之关键，宜针以导引疏通之，如此则邪气自去而紧脉转和，气血复畅而肌肤得荣，病乃可愈。至于其内虚之本，虽未明言其治，而调养脾胃，生化气血，燮理营卫，黄芪建中之类，自是可选之方。

原文 血痹阴阳俱微，寸口关上微，尺中小紧，外证身体不仁，如风痹状，黄芪桂枝五物汤主之。（2）

　　黄芪桂枝五物汤方：

　　黄芪三两　　芍药三两　　桂枝三两　　生姜六两　　大枣十二枚

　　上五味，以水六升，煮取二升，温服七合，日三服。一方有人参。

解读 本条讨论血痹证治方药。

血痹之候，身体不仁，如风痹状。不仁者，麻木僵钝，知觉缺失是也。以其风邪痹阻程度及走窜部位不定，故而其状时轻时重，时有时无；或左或右，或上或下。非关疼痛如掣，仅因麻木游移，故谓如风痹之状。

曰阴阳俱微者，非论脉象浮沉，实言气血俱虚是也。气血素虚，复感外邪，以致肌腠营卫痹阻，而血痹成矣。此曰寸口关上微、尺中小紧者，与前条所论相类，仍是借脉而论正虚受邪之义，不必过于拘泥于具体脉形。

前条以针刺通引阳气而祛邪，本条以方药通阳益气而行痹，手段不同，而治法无异。如若针药相济，其效更佳。

此方君以黄芪益气实卫，通阳宣痹。桂枝芍药调和营卫，宣畅气血。生姜大枣培土扶中，抚育化源。妙在重用生姜，和中之外，倍增通痹之力。

《灵枢·邪气脏腑病形》篇虽曰"阴阳形气俱不足，勿取以针，当调以甘药"，诸家据此而论，认为本条病证正虚明显，是以宜药勿针。然细究其方，仍是通阳行痹为主，补益气血为次。故而本证之虚，并非病机关键。因而针药结合，酌情而施，不失其理。

《 名案选录 》

岳美中医案：郭某某，女性，33岁，干部。难产出血达1 800mL之多，当时昏迷，冰袋敷镇止血6小时，血始止住。极度贫血，血色素3g，因血源受限只输了400mL，后觉周身麻痹不遂，医治未效，遂来求治。患者脉现虚弱小紧，面色苍白，舌质淡，中医诊为"血痹"，以黄芪桂枝五物汤补卫和营以治之。处方：生黄芪30g，桂枝尖9g，白芍9g，大枣4枚（擘），生姜18g。水煎温服。上方服3剂，脉虚小紧象渐去，汗出，周身麻痹已去，唯余左胁及手仍麻，恐汗多伤津，用玉屏风散加白芍、大枣作汤剂，以和阳养阴。处方：生黄芪24g，白术30g，防风9g，杭白芍9g，大枣4枚（擘）。水煎温服。服10剂，汗出止，胁痛愈，右脉有力，左偏小，食指与小指作麻兼微痛，左臂亦痛，是心血仍虚而运行稍滞，用三痹汤治之。本方养血补气之药多于祛风散邪，宜于气虚血少而有麻痹之证者。处方：生黄芪18g，川续断6g，大独活6g，大秦艽6g，防风6g，辽细辛3g，川当归9g，川芎6g，熟地黄9g，酒炒白芍9g，桂枝9g，云茯苓9g，杜仲炭9g，川牛膝9g，台党参9g，炙甘草6g。水煎温服。服药10剂，周身觉有力，食指痛愈。唯左脉仍弱，血虚宜补，予人参养荣丸。左右脉渐趋平衡而仍弱，小指与无名指作痛。按小指内侧，是手少阴心经脉所终，无名指是手少阳三焦经脉所起，三焦与心包络相表里。从经脉寻求，很明显是心经虚弱，气血难以充周经脉所致，投予生脉散作汤用，以养心气。处方：党参9g，麦门冬9g，五味子9g。水煎服。服2周，小指与无名指疼痛消失，所患产后病症已基本痊愈，唯脉仍现虚象，嘱常服人参养荣丸以善后。（引自《岳美中医案集》）

原文　夫男子平人，脉大为劳，极虚亦为劳。（3）

解读　本条论虚劳之脉。

虚、损、劳三者，以病证言，气血不足曰虚，久虚不复曰损，积损不反曰劳。

虚者，一义空虚，二义衰弱。脉虚者，一者脉内空乏，阴血不足。一者脉来无力，阳气衰弱。故谓之，脉来极虚者，此为劳。

经云大则邪至，小则平，此言脉大为邪盛之象，必大而有力，应指勃然。若脉大空豁，按之无力者，此乃芤革类脉，每为阴血不足，阳气浮越，似实而虚，故曰脉大为劳。

虚劳之病，非仅男子，亦及妇人。此言平人者，脉病人未病，而阴精阳气已然暗耗，虚劳之机早已暗伏。须当见微知著，预为设防。

原文 **男子面色薄者，主渴及亡血，卒喘悸，脉浮者，里虚也。（4）**

解读 本条论虚劳色脉。

面色薄者，或红或黄或白，浮泛无根，压之即褪，久久难复。此肤薄色夭，血气失荣之象，故曰亡血。血虚失润，故而口舌干燥，渴欲得水而不多饮。

血虚者，心君失养而悸动。气弱者，肾元失纳而喘促。因其血虚，气失其丽。动则气耗，是以卒然喘悸。静则神恬，故而虽弱尤安。

脉浮者，与前条之脉大相类，浮而无力，阴虚阳浮，根本不固是也，故曰脉浮者，里虚也。

原文 **男子脉虚沉弦，无寒热，短气里急，小便不利，面色白，时目瞑，兼衄，少腹满，此为劳使之然。（5）**

解读 本条论虚劳脉症。

脉虚者，证亦虚，故前文曰极虚为劳。而脉弦者，端直以长，如按琴弦，脉气强急不柔，类于紧脉。其主病，或食或饮或血或气，非瘀即滞，本是邪实，非属正虚。今曰脉虚沉弦，意其脉或虚或沉弦，偏现一端，而非虚弦同见。

虚劳之病，气血阴阳匮乏虚损，脉来虚弱，自然之义，不必赘言。然至虚之所，每有邪伏，以成虚实夹杂之局。是以其脉之来，或现正虚，或显邪实，故而或虚或弦，因人而异。

文曰面白短气，目瞑而兼衄，显然气虚血弱而不固，应之者脉自微弱。又云小便不利、少腹满而拘急，此乃饮停于内而气郁。故其脉或现沉弦，盖沉者主里，弦者饮停是矣。然饮阻气郁，毕竟缘由阳虚不运，仍是因虚而致，故曰此皆劳使之然。

《伤寒论》所言小便不利少腹满者，常见于外邪循经入腑、膀胱气化不利。以其外邪所犯，初必寒热身痛，渐及腹满溲涩，脉多浮滑。而本条所论，阳气不足，水湿不化，是以脉沉而或虚或弦，每无寒热身痛之症。

原文 **劳之为病，其脉浮大，手足烦，春夏剧，秋冬瘥，阴寒精自出，酸削不能行。（6）**

解读 本条论阴虚阳浮虚劳脉症。

虚劳脉浮大者，按之无力，外强中干，多属芤革之类。常为阴血不足，阳气浮越，是以脉来浮大而中空，轻取似盛，重按即虚。

烦者，热头痛也（《说文》），会意字，从页从火。以其发热头痛，故而引申为心情苦闷急躁。此曰手足烦者，意其手足热而致烦，乃阴血亏虚、阳扰于外之象，五心烦热之义。春夏阳升火旺，秋冬阳潜火降，天人相应，故而手足烦热甚于春夏，微于秋冬。

阴不敛阳，阳浮于外，任督失温，精关不固，是以阴寒如冰，精清似水。肾者主骨生髓，今阴精亏损，失于充养，则骨痿髓枯，四肢酸痛，足不耐行。其证阴病及阳，而重在阴虚。

原文　**男子脉浮弱而涩，为无子，精气清冷。**一作冷。（7）

解读　本条论虚劳不育脉症。

此论男子虚劳不育，其于女子不孕具有同等之意义。

脉浮弱者，阳气虚损，亦或阴亏不敛，而气浮于外，浮而虚弱，不任按压。脉涩者，血虚不濡，或气弱不运，脉气往来艰涩。元阳不温，精水如冰。此阴精耗损、阳气虚乏之状，既无种子之满实，亦乏春阳之温煦，而欲求春播秋收，诚为难事。故曰精气清冷，此为无子。

曹颖甫于此证情，主张选用当归生姜羊肉汤，以温阳填精，缓补建功，可资借鉴。

原文　**夫失精家，少腹弦急，阴头寒，目眩**一作目眶痛**，发落，脉极虚芤迟，为清谷亡血，失精，脉得诸芤动微紧，男子失精，女子梦交，桂枝加龙骨牡蛎汤主之。（8）**

桂枝加龙骨牡蛎汤方：《小品》云：虚弱浮热汗出者，除桂，加白薇、附子各三分，故曰二加龙骨汤。

桂枝　芍药　生姜各三两　甘草二两　大枣十二枚　龙骨　牡蛎各三两

上七味，以水七升，煮取三升，分温三服。

解读 本条论虚劳失精证治。

　　此条与前第6条彼此承继，续论阴损及阳之虚劳脉症及治疗。

　　失精者，与亡血、清谷之病同类。失精家者，与喘家、汗家、亡血家相类，频繁失精，时日长久，以致津液精血亏耗不复是矣。

　　失精之义，男子谓之梦遗滑精，女子谓之带下血崩，皆是冲任不固、肾元伤损之兆。其由或因阳虚不摄，或缘五志内扰，终是阴精耗竭之后，而成阴阳俱损之局。

　　脉之极虚芤迟，或芤动微紧者，并非诸脉尽现，而是以其阴阳寒热之偏，而有或虚或微，或芤或紧，或动或迟之不同，不必拘泥于文辞。据后文"妇人半产漏下，男子亡血失精"，此条之脉，似以芤迟更为常见。

　　阴精以亡，诸形失养。发为血余，目为肝窍，故而目眩发落。少腹者，厥阴之地，弦急者，筋脉失柔故也。水火失济，龙雷不宁，故而男梦遗，女梦交，阴精日耗，浮火愈炽，循环相因，终至阴阳俱损。以其阴损，并及阳伤，火上浮而神志不安，阳不潜则阴寒精滑。

　　此证缘由精窍不固，阴损及阳，以致龙雷不宁，水火失济，故以桂枝汤滋阴和阳，交通心肾，所谓桂枝汤内证得之化气调阴阳是也。复加龙骨牡蛎潜镇摄纳，固其精关，乃正本清源之举。

《名案选录》

　　张潞玉医案：沈某，年17。每伤风，即吐血梦泄，此肝脏有伏火，火动则招风也。盖肝为藏血藏魂之地，肝不藏则血随火炎，魂不宁则精随梦泄。遂与桂枝汤加龙骨、牡蛎，4剂而表解血止。桂枝汤主和营散邪，加龙牡以镇肝安魂，封藏固则风不易入，魂梦安则精不妄动矣，若以其火盛而用知柏之属，鲜有不成虚损者。
（引自《古今医案按》）

原文 天雄散方：

　　天雄三两（炮）　　白术八两　　桂枝六两　　龙骨三两

　　上四味，杵为散，酒服半钱匕，日三服，不知，稍增
之。

解读 本条论天雄散方。

　　天雄者，乌头附子之属，而其性辛热雄烈，其功温阳散寒。
配白术则温脾培土，伍桂枝则温振元阳。复用龙骨，收敛固精。
四药同用，而为温肾补土、固精摄神之剂。故而《方药考》谓
之："此为补阳摄阴之方，治男子失精，腰膝冷痛。"

　　有学者据《脉经》卷八之文，认为前条当分为两证。"为清
谷、亡血、失精"之后，当以"天雄散主之"，其证脾肾阳虚失
精。而"脉得诸芤动微紧"之后，则为阴阳俱损心肾失交之证，
则主以桂枝加龙牡汤。

原文 **男子平人，脉虚弱细微者，喜盗汗也。（9）**

解读 本条论虚劳盗汗之脉。

　　盗者，趁人不备而私取之。汗之谓盗者，人无觉时汗出，人
有知时汗止，如盗之行止，即为盗汗，每以寐时出寤时止，为其
特征。

汗者，阳加于阴谓之汗。盗汗常常责之阴虚，以其夜寐时阳入于阴而阴不涵阳故也。盗汗亦可咎之阳虚，以其夜间卫阳入阴而肌腠失于固摄是矣。是故阴阳气血之虚，皆可成为盗汗之缘由。今曰男子平人，非无病也，乃其气血阴阳暗耗于内，未及形诸于外，类于平人而实已内虚，故其脉或虚弱或微细，总属气血之不足，失于内守则常盗汗。

盗汗之因，非止正虚，亦有邪实。《伤寒论·少阳病篇》原文第268条之"三阳合病，脉浮大，上关上，但欲眠睡，目合则汗"，即是其例。

原文 人年五六十，其病脉大者，痹侠背行，若肠鸣，马刀侠瘿者，皆为劳得之。（10）

解读 本条辨虚劳病症异同。

男子八八，女子七七，肾气已衰，本自不足，复因劳伤久病，精气更形亏耗，而病虚劳。故曰人年五六十，脉来浮大无力者，皆为劳得之。

前已述及，病虚劳者，正虚为本，而不无邪实，因之常呈虚实相夹之局。本条所论之痹夹背行、肠鸣、马刀、侠瘿者，莫不如此。

痹夹背行者，谓其麻痹之感，夹脊而行，显然督脉太阳之气血，或虚或滞，不营于其分野地界，是以有之。

肠鸣者，腹中雷鸣，或肠间水声沥沥，此皆中虚夹饮所致，其例可见于后文之《痰饮病篇》。

马刀侠瘿者，初见于《灵枢》，曰痈坚不溃者为马刀挟瘿。以其所生部位不同，性状有别，而有马刀侠瘿之异名，皆归于瘰病之属，自是痰气交阻凝滞之病症。痰气之交阻，或因阳气不足以运，或因虚火炼湿为痰。而痰凝之后，或化火伤阴，或郁滞伤阳。此因虚而实、因实而虚之不同发端，而终至虚实相兼之劳损。

本条正是于邪实之处，论其虚损之机，进而强调虚劳之本质，无论症象千变万化，不离阴阳气血之久亏难复。

原文 脉沉小迟，名脱气，其人疾行则喘喝，手足逆寒，腹满，甚则溏泄，食不消化也。（11）

解读 本条论虚劳脾肾阳虚脉症。

夫诊脉之道，浮表沉里，数热迟寒。然沉迟之脉，仍有寒热虚实之辨。其沉迟有力者，固多寒实在里，而亦有实热结聚者，如《伤寒论·阳明病篇》原文第208条之例，其脉多沉迟，大而有力。

盖大小者，有余不足之谓，经云大则邪至，小则平是矣。故脉来沉迟、细小无力者，则属里虚阴寒之证。

脱气者，阳气虚损。轻者劳即气促，重则喘悸厥脱。曰疾行则喘喝，则缓行尤自可，是气脱尚属轻者。阳气不足，手足厥寒。火不温土，升降失常，清阳不升，浊阴难降，故而腹满纳差，食不消化，肠鸣飧泄。其证脾肾俱虚，偏于中焦，阳虚湿胜，治宜温运，可选理中四逆辈。

原文 脉弦而大，弦则为减，大则为芤，减则为寒，芤则为虚，虚寒相搏，此名为革。妇人则半产漏下，男子则亡血失精。
（12）

本条论虚劳阴亏阳浮脉症。

脉弦者，端直以长，如张琴弦。脉大者，其形宽阔，其体粗大。芤者，葱也。脉芤者，浮大而软，按之中空外实，如触葱管是矣。革脉者，芤而带弦，如按鼓皮。故弦大之脉，其义多实，而芤革之脉，其义常虚。然芤革之脉，其形与弦大相似，而以脉力之强弱为辨。若浮大之脉按之中空边实，则为芤脉。芤脉之缘，实而弦劲，则为革脉。曰虚寒相搏名曰革，盖寒主紧弦、虚形微弱是矣。以其津血阴精之耗伤，脉内空虚，阳气浮急，而有中空边急芤革之象。故曰见此脉者，妇人主半产漏下，男子主亡血失精。

读金匮

130

原文 虚劳里急，悸，衄，腹中痛，梦失精，四肢痠疼，手足烦热，咽干口燥，小建中汤主之。（13）

小建中汤方：

桂枝三两（去皮）　甘草三两（炙）　大枣十二枚　芍药六两　生姜三两　胶饴一升

上六味，以水七升，煮取三升，去滓，内胶饴，更上微火消解，温服一升，日三服。呕家不可用建中汤，以甜故也。

解读 本条论虚劳阴阳两虚腹痛里急证治。

病虚劳者，五脏气血阴阳不足是矣。以其禀赋不同，病源有别，而其虚损各有所偏。或偏于阳气虚乏，或偏于阴血耗损，或气血俱损并重。或偏于上焦心肺，或偏于中焦脾胃，或偏于下焦肝肾。种种不一，宜据症而辨。故前文所论，即有脾肾阳虚者，有阴虚阳浮者，虽同属劳伤虚损，而脉症各异。

今曰虚劳里急，里急者，腹中拘挛不舒，按之虽紧不硬是也。或由阳虚失煦，或缘阴虚失濡，总是筋脉不柔之象。以其气血失和，郁滞难行，是以腹中痛，其情类于《伤寒论·太阴病篇》原文第279条。然本证气血不足，失于温养，以虚为本，因虚而滞，则较之第279条之证，主次不同，轻重有别，故而两者均用桂枝汤倍加芍药以通郁滞，而本条更是重用饴糖，与方中诸药配伍，甘温益气，甘苦化阴，甘缓解痉，则是本方开关之钥，点睛之笔，充分反映了本证虚劳形气不足之本质。

悸者，心动也（《说文》），本义因惧而心中跃动不宁。本条之悸，以其气血不足，心神失养而悸动不安。

衄者，虽以鼻衄为常，而肌衄、咯血、便血、尿血等，未尝不可赅之。是诸般血证，既是气虚失摄之结局，亦为阴血亏耗之成因。有以此衄责之阴虚火扰者，殆与本证虚寒为主之病机，不甚相合。更难以此甘温之剂，和络宁血。

四肢酸痛、咽干口燥者，阴亏不濡，血滞失运，其口燥常以但欲漱水不欲咽为其特征。夜梦失精、手足烦热者，阴虚失敛，躁阳浮越。

本证阴阳气血俱不足，虽有阴亏浮热之象，而以阳虚失煦为主，其症以腹痛里急悸烦为特点，故而治以甘温建中，燮理阴阳，培其气血生化之源。

❦ 名案选录 ❧

刘渡舟医案：李某，男，37岁。患慢性肝炎，肝区作痛，周身无力。服活血通络药无效。舌淡而脉弦，按之则无力。此乃脾虚不能培木，肝血无以自养而作痛。经云："肝苦急。急食甘以缓之。"治以甜为法，乃疏小建中汤方，服3剂而痛瘥。（引自《伤寒挈要》）

原文 虚劳里急，诸不足，黄芪建中汤主之。于建中汤内加黄芪一两半，余依上法。气短胸满者加生姜，腹满者去枣，加茯苓一两半，及疗肺虚损不足。补气加半夏三两。（14）

解读 本条承前续论虚劳腹痛里急证治。

　　本条文意，开篇即言虚劳里急，自然承继前条之义。更缀以"诸不足"，明确其病理机制，无论脉症表现有何不同，皆是阴阳气血之不足。

　　然本条文法，以虚劳里急而治以建中汤，以其阴阳气血不足。故而腹痛悸衄，梦遗失精，咽干口燥，手足烦热，四肢酸疼等，自是不必明言。唯观其方，以小建中汤任之，尚自不足，而以黄芪伍之，显然气虚较甚，故其恶风汗出表卫不固之征，更形突出。

◈名案选录◈

　　张璐玉医案：颜氏女，虚羸寒热，脘痛里急，自汗喘嗽者3月余，屡更医不愈。忽然吐血数口，脉之气口虚涩不调，左皆弦微，而尺微尤甚。令与黄芪建中汤加当归、细辛。或曰虚涩失血，曷不用滋阴降火，反行辛燥乎？曰：不然，虚劳之成，未必皆本虚也，大抵皆由误药所致。今病欲成劳，乘其根蒂未固，急以辛温之药，提出阳分，庶几挽回前失，若仍用阴药，则阴愈亢，而血愈逆于上矣。从古治劳莫若金匮诸法，如虚劳里急，诸不足，用黄芪建中汤，即腹痛悸衄亦不出此。加当归以和营血，细辛以和肺气，毋虑辛燥伤血也。遂与数帖血止，次以桂枝人参汤，数服腹痛寒热顿除。后用六味丸，以枣仁易萸肉，或时间进保元异功当归补血

之类，随症调理而安。（引自《续名医类案》）

原文 虚劳腰痛，少腹拘急，小便不利者，八味肾气丸主之。
（15）

肾气丸方：

干地黄八两　山药　山茱萸各四两　泽泻　牡丹皮　茯
苓各三两　桂枝　附子（炮）各一两

上八味末之，炼蜜和丸梧子大。酒下十五丸，加至
二十五丸，日再服。

解读 本条论虚劳阳虚腰痛证治。

病属虚劳，则形瘦气弱、纳差神疲、面㿠发枯，诸般不足之
象，总有所见。今言腰痛而伴少腹拘急、小便不利者，其病所涉
之位，偏于下焦无疑。

腰者，肾之外府。肾者水脏，与膀胱互为表里。以其肾中阳
气不足，外不能温煦其府，则腰膝酸软冷痛。内不能化气行水，
则小便短涩不利。因其阳虚水停，而有小腹拘急不仁之外象。至
于头晕耳鸣、畏寒肢凉、神气虚怯、脉弱舌淡等，自是不必赘
言。

治以八味肾气丸，阴中求阳，阳升阴化，而得一气周流，天
地同春。

❈ 名案选录 ❈

蒲辅周医案：张某，男，86岁，腰背疼痛，足冷，
小便短而频，不畅利，大便难，口干口苦，饮水不解，
舌淡少津无苔，脉象右洪大无力，左沉细无力。脉证兼

133

参，属阴阳两虚，水火皆不足，治宜温肾阳滋肾阴，以八味地黄丸加减：熟地黄9g，云苓6g，山药6g，杜仲（盐水炒）9g，泽泻4.5g，熟川附子4.5g，肉桂（去粗皮、盐水炒）1.5g，怀牛膝6g，破故纸9g，水煎服，加蜂蜜30g，兑服，连服3剂。服前方后腰背痛、口苦口干均减，足冷转温，大便清，小便如前，舌无变化，原方再服3剂。三诊：因卧床日久未活动，腰仍微痛，小便仍频，西医诊断为前列腺肥大。其余无不舒感觉，高年腰部疼痛虽减，但仍无力，宜继续健补肾气，以丸剂缓服。熟地黄90g，山萸肉30g，山药60g，泽泻30g，熟川附片30g，肉桂18g，怀牛膝30g，破故纸60g，菟丝子60g，巴戟天30g。各研细末和匀，炼蜜为丸，每重9g，每服1丸。并每早服桑葚膏1汤匙，开水冲服，连服2剂恢复健康，至5年多未复发。（引自《蒲辅周医案》）

原文 虚劳诸不足，风气百疾，薯蓣丸主之。（16）

薯蓣丸方：

薯蓣三十分　当归　桂枝　曲　干地黄　豆黄卷各十分　甘草二十八分　人参七分　芎䓖　芍药　白术　麦门冬　杏仁各六分　柴胡　桔梗　茯苓各五分　阿胶七分　干姜三分　白敛二分　防风六分　大枣百枚为膏

上二十一味，末之，炼蜜和丸，如弹子大，空腹酒服一丸，一百丸为剂。

解读 本条论虚劳内虚外风证治。

文曰虚劳，则久虚积损不言可知。更曰诸不足者，阴阳气血不足之象，在上则头晕目眩，气弱懒言，心悸神疲。在中则不欲饮食，呕恶脘痞。在下则二便不调，腰膝酸软，梦遗滑精……症象多端，总属虚家，可得预见。

然此虚劳不足为其本，更有因虚召邪而见症百出、难以逆料者，是谓其标，故曰风气百疾。或外感风邪，则头疼鼻塞、寒热时作，咳逆身痛。或痰湿内生，则胸闷脘痞，腹满纳呆，身困懒动。随邪所伤，而症情多变难测。

以此积劳虚损之体，于节令变换之时，或劳心耗力之际，或饮食不慎之时，每见似感非感、亦虚亦实之状，即可谓之虚劳不足而兼风气百疾，治之宜予扶正固本，兼祛时邪内滞。

薯蓣丸方，主疗诸虚不足，培土生化，养育气血，乃其根本。方中重用山药甘草，突出扶助中焦脾胃之旨，实为后世补土学说之肇始。人参干姜白术茯苓温阳益气，理中四君之意。地黄当归芍药川芎养血益阴，和营四物之源。豆卷枣曲化湿和中，助益气培中之力。阿胶麦冬甘润滋养，增养阴和血之功。而桂枝防风柴胡祛风散邪，桔梗杏仁白敛理气宣郁，此乃祛邪治标之策略。炼蜜为丸，空腹酒送。药虽繁复，方义明晰。气血双补，首重培土，兼以疏风化湿。其法其方，补疏结合，实为理虚之祖剂，固本之要法。《三因》应梦人参散、东垣补中升阳剂，无不脱胎于兹。

❆ 名案选录 ❆

李西园医案：唐氏女，16岁。于辛酉冬12月，赴邻村饮筵，由于饮食失节，归途复感受风寒，遂发生身疼咳嗽疾，复兼发热下痢。初未加注意，延至次年壬戌春2月，病势增剧。咳嗽喘息，形销骨立，少食而复腹痛下利，午后潮热，面色苍白，行动需人扶持，否则便要倾跌，已造极中之候。某医认为虚劳弱症，应当大补，投以人参、洋参、黄芪、云苓、当归等大补气血药物，数剂服后，病势益剧，转为食少，不眠，咳喘弥甚。该父无计，到寓求治于予师。师与予参考商讨治法，予主张金匮薯蓣丸法，变丸为汤，服毕4剂，诸证皆效，后又4剂继续与服，病愈大半。又与薯蓣丸100粒，每日早晚各服1粒，为期2月余，康壮如初。（引自《哈尔滨中医》1965年第2期）

原文 虚劳虚烦不得眠，酸枣仁汤主之。（17）

酸枣仁汤方：

酸枣仁二升　甘草一两　知母二两　茯苓二两　芎䓖二两 _{深师有生姜二两}

上五味，以水八升，煮酸枣仁，得六升，内诸药，煮取三升，分温三服。

解读 本条论虚劳阴亏不寐证治。

脏腑阴阳气血久虚不复，皆得谓之虚劳。或阴血亏耗，或阳气虚衰，或气血俱损，因人因情，而有上下内外之侧重，气血阴阳之偏颇，其临床见症，自有所异。

烦躁不眠，其证有阴阳寒热之辨。《伤寒论》栀豉汤所主虚烦，邪热无形为虚；而承气汤所主之烦躁，燥热有形为实。其虚实之辨，在于邪气之有形无形，而其病性皆属邪盛为实。

本条既曰虚劳，其证自属正气虚损为本。而以烦躁不眠为其主症，其情仍有阴阳寒热之辨。若烦躁不眠而伴畏寒肢厥、舌淡脉微者，证属阴盛阳微，虚阳浮越而心神不宁，例如《伤寒论》茯苓四逆汤所主（原文第69条）。其轻者昼日烦躁不得眠，夜而安静，治以干姜附子汤（原文第61条）。其重者，阴盛阳脱，躁不得卧，遂成死证（原文第300条）。

今虚烦不眠而治以酸枣仁汤，显非上述阳微阴盛之情。酸枣仁，性味酸平（《神农本草经》），主烦心不得眠，脐上下痛，血转久泄，虚汗烦渴，补中，益肝气，坚筋骨，助阴气，令人肥健（《名医别录》）。其滋阴养肝、宁心除烦之功，是本方赖以获效之根本，故以之名方。知母苦寒清热而益阴除烦，甘草甘缓和中，三药同用，酸甘与苦甘相协，合化阴气，养肝体而制木火，安魂魄以定神志。反佐川芎之辛散，行血滞以舒肝用，而成酸补辛散之组合。复以甘平之茯苓，主胸胁逆气，忧恚惊恐（《神农本草经》），既护中州，复安神魂。论曰：夫肝之病，补用酸，助用焦苦，益用甘味之药调之。本方之配伍，恰是肝虚治法的具体应用。

由此可知，本证之虚，缘由阴血不足，肝体失养。本证之烦，责之虚热内扰，魂魄不安。相火妄动，心君难静，神魂不宁，是以不眠。至于头晕目眩、抑郁易怒、口苦盗汗、舌红脉弦细等，多有所见。

❖名案选录❖

蒲辅周医案：林某，男，52岁。心前区绞痛频发，两次住院，确诊为冠心病。睡眠不好，梦多心烦，醒后反觉疲劳。头痛，心悸，气短，不能久视，稍劳则胸闷，隐痛。脉沉迟，舌边缘燥，中有裂纹。由操劳过度，脑力过伤，肝肾渐衰，心肝失调，治宜调理心肝：酸枣仁15g，茯神9g，川芎4.5g，知母4.5g，炙甘草3g，天麻9g，桑寄生9g，菊花3g。5剂后睡眠好转，头痛减，脉微弦，右盛于左，舌同前。原方加淡苁蓉12g，枸杞子9g。再诊，睡眠好，心脏亦稳定，未犯心绞痛。

脉两寸和缓，两关有力，两尺弱，舌正无苔。原方去知母、天麻、桑寄生，加黄精12g，山茱萸6g，山药9g，5剂。桑椹膏每晚服15g。并制丸药，滋养肝肾，强心补脑，以兹巩固。丸剂：人参、白术、菊花、茯苓、茯神、麦冬、广陈皮各9g，枸杞子、山药、山茱萸、苁蓉各15g，川芎、远志各6g，生地黄、黄精各30g。共研为细末，炼蜜为丸，每重9g，早晚各服1丸，温开水送服。（引自《蒲辅周医疗经验》）

原文　　五劳虚极羸瘦，腹满不能饮食，食伤、忧伤、饮伤、房室伤、饥伤、劳伤、经络营卫气伤，内有干血，肌肤甲错，两目黯黑。缓中补虚，大黄䗪虫丸主之。（18）

　　大黄䗪虫丸方：

　　大黄十分（蒸）　　黄芩二两　　甘草三两　　桃仁一升　　杏仁一升　　芍药四两　　干地黄十两　　干漆一两　　虻虫一升　　水蛭百枚　　蛴螬一升　　䗪虫半升

　　上十二味，末之，炼蜜和丸小豆大，酒饮服五丸，日三服。

解读　　本条论虚劳兼干血证治。

　　所谓五劳者，各说不一。《黄帝内经》云久视伤血、久卧伤气、久坐伤肉、久立伤骨、久行伤筋是也。或曰五脏之劳，心劳、肝劳、脾劳、肺劳、肾劳是也。无论何说，皆因久劳而伤，气血俱损是也。因谓之虚极而羸瘦，气短神疲、形瘦体弱是也。

　　所谓七伤，《诸病源候论》谓大饱伤脾、大怒气逆伤肝、强力举重久坐湿地伤肾、形寒饮冷伤肺、形劳意损伤神、风雨寒暑伤形、恐惧不节伤志是也。而本条所云，则为食伤、忧伤、饮伤、房室伤、饥伤、劳伤、经络营卫气伤。大略而言，不外饮食、情志、房劳所致阴阳气血经络营卫之伤损。其房劳饥饿之伤，自是虚损。而饮食情志之伤，则每兼邪滞，而成虚中夹实之局。

无论其因或五劳，或七伤，凡经络营卫气血阴阳损伤久虚不复者，皆得谓之虚劳。是以形体失养，则虚弱羸瘦。中虚不运，则腹满不食。以其中虚不运，既是劳伤之果，复成羸弱之因。

内有干血者，突出其血滞而不荣之局，故云肌肤甲错、两目黯黑。然其血瘀，缘由气血之虚而不运，乃因虚而滞，虚以致实，故曰虚劳而兼干血。然亦有伤于情志饮食，先则气滞血瘀，久久不营，因而致虚者。源由不同，而结局无异，仍属虚中夹实。

因其气血虚损，必予补益，固属正治。而血瘀气结，补之愈壅，气血终是难复其常。是以行气活血，通经和络，畅其运化，以求其复，此特定病理状态下之特殊选择。故以攻为补，祛瘀生新，曰缓中补虚，是语义相违，而常变之道寓焉。

大黄䗪虫丸，方用抵当汤伍以䗪虫、蛴螬、干漆，活血化瘀；地黄芍药养血补虚；杏仁黄芩理气清热；甘草白蜜益气和中。诸药相合，丸以缓之，祛瘀不伤正，扶正不留邪，以攻为补，故曰缓中补虚。

❧ 名案选录 ❧

岳美中医案：张某，男性，49岁。肝区疼痛不适，食欲减退，疲乏消瘦。两年后突发高热，昏迷24小时，伴有呕吐、抽搐等症状，经驻京某医院诊断为肝昏迷，抢救后转入某院住院治疗。入院检查：肝肋下4.5cm，血压正常，黄疸指数14单位，谷丙转氨酶220单位。经治疗症状缓解出院。1月后，又因同样症状入院治疗。此后反复发作，屡经中西医药治疗无效。又两年后发现脾肿大，体有肝臭味，肝区疼痛，经某医院确诊为早期肝硬变。遂来就诊。脉大数有涩象，面黑，舌边尖红有瘀斑，目黄，胁痛。肝炎虽然多数由湿热为患，但日久失治可以有多种转归，或肝肾阴虚，或脾虚肝乘，或阴损及阳，或气阴两虚。当求其本以治，不可概用清利湿热之剂。此例病久入络，四诊合参，诊为血瘀气滞而肝硬。处以大黄䗪虫丸，日2丸，早晚各服1丸，并用《冷庐医活》化瘀汤，日1剂。药后体力渐增，疼痛渐减，药病相符，遂以此法进退消息，计服䗪虫丸240丸、化瘀汤180剂。其间间服柴芍六君子汤加当归、瓦楞、橘叶，1年后肝脾已不能扪及，肝功化验正常，面华神旺，恶心呕吐消失，纳佳食增，胁肋疼痛基本消失。

（引自《岳美中医话集》）

【附方】

原文 《千金翼》炙甘草汤—云复脉汤：

治虚劳不足，汗出而闷，脉结悸，行动如常，不出百日，危急者十一日死。

甘草四两（炙）　桂枝　生姜各三两　麦门冬半升　麻仁半升　人参　阿胶各二两　大枣三十枚　生地黄一斤

上九味，以酒七升，水八升，先煮八味，取三升，去滓，内胶消尽，温服一升，日三服。

解读 本条论虚劳心悸证治。

本条所论,可结合《伤寒论·太阳病下篇》原文第177、第178条理解。

虚劳不足者,气血阴阳虚损,如此则神疲息短、面白头晕、动则气促、语音低微、纳少眠浅,诸般虚弱之象,不必陈述。汗出者,因虚而泄,动则尤甚,卫气失固是也。胸闷心悸,脉结或代,阴阳气血不足,心主失于濡养温煦是也。其轻浅者,或如平人常态。其危重者,随时阴阳离决。以其轻重变化无常,而须时时预防。治宜滋阴和阳,护其心主,方选炙甘草汤。

≪名案选录≫

曹颖甫医案:律师姚姓,尝来请诊,眠食无恙,按其脉结代,十余至一停,或二三十至一停不等,又以事繁,心常跳跃不宁。此仲师所谓"心动悸、脉结代,炙甘草汤主之"之证是也。因书经方与之,服十余剂而瘳。(引自《经方实验录》)

原文 《肘后》獭肝散:治冷劳,又主鬼疰一门相染。

獭肝一具

炙干末之,水服方寸匕,日三服。

解读 本条论虚劳鬼疰治法。

冷劳,虚劳之属阴寒者,经云形寒饮冷伤肺,是肺系之喘咳气短,当常见于此证。

疰,亦作注。东汉·刘熙《释名·释疾病》云:"注病,一人死，一人复得，气相灌注也。"隋·巢元方等《诸病源候论·卷二十四·鬼注候》："注之言住也，言其连滞停住也。"其病传易相染，留连难去，如鬼魂相附，故曰鬼疰。

獭为水兽，其性阴寒，而其肝随月而生，性独偏温。因之《名医别录》云其味甘，主治鬼疰蛊毒，止久嗽。今以本品珍稀难求，固少其用。然其血肉有情甘温补益之义，仍不失其临床指导意义。

【小结】

血痹缘于正虚受邪，血气失畅、肌肤不荣而以肢体麻木为其突出表现，其治当以益气活血、通阳行痹为其关键，方选黄芪桂枝五物汤，或辅以针灸之法。

虚劳者，劳伤久虚、损而不复之病，气血阴阳尽赅之也。其临床表现，每视其阴阳气血虚损偏重不同、脏腑内外所涉轻重之别，而症象多端，难以一言概之。其有偏于阴虚不寐者，肝血不足以舍魂，可予酸枣仁汤养血安神。偏于阳虚腰痛者，肾阳不温外府，则以肾气丸温阳化气。若阳虚失精者，主以天雄散。阴阳两虚心肾失交者，桂枝加龙牡汤主之。阴阳两虚心脾不足者，小建中汤主之。阴阳两虚而气虚失固者，黄芪建中汤主之。脾肾不足风邪外袭者，薯蓣丸主之。干血内结、血气失荣者，大黄䗪虫丸主之。

虚劳之疾，以虚为本，常自夹实，故以攻为补，为其治疗之变法，不可不知。而虚劳之病，补益固为常法，又当分其阴阳，别其寒热，灵活选方。其补虚扶正，则每以脾肾先后二天为其重点，尤以后天脾胃为主。

肺痿肺痈咳嗽上气病脉证治第七

题　解

　　本篇所论病证，皆以肺系受累为特点，以其同中有异，故合篇辨之。

　　所谓肺痿，意其肺失津润、枯萎不荣之状。其病或因阴虚津亏，或缘阳虚不化，多以咳唾涎沫、气少息短为特点。

　　所谓肺痈，每因时邪外感、热毒壅肺而致。其病毒蕴血败，痈疡内生，而以咳嗽胸痛、脓痰腥臭为特点。

　　咳嗽、上气者，其本质当属症状而非病证范畴。然在疾病无法明确诊断情况下，则以之作为类病诊断。因之，凡以咳嗽为主要表现者，概名咳嗽。而以气息逆上、呼吸不顺为主要表现的病证，皆可谓之上气。二者之病机关键，仍是肺气不利，故而外感时邪、情志内伤、饮食不节，俱是其致病之因。肺痿肺痈，以其临床特点而言，自可归属咳嗽上气之范畴。

原文　问曰：热在上焦者，因咳为肺痿。肺痿之病，从何得之？师曰：或从汗出，或从呕吐，或从消渴，小便利数，或从便难，又被快药下利，重亡津液，故得之。

　　曰：寸口脉数，其人咳，口中反有浊唾涎沫者何？师曰：为肺痿之病。若口中辟辟燥，咳即胸中隐隐痛，脉反滑数，此为肺痈，咳唾脓血。

脉数虚者为肺痿；数实者为肺痈。（1）

解读 本条论肺痿病因病机及与肺痈的鉴别。

夫痿者，枯萎、衰竭也。既有失于充盈之意，也有乏于强壮之义。然《说文》曰痿亦痹病，表明其可因气血失运而致，所谓久痹而痿是矣，此多见于肢体四末之疾。

仲景开篇即言热在上焦为肺痿，明确定义肺痿乃阴津不足、肺叶失荣所致。而其为病之特点，仍是肺主气之生理功能失常，故而咳嗽气短是其常态。上焦阴津亏损，其由多端。或汗泄而伤于外，或呕吐而损于内。或便闭苦泻而伤于后，或消渴溲数而耗于前。非必邪热燥劫，即泄利呕汗，皆可为之。故种种因由，难以尽述，然阴津不充、肺叶失润，其理则一。

谓因咳而为肺痿者，是咳乃肺痿不荣之果，而久咳气耗，亦未尝不是肺痿失展之因。联系后文可知，肺痿固属虚热津伤，亦有虚寒气弱者。津伤与气耗，实为肺痿虚损之阴阳两面。

浊唾涎沫者，唾为肾液，涎为脾津，脾肾之液上泛而不得敷布运化加以利用，此阴伤之源，亦肺痿之象。故而肺痿者，常自咳嗽息短而泛吐唾涎是矣。

若风热时邪侵袭肺系，热毒蕴结，气血郁滞，久则痈而酿脓，此谓肺痈，与胃痈肠痈之类，同属内痈。其病口燥口干，胸满咳痛，咯痰黄稠，甚则咳吐脓血。而发热心烦、气粗息臭、舌红苔黄等，俱属常见之征。

肺痿之与肺痈，其性俱热，故而脉数。然前者属虚热津伤，故数而无力。后者属实热阻肺，故数而滑实。因曰：脉数虚者为肺痿，数实者为肺痈。

本条文法，层层衔接。首论肺痿病因，再论肺痿肺痈临床特点，最后凭脉之虚实以作鉴别。

原文 问曰：病咳逆，脉之何以知此为肺痈？当有脓血，吐之则死，其脉何类？师曰：寸口脉微而数，微则为风，数则为热；微则汗出，数则恶寒。风中于卫，呼气不入；热过于营，吸而不出。风伤皮毛，热伤血脉。风舍于肺，其人则咳，口干喘满，咽燥不渴，多唾浊沫，时时振寒。热之所过，血为之凝滞，蓄结痈脓，吐如米粥。始萌可救，脓成则死。（2）

解读 本条论肺痈病因病机及脉症预后。

　　本条之义，重在"风中于卫，热过于荣""热伤血脉，风舍于肺"与"血为之凝滞，蓄结痈脓"三组关键词。

　　首先明确肺痈之临床特点，必以咳吐脓血而与其他肺系病证相区别。其发生发展，则是风热时邪，由表及里，由浅入深，由气涉血的渐进过程。因而其不同阶段之脉症表现，各有特点，然其本质皆属热实。

　　外邪犯人，必从皮毛肌腠或口鼻而入。而肺主皮毛，开窍于鼻，职司呼吸。今风热时邪犯于肌表，以致营卫失调，故而发病初期，寒热汗出，鼻鸣息粗，脉浮而数，类于伤寒温病之初发。寸口脉数，义在热邪；脉微者，缓弱之类，义在风邪，故曰"微则为风，数则为热"。风伤于卫，呼而不入；热伤于营，吸而不出。互文见义之手法，意为风热时邪伤于肌表营卫，影响肺系升降出入，而有鼻鸣息粗气机不畅之象。此"风中于卫、热过于荣"阶段，后世谓之表证期，治宜辛凉宣透，疏风散热。

　　风热入里，内舍于肺，热毒内蕴，痰瘀互结，痈脓渐成，此"热伤血脉、风舍于肺"阶段，后世谓之酿脓期。其证高热寒战、口干咽燥、咳喘胸满或痛、时吐痰浊腥臭、舌红苔黄、脉来滑数。治宜清热解毒，消肿散痛。

毒热痰瘀互结，痈脓日久自溃，随呼吸咳唾而出，脓痰腥臭，形如米粥。此"血为之凝滞，蓄结痈脓"阶段，后世谓之溃脓期，治宜托毒排脓，祛邪护正。

本病预后，始萌可救，脓成则死，或曰吐脓则死，其意在于防微杜渐，早治易愈。

原文 **上气面浮肿，肩息，其脉浮大，不治；又加利尤甚。（3）**

解读 本条论上气喘息之预后。

上气者，气逆而不降是也，《周礼》郑玄注曰"逆喘"。其轻者，气息粗大，似喘非喘。其重者，喘促气憋，张口抬肩，谓之肩息。

上气有虚实之辨，其属实之证，痰饮时邪阻滞肺金之宣肃升降，以致气息出入困难，逆而不顺。其症喘促息粗，甚或喉间痰声辘辘，其脉弦滑有力。

而其虚者，缘自肺肾之气虚衰。其脉浮大无力，虚阳外浮也，肾元失纳，喘促息微。水气泛溢，面肿如馒，甚则气脱于上，浮游息浅，有出无入，证情凶险。若兼下利不止或二便失禁，此关閘失守，阴竭于下。阴阳俱脱，绝无生机。

原文 **上气喘而躁者，属肺胀，欲作风水，发汗则愈。（4）**

解读　本条论上气属实之证。

————

　　前论上气属虚之辨，此论上气属实之辨，进而举一反三，以示虚实辨证之原则。

　　喘促气逆而烦躁不安，声高息粗，长呼为快者，其证属实，多责之痰饮内阻，或时邪外犯，甚或内外相引。以其邪阻息窒，气壅于肺，状若球囊，常盈间亏，故曰肺胀。

　　曰欲作风水者，意其饮邪内伏，复感外风，内外相召，激荡冲逆，不仅肺气升降不利而喘促烦躁，更因风助水势，饮借风威，泛滥四溢，进而可为面浮身肿之证。以其风自外来，饮溢肌腠，可汗而发之，既可宣畅肺气而平喘促，亦可透散水气而防其内溃。此等治法，可参阅后文痰饮水气诸篇。

————

原文　**肺痿吐涎沫而不咳者，其人不渴，必遗尿，小便数，所以然者，以上虚不能制下故也。此为肺中冷，必眩，多涎唾，甘草干姜汤以温之。若服汤已渴者，属消渴。（5）**
　　　甘草干姜汤方：
　　　甘草四两（炙）　干姜二两（炮）
　　　上㕮咀，以水三升，煮取一升五合，去滓，分温再服。

解读　本条论虚寒肺痿证治。

————

　　阳气不足，阴寒内生，华盖欲张无力，津液失却输布，肺痿因之而成。故以"肺中冷"为眼目，而明其证候之病机关键。

　　肺居上焦，主气属卫，为水之上源。故而皮毛肌腠、口鼻清窍，随其肺叶之舒缩、气机之升降，而开阖有度，且水津四布，通调水道而下输膀胱。今以肺叶痿弱不用，寒凝而津液不化，是以唾吐涎沫而口淡不渴。饮邪不涉气道，故而不咳。饮阻清阳，故而头目眩晕。宣肃失职，上源不节，是以遗尿小便数，上虚不能制下故也。此与《伤寒论·少阴病篇》原文第282条之"下焦虚有寒，不能制水"，位分上下，而虚寒则一。治宜温阳摄津，方用甘草干姜汤。若服汤后反变口渴者，此以咳唾涎沫之主症，不辨寒热，滥投甘温，因而误治成消，故而口渴多饮与小便频数相兼而见。此处文法，类于《伤寒论·阳明病篇》原文第243条。证情相似，而病机迥异，难以辨别，故以治疗反馈信息为据，做出修正诊断。

甘草干姜汤，理中之半，益气温中，摄津止涎。《瘥后劳复病篇》原文第396条"大病差后喜唾，久不了了"者，治以理中丸，是病虽不同，证情相类，一者"肺中冷"，一者"胸上有寒"，故而异病同治。其方重用炙甘草，炮用干姜，其温补收摄之义，不言自明。

◈ 名案选录 ◈

陶政铨医案：陈某，男，43岁。患消渴，前医诊为中阳失运，下焦阳虚，以温补脾肾法，用理中加味及金匮肾气丸不效，反觉中满纳呆，今来我处就诊。刻见口渴，饮水频频，口干难忍，鼻干无涕，呼吸觉冷，舌淡少津，脉略浮而细。证属肺冷气沮，津液寒凝。用：甘草10g，干姜10g，按素常饮量煮取贮瓶，渴以代茶。旬日后二诊，渴势顿挫，饮量递减，鼻润有涕，呼吸煦然矣。效不更方，嘱其继服月尽而瘥。（引自《吉林中医药》1986年第3期）

原文 咳而上气，喉中水鸡声，射干麻黄汤主之。（6）

射干麻黄汤方：

射干十三枚—法三两　麻黄四两　生姜四两　细辛　紫菀　款冬花各三两　五味子半升　大枣七枚　半夏（大者洗）八枚—法半升。

上九味，以水一斗二升，先煮麻黄两沸，去上沫，内诸药，煮取三升，分温三服。

解读 本条论寒饮咳逆证治。

肺为清空之界，清气入而浊气出，难容纤毫之物、瘀浊之邪。今寒饮阴湿之邪，留滞其间，阻碍气息之出入升降，清气难入，浊气逆乱，是以上气似喘。若气逆骤剧而气道不畅之时，每冲逆而咳呛，以求其顺。以其气息鼓荡冲激于水饮之中，咕咕有声，宛如蛙鸣，故曰喉中水鸡声。

此寒痰水饮留滞肺中，谓之寒饮郁肺。其症尚可见之口淡不渴、胸闷气憋、咳痰清稀、舌淡苔白、脉来缓滑或弦紧等。治宜温肺化饮，降逆止咳，射干麻黄汤主之。方以射干消痰散结，利咽畅息；麻黄宣肺散寒，利水平喘。二者相伍，与本证饮阻气逆之病机丝丝入扣，故以之为君。紫菀冬花温肺化痰止咳，生姜半夏蠲饮散结，细辛五味散收相制，大枣培土和中。诸药相配，共奏其功。

149

❀名案选录❀

范中林医案：晏某，女，66岁。体质素虚，有咳嗽病史。8月中旬遇雨后，突然高烧剧咳，头痛胸痛，气紧，吐黄稠痰。急送某医院，测体温39.5℃，诊为"急性肺炎"。注射青霉素、链霉素等，高热虽退，但咳嗽、气紧等症仍较重。同年9月初，由子女抬至成都就诊。见咳嗽不休，神疲面肿，气逆不能平卧，喉间痰鸣如水鸡声，痰壅盛，色黄。自觉胸腹微热，间有寒战。舌尖边红，苔微黄腻。此为风寒外邪侵犯肺卫，气机阻滞，肺失清肃，兼有郁热，邪聚于胸膈。证属太阳伤寒咳嗽，法宜宣肺降逆，止咳祛痰，以射干麻黄汤加减主之：射干12g、麻黄12g、辽细辛3g、炙紫菀12g、炙款冬花10g、法半夏12g、黄芩10g、川贝12g（冲）、甘草15g。服1剂后，自觉胸部稍宽舒，咳喘略缓。原方再进3剂，咳喘郁热减，痰仍盛。去黄芩，加桔梗、云苓，又进3剂，诸症显著好转。嘱原方再进3剂，以资巩固疗效。（引自《范中林六经辨证医案》）

原文 咳逆上气，时时吐浊，但坐不得眠，皂荚丸主之。（7）

皂荚丸方：

皂荚八两（刮去皮，用酥炙）

上一味，末之，蜜丸梧子大，以枣膏和汤服三丸，日三夜一服。

解读 本条论胶痰壅肺证治。

咳逆上气者，凡肺中气息出入失常，皆可见之。若无形之风寒燥热，影响肺金宣肃；或有形之痰饮水湿，阻滞气机升降；甚或肺肾气虚，无力正常呼吸。虚实寒热，当据症而辨。

今咳逆上气，而时时咳吐胶痰黏涎，胸闷气憋，烦躁不安，难以平卧，唯坐以息。其稠痰胶涎，黏滞肺中，难化难咯，虽出不畅，是以胸窒如憋，咳逆喘促。唇绀面青，而苔腻黏滑，脉弦滑或沉实。

此形气俱实而气息欲窒，必以峻猛之剂，涤荡污浊，复畅气机，故以皂荚丸主之。皂荚辛以开达，咸以软坚，除胶黏之稠痰，复逆乱之气机。唯其性烈有毒，故酥炙蜜丸，而以枣膏调服，维护中州。

曹颖甫医案：余尝自病痰饮，喘咳，吐浊，痛连胸胁，以皂荚大者四枚炙末，盛碗中，调赤砂糖，间日一服。连服四次，下利日二三度，痰涎与粪俱下，有时竟全是痰液。病愈后，体亦大亏。于是知皂荚之攻消甚猛，全赖枣膏调剂也。夫甘遂之破水饮，葶苈之泻痛胀，与皂荚之消胶痰，可称鼎足而三。唯近人不察，恒视若鸩毒，弃良药而不用，伊谁之过欤？（引自《经方实验录》）

原文 咳而脉浮者，厚朴麻黄汤主之。（8）

厚朴麻黄汤方：

厚朴五两　麻黄四两　石膏如鸡子大　杏仁半升　半夏半升　干姜二两　细辛二两　小麦一升　五味子半升

上九味，以水一斗二升，先煮小麦熟，去滓，内诸药，煮取三升，温服一升，日三服。

解读 本条论寒饮郁热咳逆证治。

喉咽肺中气息冲逆而出且有声响者，谓之咳。而喘者，疾息

肺痿肺痈咳嗽上气病脉证治第七

151

也（《说文》），气息出入肺中疾迫之义，其息有出有入，音声或轻或重。临床之际，二者每常相兼而见，各有偏重。

其咳，有邪阻气道而主动咳逆以冀祛之者，有气逆咽痒不可自制而被动为之者。当审其情，以论其治。经云五脏六腑皆令人咳，非独肺也。是致咳之由多端，而终不离肺之升降宣肃失常。今曰咳而脉浮，肺气已然冲逆，而其因尚未可辨。脉浮者，主上主外。兼头痛身疼恶风寒者，自属外邪袭表，累及肺卫。若无寒热身痛等表象，则其脉浮，或则虚阳浮越，必浮而无力；或因饮邪壅上，则浮而滑实。

本条叙证简略，唯宜以方测证。观厚朴麻黄汤之名，即知其主旨，不离宣肺降气之义。重用厚朴，降气平喘止咳。干姜细辛半夏，温化寒饮。麻黄杏仁石膏，清宣郁热。更以五味敛肺气，小麦护中州。全方取小青龙合麻杏石甘汤方义，重用降逆平喘。由此说明，本证之病机，重在饮邪壅逆于上，而兼郁热在肺，故而寒温并用，温降清宣。与前之射干麻黄汤所主，同中有异。

读
金
匮
—
152

❀ 名案选录 ❀

赵守真医案：朱姓患咳嗽，恶寒头疼，胸闷气急，口燥烦渴，尿短色黄，脉浮而小弱。其由邪侵肌表，寒袭肺经。肺与皮毛相表里，故恶寒而咳；浊痰上泛，冲激于肺，以致气机不利失于宣化，故胸满气促；燥渴者，则为内有郁热，津液不布，因之饮水自救；又痰积中焦，水不运化，上下隔阻，三焦决渎无权，故小便黄短；脉浮则属外邪未解，小弱则因营血亏损，显示脏气之不足，如此寒热错杂内外合邪之候，宜合治不宜分治，要不出疏表利肺降浊升清之大法，因处以厚朴麻黄汤，其方麻、石合用，不唯辛凉解表，而且祛痰力巨；朴、杏宽中定喘，辅麻、石以成功；姜、辛、味温肺敛气，功具开阖；半夏降逆散气，调理中焦之湿痰；尤妙在小麦一味补正，斡旋其间，相辅相需，以促成健运升降诸作用。但不可因麻黄之辛，石膏之凉，干姜之温，小麦之补而混淆杂乱目之。药服3剂，喘满得平，外邪解，烦渴止。再2剂，诸恙如失。（引自《治验回忆录》）

原文 脉沉者，泽漆汤主之。（9）

泽漆汤方：

半夏半升　紫参五两——作紫菀　泽漆三斤（以东流水五斗，煮取一斗五升）　生姜五两　白前五两　甘草　黄芩　人参　桂枝各三两

上九味，㕮咀，内泽漆汁中，煮取五升，温服五合，至夜尽。

解读 本条续论饮咳证治。

本条承接前条，曰咳逆而兼脉沉者，以泽漆汤主之。

《脉经》云："寸口脉沉，胸中引胁痛，胸中有水气，宜服泽漆汤，针巨阙，泻之。"以此可知，本条所论之证，寒饮偏渗胸胁，僻伏不出，类于悬饮，故而脉来沉弦，咳逆引痛。二便不利，身肿面浮，舌白苔滑。治以泽漆汤逐水通阳，止咳平喘。

方中泽漆逐水消痰，紫参通利二便，二药之用，反映本证饮邪结聚较甚。桂枝生姜通阳化水，半夏白前化饮降逆，四药合用，通阳化饮，降逆止咳。人参补虚扶正，黄芩清泄饮中郁热，甘草调和诸药，并缓泽漆之峻。本方较之厚朴麻黄汤，温降清化是其同，而前方性缓，本方性峻。前方降中有宣，本方泄降兼补。

≪ 名案选录 ≫

张谷才医案：患咳喘，半卧位，痰多泡沫，下肢浮肿，腹部胀满，溲解不利，面色灰黄，神疲食少，舌质淡，苔灰白。以泽漆汤出入，煎服2剂后，小便渐多，便解日行4次，肿消溲平。原方加葶苈子，再进2剂，肿胀全消，改用苓桂术甘汤加味调治，2年未见复发。

（引自《安徽中医学院学报》1983年第2期）

原文 大逆上气，咽喉不利，止逆下气者，麦门冬汤主之。（10）

麦门冬汤方：

麦门冬七升　半夏一升　人参三两　甘草二两　粳米三合　大枣十二枚

上六味，以水一斗二升，煮取六升，温服一升，日三夜一服。

读金匮

154

解读 本条论虚热咳逆证治。

气逆咳呛，咽喉不利，既有痰饮风邪之扰乱，亦有阴虚津亏之失养，故而临证之际，必当审症求因，审因论治。

今曰止逆下气而主以麦门冬汤，则本证之因，不言自明，虚热肺燥是矣。麦门冬，味甘性柔，滋养肺胃，生津止咳，用量达七升之多，显然方中之君。脾胃乃气血津液生化之源，故以人参甘草、大枣粳米，培土生金，以资化源。如此则阴液复而肺金肃，气逆咳呛自然缓解。妙在以辛温之半夏，反佐于大队甘凉之中，助肃降而开腻滞，防过寒而运脾胃，药量虽小，功不可替。

以此可知，本证脉症，咳逆上气，咽噎喉燥，痰黏不爽，心烦眠浅，口干欲润，舌红少津，脉来虚弦或数，总属阴虚为本，燥热为标。

后世医家多将此条视为虚热肺痿之论，不为无据。然无论肺痿咳唾，或咳逆上气，其用本方者，必以津亏虚热为其辨证眼目。

谭日强医案：游某，男，15岁。患支气管炎，久咳不止，口干咽燥，家长曾疑肺结核，经X线透视，心肺正常。饮食尚可，大便干燥，舌红无苔，脉虚而数。肺胃阴液不足，虚火上炎所致。治宜生津润燥，滋养肺胃，用《金匮要略》麦门冬汤：麦冬12g，沙参15g，甘草6g，大枣3枚，粳米10g；去法半夏；加桑叶10g，石斛12g，枇杷叶10g，冰糖30g，梨汁1杯。服5剂，其咳遂止。（引自《金匮要略浅述》）

肺痈，喘不得卧，葶苈大枣泻肺汤主之。（11）

葶苈大枣泻肺汤方：

葶苈（熬令黄色，捣丸如弹丸大） 大枣十二枚

上先以水三升，煮枣取二升，去枣，内葶苈，煮取一升，顿服。

本条论肺痈喘息证治。

痈者，壅滞也，无论水饮痰湿、积气郁血，皆属其类。故痈之古义，一指痈疮，一指鼻塞不闻香臭，《论衡·别通》即曰：鼻不知香臭曰痈。今风热犯肺，气血郁滞，津液不布，日久腐败而为脓痰血水，壅滞于肺，谓之肺痈。以其风热犯肺初期，气息

155

肺痿肺痈咳嗽上气病脉证治第七

已然不畅，喘息声重，咳痰不畅。及其气血腐坏、脓血积聚之际，肺金宣肃之职固然失司，且因脓痰血水积聚不出，气道更形壅滞，故而喘鸣迫塞，俯仰难卧。其风热蕴毒，脓血积聚，固为其因。而血郁饮停，痰水不化，亦互为因果。故而肺痈后期，每多咳喘胸痛，而脓血与痰浊相兼而出。

葶苈子，味辛而苦，其性走泄，泻积开壅，宣达肺闭。本草多论其峻逐痰饮水湿，是言其常，而其本性，仍在开闭逐滞，因而无论痰水脓血，皆可因其性而由上达下，脏邪借腑道而出。且血郁之与水停，互为因果，停水去而郁血散，痈脓消。故其治痈之义，一在痈聚时可消之，二在脓酿时可泄之。然毕竟峻猛之品，虽有大枣之甘缓，正虚之际，仍宜慎之。故于肺痈溃脓之期，不宜孟浪用之。

《 名案选录 》

曹颖甫医案：辛未七月中旬，治一陈姓疾。初发时，咳嗽，胸中隐隐作痛，痛连缺盆。其所吐者，浊痰腥臭，与悬饮内痛之吐涎沫，固自不同，决为肺痈之始萌。遂以桔梗汤，乘其未集而先排之。进五剂，痛稍止，诸证依然，脉滑实。因思是证确为肺痈之正病，必其肺脏壅阻不通而腐，腐久乃吐脓，所谓久久吐脓如米粥者，治以桔梗汤。今当壅塞之时，不去其壅，反排其腐，何怪其不效也。《淮南子》云：葶苈愈胀，胀者，壅极不通之谓。《金匮要略》曰：肺痈，喘而不得眠，即胀也。《千金要方》重申其义曰：肺痈胸满胀，故知葶苈泻肺汤非泻肺也，泻肺中壅胀。今有此证，必用此方，乃以：葶苈子15g，大黑枣12枚。凡五进，痛渐止，咳亦爽。其腥臭挟有米粥状之痰，即腐脓也。后乃以《千金》苇茎汤，并以大小蓟、海藻、桔梗、甘草、赤豆出入加减成方。至八月朔日，先后凡十五日有奇，用药凡十余剂，始告全瘥。九月底其人偶受寒凉，宿恙又发，乃嘱兼服犀黄醒消丸，以45g分作五服。服后，腥臭全去。但尚有绿色之痰，复制一料服之，乃愈，而不复来诊矣。（引自《经方实验录》）

原文 咳而胸满，振寒脉数，咽干不渴，时出浊唾腥臭，久久吐脓如米粥者，为肺痈，桔梗汤主之。（12）

桔梗汤方_{亦治血痹}：

桔梗一两 甘草二两

上二味，以水三升，煮取一升，分温再服，则吐脓血也。

解读 本条论肺痈溃脓证治。

本条语意，实为肺痈中后期成痈到溃脓之病理全程。风热蕴肺，毒伤气血，肺气不利，逆而为咳。气血郁滞，津液不布，痰气交阻，胸满似窒。振寒者，高热寒战，责之正邪剧争。邪热壅盛，脉来滑数。咽干不渴者，口咽干燥，欲润而不欲咽，气热及血，营阴上蒸是矣。此风热毒邪蕴肺，气血痰湿郁滞，正邪剧烈相争，聚痈酿脓之时，治宜清热解毒祛痰和血消痈为要，可用后世吴鞠通银翘散加减方，如去豆豉倍玄参加生地丹皮大青叶之类，灵活变通以治。

如咳喘痰浊剧烈，日久痈破脓溃，以致痰浊脓血夹杂而出，腥臭异常者，此虽正气已然不支，而邪热亦有宣泄之途，故而正邪相争较之此前脓聚之时，大为和缓，是以往往身热缠绵，神疲倦怠，而非寒战高热、烦乱不堪之状。当此之际，祛痰排脓成为治疗首务，而清热解毒不宜过用苦寒，且应注意顾护正气，必要时兼予扶正托毒。仲景以桔梗汤主之，排脓祛痰，是为正治。然若痈破脓溃不畅、毒热宣泄不及者，可酌加皂角刺、赤小豆、赤芍、连翘、薏苡仁、败酱草之类。若正气不支、难以托毒者，可酌加附片、黄芪、人参、当归之品。贵在审时度势，权衡攻补之情。

◈ 名案选录 ◈

曹颖甫医案：吴姓小女，年十岁，患肺脓肿，迭经中西医治疗，其效不佳。初诊夏历六月三十日，肺痈已经匝月，咳嗽，咯痰腥臭，夜中热度甚高，内已成脓，当以排泄为主。宜桔梗合《千金》苇茎二汤主治：苦桔梗15g，生甘草9g，生薏苡仁30g，冬瓜子30g，桃仁18g，炙乳没各6g，鲜芦根250g，打汁冲服，渣入煎。犀黄醒消丸每服9g，开水送下。后以上方合葶苈泻肺加减进退，历时月半，虽险犹夷，终得平复。（引自《经方实验录》）

原文 咳而上气，此为肺胀，其人喘，目如脱状，脉浮大者，越婢加半夏汤主之。（13）

越婢加半夏汤方：

麻黄六两　石膏半斤　生姜三两　大枣十五枚　甘草二两　半夏半升

上六味，以水六升，先煮麻黄，去上沫，内诸药，煮取三升，分温三服。

解读 本条论饮热咳喘证治。

夫咳、喘、上气，皆为气逆，而同中有异。上气，既是气机上逆之病理表述，也是气逆不下之症状描述，凡浊气从下向上者，或从肺逆，或从胃逆，或有声，或无声，或急或缓，皆曰上气，或曰气上冲。而咳与喘，其情前已论及，均是肺系气机逆乱所致，仅为症状表述，不具病机意义。

经云：肺胀者，虚满而喘咳。今言咳喘上气为肺胀，意其气逆咳喘皆缘于肺之胀满。盖肺为清虚之脏，空而不实，张弛有度，以容清气吸而浊气呼，水津布而痰饮出。无论痰饮水湿、瘀血郁气、寒热时邪，若留滞于此清虚之界，必然导致气机窒息，升降阻隔，因而为胀为满。故此可知，肺胀之因，多责邪实。

本条曰喘促气急，双目鼓胀如脱珠，其气机壅窒之极，形容如绘。如此则张口抬肩、胸凸鼻扇、面紫唇青、烦躁汗出诸般情状，不必多言。脉来浮大有力，舌苔滑利黄黏。此多风邪与伏饮相召，激荡于胸肺之中；亦有外感风邪，肺失治节，水津不布，新饮初停而狼狈为奸者。风助水势，水激风扬，故其喘促咳逆骤发或骤剧。

越婢汤，组方之义颇似麻杏石甘汤，轻于解散表邪，重在宣降肺气。重用麻黄，通调水道，利水去饮而降逆平喘，借其辛散之性，提壶揭盖，以宣促降。麻黄生姜配伍半夏，正是其化饮降逆之基石。而麻黄配以石膏，无论外寒内热，或风热相兼，或饮郁夹热，总以上焦肺卫为其病理重心，必有郁热之机，故而清宣相合。更以姜枣甘草和胃护中，既断饮邪之源，亦防峻烈之伤。

❦ 名案选录 ❧

李士材医案：治孙芳其令媛，久嗽而喘，凡顺气化痰、清金降火之剂，几于遍尝，绝不取效。一日喘甚烦躁，李视其目则胀出，鼻则鼓扇，脉则浮而且大，肺胀无疑矣。遂以越婢加半夏汤投之，一剂而减，再剂而愈。李曰：今虽愈，未可恃也，当以参术补元，助养金

气，使清肃令行。竟因循月许，终不调补，再发而不可
救矣。（引自《古今医案按》）

原文 肺胀，咳而上气，烦躁而喘，脉浮者，心下有水，小青龙加
石膏汤主之。（14）

小青龙加石膏汤方 《千金》证治同，外更加胁下痛引缺盆：

麻黄　芍药　桂枝　细辛　甘草　干姜各三两　五味
子　半夏各半升　石膏二两

上九味，以水一斗，先煮麻黄，去上沫，内诸药，煮取
三升。强人服一升，羸者减之，日三服，小儿服四合。

解读 本条论外寒内饮夹热证治。

本条所言肺胀咳喘上气，与前条所论相似，而略有所异。

前条饮邪夹风，郁热较甚，故而重用石膏至半斤之多。本
条亦属饮邪夹风，然兼寒邪束表，肌腠失宣，阳郁化热，是以咳
喘上气烦躁虽与前证同，而表闭无汗恶寒身痛之象，则较前证更
形突出。以其水在心下，多是素有停饮，因风寒而诱发，逆犯于
肺。寒闭饮逆，肺失宣肃，故而咳喘。其脉浮多兼弦紧，其苔色
常见水滑。

此证外寒内饮而兼郁热，治宜散寒化饮，兼清郁热，方用小
青龙汤，外散风寒，内化水饮，加石膏以清热除烦。其辛散温化
之力，较前方为优；而清热之功，则逊于前者。

《 名案选录 》

刘渡舟医案：孙某，女，46岁。时值炎夏，夜开空
调，当风取凉，因患咳嗽气喘甚剧。西医用进口抗肺炎

读金匮

160

之药，不见效果。又延中医治疗，亦不能止。马君请刘老会诊：脉浮弦，按之则大，舌质红绛，苔则水滑。患者咳逆倚息，两眉紧锁，显有心烦之象。辨为风寒束肺，郁热在里，为外寒内饮，并有化热之渐。为疏：麻黄4g，桂枝6g，干姜6g，细辛3g，五味子6g，白芍6g，炙甘草4g，半夏12g，生石膏20g。仅服2剂，则喘止人安，能伏枕而眠。（引自《刘渡舟临证验案精选》）

【附方】

原文 《外台》炙甘草汤：治肺痿涎唾多，心中温温液液者_{方见虚劳中}。

解读 本条补肺痿阴阳两虚证治。

此增《外台》之文，以全肺痿证治。阳气不布，津液不化，肺痿不张，咳唾涎沫，日久终至阴阳俱损，虚怯烦闷，咳喘上气，声低息弱，而心中愠愠不舒，津液泛溢欲呕。治以炙甘草汤辛甘化阳、甘润益阴。与前文肺痿虚寒、虚热证治相映，以成鼎足之势。

原文 《千金》甘草汤：

甘草

上一味，以水三升，煮减半，分温三服。

本条论肺痿轻证方治。

邓珍版缺主治及药物剂量，徐镕版据《千金要方》补。曰治肺痿涎唾多出血，心中温温液液者，以甘草二两，清热下气，润肺补养，适合肺痿之轻者。

此方原出《伤寒论》，治少阴病客热咽痛者，见于第311条。

原文 《千金》生姜甘草汤：治肺痿，咳唾涎沫不止，咽燥而渴。

生姜五两　人参三两　甘草四两　大枣十五枚

上四味，以水七升，煮取三升，分温三服。

解读 本条论肺痿虚寒津凝证治。

读金匮

—

162

肺脾气虚，肺痿不张，治节失司，津凝不布，故而咳唾涎沫，量多不止。阴凝不化，喉咽失濡，故而咽燥而渴欲喜润。治以人参补益肺脾之气，草枣生化气血之源，更以大剂辛温宣散之生姜，温化冰凝，畅布津液。气复振而津自行，肺叶张而痿自消。

原文 《千金》桂枝去芍药加皂荚汤：治肺痿吐涎沫。

桂枝三两　生姜三两　甘草二两　大枣十枚　皂荚一枚

（去皮子，炙焦）

上五味，以水七升，微微火煮取三升，分温三服。

解读 本条论痰浊恋肺证治。

文曰肺痿吐涎沫，然观其用方之义，桂枝汤去芍药，《伤寒论》以治外邪欲陷、胸阳不展之证，其证以邪陷气滞为主，其方以辛温宣通为要。今更增以皂荚，此品涤痰除垢、利窍开闭之峻，毋庸置疑。可知本方主治，当是肺痈肺胀之类，属邪实气闭者，而非肺痿津伤气弱之虚证。故而此之吐涎沫者，当视之为前文"咳逆上气，时时吐浊，但坐不得眠"之类，以本方涤痰利窍，通阳宣闭。即或肺痿气弱而兼胶痰闭阻，酌情以之治标，亦宜衰其大半而止，然后急予扶正，以固根本。

◈ **名案选录** ◈

冉雪峰医案：曾治一肺痿，病已造极，潮热盗汗，脉虚数，肌肉消脱，皮肤甲错，面目黧黑，稍动则息促，气不接续，浊痰胶结，不能平卧。多方以求，清肺热，化肺痰，理肺气，润肺燥，补肺虚，遵依古方，似效不效。一日病者自服樟木刨花斤许，煎饮两大碗，逾时腹痛泻痢不已，脉弱气微，不能动弹，奄奄一息，经用止泻固脱救治而减。自此，年余未平卧者居然得以安卧，约月余病有好转。故先生曰："樟木水何以能治肺痿？盖樟木香臭甚烈，有毒，滑泻力强，能稀释胶结，搜剔幽隐，荡涤潴秽，与葶苈大枣泻肺汤类似，但葶苈大枣泻肺汤是治肺阳实证，何以能治？且前次我按法用药，何以不效？自服樟木水后，何以前方又有效？盖前药未达有效量耳。浊痰随来随积，去少积多，如何能效？服樟木水后，浊痰老巢已破，半疏半调足矣，所以得愈。唯服樟木水过量，是以变生险象，但病反因此而速愈，亦未始不由乎此，可见大病必用大药，不得先将

一个虚字横在胸中。"（引自《冉雪峰医案·肺痿》）

原文 《外台》桔梗白散：治咳而胸满，振寒脉数，咽干不渴，时出浊唾腥臭，久久吐脓如米粥者，为肺痈。

桔梗　贝母各三分　巴豆一分（去皮，熬，研如脂）

上三味，为散，强人饮服半钱匕，羸者减之。病在膈上者吐脓血，膈下者泻出，若下多不止，饮冷水一杯则定。

解读 本条论肺痈脓溃邪实证治。

本条之论，与前文桔梗汤证治文义相同，而证情有轻重缓急之异。

桔梗白散，组方与《伤寒论》三物白散相同。三物白散治寒实结胸，痰水互结于心胸，邪气盛实而热象不显。而肺痈之病，性属实热，毒热聚而气血腐，痰湿滞而脓浊成。其与结胸之病，互有异同。此借结胸气分之药，而治肺痈气血同病，是寒热虽异，而邪实则一。其方中桔梗贝母，具有显著的祛痰排脓之功效。且以巴豆辛烈之性，火郁发之，涌上泄下，逐邪而出，其效较之桔梗汤更为峻猛，故此适合于脓成欲溃或溃而不虚之证情。

原文 《千金》苇茎汤：治咳有微热、烦满、胸中甲错，是为肺痈。

苇茎二升　薏苡仁半升　桃仁五十枚　瓜瓣半升

上四味，以水一斗，先煮苇茎，得五升，去滓，内诸药，煮取二升，服一升，再服，当吐如脓。

解读 本条论肺痈痰瘀壅滞证治。

风热壅肺，痰浊内生，肺气不利，因而咳喘气逆、胸满窒痛。气滞血郁，热陷营分，心神不安则烦躁，营热不透则微热。以其气血郁滞难以运布，故而胸上肌肤甲错如鳞。其咳痰黄稠或带脓血，舌红苔黄而腻，脉来弦滑数大，自是可见之情。治宜清热化痰、活血消痈，苇茎汤主之者，重用苇茎，清肺化痰，伍以桃仁活血化瘀，苡仁瓜瓣排脓消痈。此方长于祛除稠痰瘀浊，可据证情而与银翘、桑菊、麻杏石甘、五味消毒、血府逐瘀、大小陷胸、葶苈泻肺诸方联用，其效每多出乎意表。

◈ 名案选录 ◈

余听鸿医案：常熟鼎山高渭荣，春初咳嗽，至仲春痰中带血，味兼腥秽。延他医治之，进牛蒡、豆豉、枳壳、厚朴等，服后逾甚。邀余诊脉，细数无力，咳嗽痰血味臭，曰：肺痈将成。胸有隐痛，络瘀尚未化脓，尚有壅塞，肺叶所坏无几，急速开提，使脓外出，不致再溃他叶，拟桔梗甘草汤、金匮旋覆花汤合千金苇茎汤。因其脓成无热，用芦头管干者一两，煎汤代水。服3剂，每日吐血脓臭痰1茶盏，至四日脓尽而吐鲜血，臭味亦减，未尽。将前剂去桃仁、桔梗，加枇杷叶、绿豆皮等，服五六剂，血尽。再进以金匮麦门冬汤、千金甘草汤等，加沙参、石斛、百合等清肺养胃而愈。再以甘凉培土生金，调理1月，强健如故。（引自《余听鸿医案》）

原文 肺痈胸满胀，一身面目浮肿，鼻塞清涕出，不闻香臭酸辛，

咳逆上气，喘鸣迫塞，葶苈大枣泻肺汤主之。方见上，三日一剂，可至
三四剂，此先服小青龙汤一剂乃进。小青龙方见咳嗽门中。（15）

解读 本条论肺痈肺气郁闭证治。

　　风热犯肺，气血壅滞，升降失职，故而胸中满胀，咳逆上
气，喘促急迫，此肺胀之因于肺痈者。以其肺气窒塞，血郁水
停，鼻窍不利而清涕时出，难辨香臭酸辛。治节失常，津液不
布，泛溢上下内外，故而身肿面浮，状似风水。治宜泄肺开闭，
利气消胀，方用葶苈大枣泻肺汤，参阅前第11条。

　　【小结】
　　本篇所论病证，无论肺痿肺痈肺胀，皆以肺系受累为特点，
而有咳喘上气之共同表现。
　　所谓肺痿，意其肺失津润，枯萎不荣，以咳唾涎沫、气少息
短为特点。其病或因阴虚津亏，或缘阳虚不化，总属肺金虚损、
叶萎不张之证。其阴液不足、肺热叶焦者，后世每以麦门冬汤养
阴润燥。其阳虚不化、津凝不布者，主以甘草干姜汤，温运肺
脾。至于附方炙甘草汤、甘草汤、生姜甘草汤及桂枝去芍药加皂
荚汤四方证，可资临证参考。
　　所谓肺痈，缘于外感时邪，热毒壅肺。其病理特点乃毒蕴
血败，痈疡内生。其临床特点为咳嗽胸痛，脓痰腥臭。就其病理
过程而言，风热时邪初伤肌表，肺系升降出入失常，故而寒热汗
出，咳逆息粗，后世谓之表证期，治宜辛凉宣透，疏风散热。继
之风热舍肺，热毒内盛，痰瘀成痈，证见寒战高热，咳喘胸痛，
后世谓之酿脓期，治宜清热解毒，消肿散痈。日久痈脓自溃，咳
唾脓痰腥臭，形如米粥，后世谓之溃脓期，治宜托毒排脓，祛邪
护正。论中所列方治，大多祛痰泻肺排脓解毒，以治其成痈酿脓

或溃脓之期。如葶苈大枣泻肺汤以泻肺气之闭郁，苇茎汤以治痰热之壅遏，桔梗汤以疗脓血之溃败，桔梗白散以泻脓痰毒血之积滞。

咳喘上气，其因多端，必有虚实之辨。其属实者，邪阻气闭，肺气膹郁，谓之肺胀。除肺痈之类外感时邪所致病证外，更多见于痰饮为患。其属虚者，多责之肺气虚弱，肾元亏损。故其预后，实者闭，虚者脱，皆为逆象。

论中方治，详于邪实而略于正虚，除肺痿肺痈相关方证外，肺热阴虚，治用麦门冬汤。而痰饮为患，寒饮郁肺哮喘者，治以射干麻黄汤。胶痰恋肺喘促难卧者，皂荚丸主之。风热夹饮喘促目脱者，越婢加半夏汤主之。寒饮郁热偏表偏上者，治以厚朴麻黄汤。寒饮郁热偏里而兼正虚者，治以泽漆汤。饮邪郁热兼表寒者，主以小青龙加石膏汤。其证治规律，当结合后文痰饮水气诸篇内容，纵横比较，方能全面理解。

一
167

奔豚气病脉证治第八

题　解

本篇承上篇而论气逆之另一病证奔豚气。

病名曰奔豚气，意其气逆之奔如小豚之突。病则气从少腹上冲胸咽，憋闷欲绝，移时复返，止如常人。

本病以冲脉为气逆之道，而与心肝肾密切相关。或情志失调，肝郁化火而逆，治以平肝降逆；或汗伤心阳，肾水不化而逆，治以温阳降逆。

原文　师曰：病有奔豚，有吐脓，有惊怖，有火邪，此四部病，皆从惊发得之。师曰：奔豚病，从少腹起，上冲咽喉，发作欲死，复还止，皆从惊恐得之。（1）

解读　本条论奔豚气病因及主症。

豚者，或曰小猪，或谓江豚，或为河豚，或曰田鼠，其说不一，然皆指奔窜不定、起伏无常之动物。病曰奔豚气，言其体内之气奔腾起伏、时作时休之状，如豚之奔。其典型者，正如本条所云：奔豚病从少腹起，上冲咽喉，发作欲死，复还止。而其不典型者，或从心下上冲胸咽，或从少腹上冲心下，甚或脐下筑筑然跃动欲冲，皆可归属其类。

奔豚之发，每循冲脉之径，气逆而冲，《素问·骨空论》曰"冲脉为病，逆气里急"是也。然冲任并起于胞中，同行而上至咽，是以奔豚之病，任脉未尝不逆也。而其冲逆之由，谓从惊恐得之。盖惊恐忧思，每伤神志，多乱魂魄，由是气血违和，冲气起伏，奔豚时发。

文曰吐脓、惊怖、火邪之病，与奔豚病发，皆责之情志失调。其论于理难解，故李今庸先生认为此处似有脱简。

原文 奔豚气上冲胸，腹痛，往来寒热，奔豚汤主之。（2）

奔豚汤方：

甘草　芎䓖　当归各二两　半夏四两　黄芩二两　生葛五两　芍药二两　生姜四两　甘李根白皮一升

上九味，以水二斗，煮取五升，温服一升，日三夜一服。

解读 本条论肝热气逆奔豚证治。

文曰奔豚气上冲胸，其冲气之源，多发于下焦少腹之位，沿冲任之界而逆。其轻者，止于心下胃脘，而有心下窒闷支结、痞痛欲呕不得之状。其甚者，冲逆于胸中喉咽之境，胸满气窒，惊怖欲绝。其腹痛者，腹中或掣或挛，或突或冲，每随逆气之流、休作之律，而相应休止。往来寒热者，气聚则热郁，气舒则热散，随气机伸展郁滞之变化，而呈时寒时热之状。以肝胆疏泄条达之性，而为气机升降散敛之主宰，故而气机之乱，总与肝胆相关。

再以方测之，本证主以奔豚汤，生李根皮配黄芩以泄肝胆之热，降冲逆之气。归芎芍养血和血，滋肝体而调肝用。半夏生姜降逆和胃，生葛升阳散火，甘草培土和中。而芍药、甘草、葛根相合，更有缓急解痉之功。全方重在清泄肝胆，平冲降逆。故而可知，本证奔豚之发，缘于肝胆郁热，因之口苦咽干、头晕目眩、心烦易怒、脉弦苔黄等症，多有所见。

◈ 名案选录 ◈

曹颖甫医案：尝治平姓妇，其人新产，会有仇家到门训衅，毁物漫骂。恶声达户外，妇人惊怖。嗣是少腹即有一块，数日后，大小二块，时上时下，腹中剧痛不可忍，日暮即有寒热。予初投：炮姜、熟附子、当归、川芎、白芍。两剂稍愈，后投以奔脉汤，两剂而消。唯李根白皮为药肆所无。其人于谢姓园中得之，竟得痊可。（引自《金匮发微》）

原文 发汗后，烧针令其汗，针处被寒，核起而赤者，必发奔豚，气从小腹上至心，灸其核上各一壮，与桂枝加桂汤主之。（3）

桂枝加桂汤方：

桂枝五两　芍药三两　甘草二两（炙）　生姜三两　大枣十二枚

上五味，以水七升，微火煮取三升，去滓，温服一升。

解读 本条论上焦阳虚寒气上逆奔豚证治。

本条亦见于《伤寒论·太阳病中篇》原文第117条，为太阳火逆变证之一。言烧针发汗后，针处被寒，寒凝而核赤，以致奔豚发作者，非因寒凝核赤而作，实乃汗后上焦阳虚以致下焦阴寒上逆是也。

此与胸痹病篇阳微阴弦相类，然此阳虚不甚、阴逆必还，故而冲逆欲死，移时自复，谓之奔豚。若阳虚阴逆而凝，如此则可有胸痹而痛。其轻浅者，阳气复通，阴寒旋消，痛时短暂，痛楚不甚；其重危者，阴寒凝滞，气血闭阻，甚则阴阳离决，危殆立至。必当复其阳气，而阴霾乃可消散。此胸痹与奔豚之俱属阳虚阴逆，同中有异，预后各殊也。胸痹逆而不返，时轻时重；奔豚逆而复返，时作时休。

本条之法，温灸方药并用，内外合治，取效更速。本条之方，或曰加桂至五两，或曰但加肉桂二两，难以辩论。查《神农本草经》云："牡桂，味辛温。主上气咳逆，结气喉痹，吐吸，利关节，补中益气。"可知初时未分桂枝、肉桂，是一而二、二而一之义。妙在后世据认知进步，而分辨其用。阳虚甚者，加肉桂纳气降逆；阳虚不甚但气逆者，乃加桂枝耳。

◈ 名案选录 ◈

岳美中医案：七旬老妇，患呕吐、腹痛1年余。询其病状，云腹痛有发作性，先呕吐，即于小腹结成瘕块而作痛，块渐大，痛亦渐剧，同时气从小腹上冲至心下，苦闷欲死。既而冲气渐降，痛渐减，块亦渐小，终至痛止块消如常人。此中医之奔豚气，患者因其女暴亡，悲哀过甚，情志经久不舒而得此证。予仲景桂枝加桂汤：桂枝15g，白芍9g，炙甘草6g，生姜9g，大枣4枚，水煎温服，每日1剂。共服14剂，奔豚气大为减轻，腹中作响，仍有1次呕吐。依原方加半夏9g，茯苓9g，以和胃蠲饮，嘱服10剂。药后，时有心下微作冲痛，头亦痛，大便涩，左关脉弦，与理中汤加肉桂、吴萸，数剂而愈。（引自《岳美中医案集》）

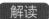 发汗后，脐下悸者，欲作奔豚，茯苓桂枝甘草大枣汤主之。（4）

茯苓桂枝甘草大枣汤方：

茯苓半斤　甘草二两（炙）　大枣十五枚　桂枝四两

上四味，以甘澜水一斗，先煮茯苓，减二升，内诸药，煮取三升，去滓，温服一升，日三服。甘澜水法：取水二斗，置大盆内，以杓扬之，水上有珠子五六千颗相遂，取用之。

解读 本条论阳虚饮动奔豚欲作之证治。

奔豚者，病有寒热之分，性有虚实之辨。其属热者，每与肝气冲逆相关。属寒者，多与下焦阴寒水饮相关。

本条亦见于《伤寒论·太阳病中篇》原文第65条，为太阳误汗变证之一。汗后脐下悸动，曰奔豚欲发之兆，缘由汗伤上焦阳气，下焦沉寒伏饮失于温镇，而有欲逆上冲之势。因其下焦饮邪为患，故而或有小腹胀满、小便不利、口淡不渴、舌白苔滑、脉来沉弦等症。

苓桂枣甘汤，重在理中制水，防其冲逆。其组方之义，可结合苓桂术甘汤、茯苓甘草汤、桂枝加桂汤等方，相互参酌。

❀名案选录❀

刘渡舟医案：张某，男，54岁。脐下跳动不安，小便困难，有气从小腹上冲，至胸则心慌气闷，呼吸不利而精神恐怖。每日发作四五次，上午轻而下午重。切其脉沉弦略滑，舌质淡，苔白而水滑。此乃水停下焦之苓桂枣甘汤证，疏方：茯苓30g，桂枝10g，上肉桂6g，炙甘草6g，大枣15枚，用甘澜水煮药。仅服3剂，小便畅

通而病愈。（引自《新编伤寒论类方》）

【小结】

奔豚气病主要责之情志失调，而误汗伤阳、寒饮内停等，亦为其因。

其病主要涉及肝肾，且与冲任有关。病发时以逆气从少腹上冲心胸咽喉、发时欲死、复还止为特点。其病往往上虚下实，下焦郁热寒气水饮诸邪，循经上冲于上焦正虚之处，是其发病之基本特征。因此，其治疗侧重疏泄邪气以降逆平冲，故而肝胆郁热者，清泄肝胆，方用奔豚汤。寒气上逆者，散寒降逆，方用桂枝加桂汤。饮邪欲冲者，制水平冲，方用苓桂枣甘汤。病有虚实，证有寒热，仍当遵循随证治之的原则，灸药结合，内外并治。

胸痹心痛短气病脉证治第九

题　解

　　本篇以上焦气血痹阻所致常见病证作为讨论重点。胸痹者，上焦心胸之位，气血痹阻不通，或闷或胀或痛或喘息，皆可谓之胸痹，似可涵括肺痹心痹之义。

　　心痛者，胸膺心区部疼痛或心下胃脘牵掣痞痛，既属于胸痹之外象，也可仅为中焦气机痞滞之症，同中有异，预后迥殊，犹须鉴别。

　　短气者，呼吸短促而不足以息，此胸痹心痛之痞滞，影响肺气宣肃所致，非为一病，常属兼症。

读金匮

174

原文　师曰：夫脉当取太过不及，阳微阴弦，即胸痹而痛，所以然者，责其极虚也。今阳虚知在上焦，所以胸痹、心痛者，以其阴弦故也。（1）

解读　本条论胸痹心痛病机。

　　脉有太过不及，位有阴阳浮沉。言脉之太过不及者，或脉形，或脉力，或脉率，皆有太过不及之辨，不得仅限脉形之大小。然无论大小强弱快慢，其太过者多邪盛，不及者多正虚，此又一般之规律也。故而脉取太过不及，诚为病证虚实辨别之捷径。

脉之阴阳，其义每随语境而变。浮沉寸尺强弱大小快慢，皆可类之阴阳。本条所言，结合后文语意，则阳为寸位，阴为尺位，其义客观合理。亦有医家释为浮沉左右者，可备一格。

阳微阴弦者，寸脉微弱，上焦阳气不足；尺脉弦紧，下焦寒饮内盛。上虚下盛，水火失济，阴寒水饮逆而上冲，犯于心胸，寒凝阳位，气血郁滞，甚则闭阻不通，如此则胸痹心痛之症骤发。

上焦阳虚，或悸或瘘或咳喘或短气，此临床所见之常情，必不致胸痹心痛。是上焦阳微气虚尚不足虑，唯因下焦阴寒水饮之邪，乘虚逆犯，痹阻阳位，以致气血违和，乃得发为胸痹心痛之病。此正虚邪实之标本关系，须予明了，方可辨识此等病证。故曰：今阳虚知在上焦，所以胸痹心痛者，以其阴弦故也。

胸者，内包心肺，清阳所居之地，气血出入之所。下连胃脘，而胃络通心，脾精归肺。是以胸位之痹，其症或满或胀，或窒或痛，而常兼短气咳喘。其位或胸膺正中，或乳下虚里，或心下脘上，或肩背相引，总是心胸相邻、经络通联之部，而与心肺脾胃密切相关。以此可知，胸痹者，胸膺气血痹阻之义，类属病机概念。而心痛者，心胸虚里心下胃脘疼痛之义，类属症状概念。是胸痹常见心痛，而心痛未必胸痹。

原文 **平人无寒热，短气不足以息者，实也。（2）**

解读 本条续论胸痹心痛短气病机。

《伤寒明理论》曰："短气者，呼吸虽数而不能相续，似喘不摇肩，似呻吟而无痛者是也。"此言短气之性状，息促而短，气不相续，实为喘症之轻微者。

言平人无寒热，而短气骤发，为邪实阻遏气机而作。平人者，胸痹心痛未作之际，类于常人是也。无寒热者，自是排除诊断之思维，曰其并非因于外邪所犯。此之骤发，或因劳作，或缘喜怒，引动下焦阴寒停饮，冲逆于上，邪阻胸膺，痹痛因作，故曰责之邪实。其轻者，先短气似喘，渐至胸窒闷痛。其重者，胸痛突作，喘促烦躁，面青肢凉，证情危急。

胸痹心痛之病机，本虚标实，虚实相兼。而前条强调其本，重在"责其极虚"。本条则突出其标，病发因于邪实。故而可知，胸痹心痛之病，其治当分标本，急者治标，祛邪为主；缓者固本，扶正为要。

另有医家认为本条并非胸痹之论，而是痰食阻滞所致肺气不利之短气，列此以与前条胸痹心痛所兼之短气，对比讨论，以资鉴别。

原文 **胸痹之病，喘息咳唾，胸背痛，短气，寸口脉沉而迟，关上小紧数，栝蒌薤白白酒汤主之。（3）**

　　　　栝蒌薤白白酒汤方：

　　　　栝蒌实一枚（捣）　薤白半斤　白酒七升

　　　　上三味，同煮，取二升，分温再服。

解读 本条论胸痹典型证治。

胸痹，心胸气血痹阻所致之病，病名源自《灵枢·本脏》，曰："肺大则多饮，善病胸痹。"揆其机理征象，其病似也应与《素问·痹论》所论之心痹肺痹相关。经云："肺痹者，烦满喘而呕；心痹者，脉不通，烦则心下鼓，暴上气而喘，嗌干善噫，厥气上则恐。"而本条喘息咳唾，胸背痛而短气，其所论征象，实则已为心肺同痹，难以截然区分，故曰胸痹，一以统之。

夫心主血，肺主气，居于胸膺中枢之位，君相同德，治理天下。今以上焦阳气不足，阴寒伏饮逆犯阳位，气血郁滞，脉络不通，呼吸不畅，故而胸背相引而痛，此胸痹之典型征象。其轻者，胸满窒闷而短气；其重者，剧痛难当而喘鸣。故《医宗金鉴》曰："胸痹之病轻者，即今之胸满；重者，即今之胸痛也。"

本条之短气，甚者喘息咳唾，其病机自是肺主气之功能失常，而其病因，每每责之饮邪为患。观后文《痰饮病篇》诸条，曰"水在心，心下坚筑，短气"；曰"胸中有留饮，其人短气而渴"；曰"支饮亦喘而不能卧，加短气"；曰"夫病人饮水多，必暴喘满。凡食少饮多，为水停心下。甚者则悸，微者短气"……凡此，皆可与上条互为佐证，以明邪实短气喘促之机理。

此言伏饮上逆而气血痹阻，而临床亦可见血气痹阻而致新饮泛滥者。前者往往夙疾复发，因虚而实；后者常常胸痹初作，因实骤虚。此水血同病、互为因果，不可偏执一端。

言寸口关上，脉位以别上下。寸口脉沉而迟，主里主寒，意其上焦阳气不足。关上脉小而紧，紧主邪盛，阴寒伏饮积滞于中焦。此亦阳微阴弦之类，以明虚实之机，上下之位。文中脉数，或言其误，或云其促，皆有其据，可以并存。而曰迟数不能同见者，其论似是而非。盖胸痹之病，其脉往往因阳气时通时滞而节律不齐，或快或慢，三五不调。此言寸迟关数者，互文见义，寸关尺三部时数时迟之意。痰饮痞阻，而致心胸气血失调，是正虚固为其本，而毕竟邪实为急，故治宜通阳化痰，宣痹止痛为先，以栝蒌薤白白酒汤主之。方中瓜蒌薤白通阳利气，豁痰散结，重在调气。白酒辛温走窜，活血消瘀，偏于和血。三药同煎，气血双调而痹痛可止。此之白酒，当以低度甜米酒为是。

曹颖甫医案：唯劳力伛偻之人，往往病胸痹，予向者在同仁辅元堂亲见之。病者但言胸背痛，脉之，沉而涩，尺至关上紧，虽无喘息咳吐，其为胸痹，则确然无疑。问其业，则为缝工。问其病因，则为寒夜伛偻制裘，裘成稍觉胸闷，久乃作痛。予即书栝蒌薤白白酒汤授之。方用：栝蒌15g，薤白9g，高粱酒1小杯。2剂而痛止。翌日，复有胸痛者求诊，右脉沉迟，左脉弦急，气短。问其业则亦缝工。其业同，其病同，脉则大同而小异，予授以前方，亦2剂而瘥。（引自《金匮发微》）

读金匮

178

原文 胸痹不得卧，心痛彻背者，栝蒌薤白半夏汤主之。（4）

栝蒌薤白半夏汤方：

栝蒌实一枚（捣）　薤白三两　半夏半升　白酒一斗

上四味，同煮，取四升，温服一升，日三服。

解读 本条续论胸痹证治。

本条承前条，续论胸痹典型证治。

胸痹，自是胸膺疼痛，其轻者，或满或闷，必有所见。今言其痛由心胸而牵掣其背肩，每每见其虚里胸前或胸膺中下闷痛绞榨，牵掣左侧肩背，疼痛难耐，冷汗淋漓，面青唇绀。伴见动则气促，甚或喘迫痰鸣，不得平卧，尿少身肿，脉涩舌青。诸般阴寒饮泛征象，不一而足。

此与前条所论，病机相同，唯情势轻重有别。豁痰逐水，通阳开闭，在所必然，故以前方化裁，略增药味，斟酌剂量，以逐阴破结，宣达阳气，栝蒌薤白半夏汤主之。

《名案选录》

赵锡武医案：李某，女，57岁，干部。冠心病心绞痛五六年，心前区疼痛每日二三次，伴胸闷气短，心中痞塞，疲乏，脉弦细，苔白质淡，边有齿痕。此系胸痹之病，乃心阳虚，胃不和，遂致气机不畅，血脉闭阻。拟通阳宣痹，心胃同治。仿栝蒌薤白半夏汤合橘枳姜汤化裁：栝蒌30g，薤白12g，半夏15g，枳壳10g，橘皮15g，生姜6g，党参30g，生黄芪30g，桂枝12g，香附12g。服上方2个月后，心前区痛偶见，胸闷气憋减轻，脉弦细，苔薄。心电图T波V4～6由倒置转低平，或双向，ST段V4～6由下降0.1mV转前回升0.05mV。（引自《中医杂志》1981年第3期）

原文 胸痹心中痞，留气结在胸，胸满，胁下逆抢心，枳实薤白桂枝汤主之；人参汤亦主之。（5）

枳实薤白桂枝汤方：

枳实四枚　厚朴四两　薤白半斤　桂枝一两　栝蒌一枚（捣）

上五味，以水五升，先煮枳实、厚朴，取二升，去滓，内诸药，煮数沸，分温三服。

人参汤方：

人参　甘草　干姜　白术各三两

上四味，以水八升，煮取三升，温服一升，日三服。

解读 本条论胸痹虚实不同证治。

本条论胸痹，自与前述主旨无异，即胸闷胸痛乃其主症。

然胸含心肺，胸心与胃脘胁腹肩背，部位相邻，经络互联。且胃络通心，出于虚里。故而胸痹一病，每有胸闷胸痛之症，与心下肩背疼痛，彼此互见，征象相似，预后各殊，而又难以鉴别者。

仲景所言胸中、胸下、胸上、心中、心下诸部位，大体而论，心胸每多互代，以膈为界，而与胃脘胁腹相对。心中胸中位于膈上，心下胸下位于膈下。偶有相互指代者，必于具体语境病情相勘，乃得明确其位。如其论结胸者，其位以中焦心下胃脘为主，兼及胸膺心中，是名结胸而其病机根源并非胸中邪实，故以心下痞为其虚实对应之病证。其论热郁胸膈，曰胸中窒、心中结痛，概言心胸之位，而与心下胃脘无关。

今言胸满心中痞，皆是胸膺心中满闷痞滞不舒之感，故曰气结在胸，以明其理。而其胸中气结者，缘自寒饮自胁腹逆冲心胸。而饮邪上逆者，终归责之上焦阳气之虚馁。层层相因，环环相扣。治疗之际，每视标本虚实之主次，而酌情选择相应方药。饮逆为主者，以枳实薤白桂枝汤化饮降逆，通阳开痹；阳虚为主者，以人参汤温补脾肺，化湿理气。

枳实薤白桂枝汤，枳朴久煎，意在泄降中焦以消痞。余药略煮，欲其轻宣上焦而通阳。此与前之瓜蒌薤白剂，旨趣不同，值得留意。

❦ 名案选录 ❧

赖良蒲医案：刘某，男，36岁。年秋，胸中闭塞，心痛彻背，背痛彻心，气逆痞满，四肢无力，脉象沉迟，舌苔薄白。诊断：上焦之清阳不宣，中焦之浊阴上逆。治法：主以宣畅心阳、通降胃浊之法，用加味枳实栝蒌薤白桂枝汤主之。附片9g，桂枝6g，茯苓12g，法半夏6g，枳实6g，栝蒌实1枚，薤白9g，生姜3片。水煎

服。1剂见效,4剂痊愈。(引自《蒲园医案》)

冉雪峰医案:武昌宋某,患胸膺痛数年。六脉沉弱,两尺尤甚。曰:此为虚痛,胸中为阳气所居。经云上焦如雾,然上天之源,在于地下。今下焦虚寒,两尺沉弱而迟,在若有若无之间,生阳不振,不能化水为气,是以上焦失其如雾之常,虚滞作痛。治此病,宜摆脱气病套方,破气之药,固在所禁,顺导之品,亦非所宜。盖导气始服似效,久服愈导愈虚,多服1剂,即多加虚痛。胸膺为阳位,胸痛多属心阳不宣,阴邪上犯,脉弦,气上抢心,胸中痛,仲景用栝蒌薤白汤泄其痞满,降其喘逆,以治阴邪有余之证。此证六脉沉弱,无阴邪盛之弦脉,胸膺作痛即非气上撞心,胸中痛之剧烈,与寻常膺痛迥别,病在上焦,病源在下焦,治法宜求之中焦。盖执中可以运两头,且得谷者为后天之谷气充,斯先天之精气足,而化源有所资生。拟理中汤加附子,一启下焦生气,加吴茱萸,一振东土颓阳。服10剂后,脉渐敦厚,痛渐止,去吴茱萸,减附子,又服20余剂痊愈,数月不发。(引自《冉雪峰医案》)

原文 胸痹,胸中气塞,短气,茯苓杏仁甘草汤主之;橘枳姜汤亦主之。(6)

茯苓杏仁甘草汤方:

茯苓三两 杏仁五十个 甘草一两

上三味,以水一斗,煮取五升,温服一升,日三服。不差,更服。

橘枳姜汤方:

橘皮一斤 枳实三两 生姜半斤

上三味，以水五升，煮取二升，分温再服。《肘后》《千金》
云："治胸痹，胸中愊愊如满，噎塞习习如痒，喉中涩燥，唾沫。"

解读 本条论胸痹轻证证治。

胸痹重者胸痛，轻者胸满。今曰胸痹而胸中气塞，显然胸闷而满，未及于痛，属病情之轻者。其气塞之状，自觉痞闷，而有肺胀胸鼓之意，甚则连及心下胃脘胁腹，满胀不舒，每以长呼为快。而短气者，呼短吸浅，两不相续，以至微有急迫之意，常以深吸为舒。其因多责之饮阻气滞，常兼咳唾痰涩、心悸溲短、舌白苔滑等。

气塞之与短气，常常互为因果，饮阻气滞，气痞而塞，呼吸难续，故而胸满短气。其以气滞痞满为主者，治宜行气理滞为主，主以橘枳姜汤。以饮阻气短为主者，治宜化饮利气，主以茯苓杏仁甘草汤。临床因其因果关系鉴别不易，是以常常合方应用。

《名案选录》

谭日强医案：贺某，男，16岁。患风心病，其证胸满咳嗽，吐黏沫痰，心悸气短，端坐呼吸，脸色苍白，小便不利，肝肋下1.5cm，下肢凹陷性水肿，舌苔白滑，脉象结代。此心阳郁痹，水气内结，治宜理气宣痹，通阳利水。用枳实薤白桂枝汤合茯苓杏仁甘草汤：枳实6g，厚朴10g，瓜蒌10g，薤白10g，桂枝10g，茯苓15g，杏仁10g，甘草3g，加法半夏10g。服5剂，咳喘稍平。继用苓桂术甘汤、橘枳姜汤、瓜蒌薤白半夏汤加防己，服5剂，脚肿亦消。后用归脾丸常服调理。（引自《金匮要略浅述》）

原文 胸痹缓急者，薏苡附子散主之。（7）

薏苡附子散方：

薏苡仁十五两　大附子十枚（炮）

上二味，杵为散，服方寸匕，日三服。

解读 本条论胸痹急症证治。

本条文辞简约，曰胸痹者，则前论之胸背痛、短气、喘息咳唾诸象，不须明言。而缓急者，则义有多解。或曰其症时缓时急，或曰痛时口眼引纵，或曰痛时经脉挛纵，或曰复词偏义。其说不一，各有所据。然仔细品味，当以复词偏义于急者，更近于理。由此而引申解释，胸痹之急发者，应予及时缓解，以薏苡附子散缓急解痉，散寒止痛。

本条较之前此诸条，用药颇有不同。前论胸痹典型发作者，多以栝蒌、薤白、半夏、桂枝之类，通阳散结。其轻者，可用枳实、生姜、橘皮、茯苓、杏仁之类，理气化饮；其虚者，可用人参汤以扶阳益气化湿。而本方所用，附子固为逐阴散寒之峻药，薏苡仁则是化湿解痉之佳品，两者相伍，制之以散，缓急镇痛，取效甚速，如此则救逆应急之义，已然昭示。

是以临证之际，以此应急，缓其挛痛，进而以栝蒌薤白理中诸方，徐以图之。如此则缓急有序，应对裕如。

❧ **名案选录** ❧

尚炽昌医案：曹某，男，50岁，工人。患肋间神经痛10余年，某日晚，因连日劳累，觉胸部胀痛加重，至次晨痛无休止。此后20余日，胸部持续胀痛不止。严重时，常令其子女坐压胸部，以致寝食俱废，形体衰疲，伴有呕恶、唾清涎、畏寒肢冷等症。超声波提示肝大，X线片提示为陈旧性胸膜炎，钡餐示胃小弯有一龛影，余无阳性发现。曾用西药解热镇痛剂、血管扩张剂、制酸、解痉、保肝、利胆及中药活血化瘀祛痰法，均无效。疼痛严重时，用哌替啶能控制3～4h。初诊形证如上，闻及胃部有振水音，脉细弦，舌淡苔白润多水。属寒湿胸痹，宜温阳利湿，先予薏苡附子散：附子15g，薏苡仁30g。2剂复诊：述服药当晚痛减，可安卧3～4h。翌晨再服，胸痛又减，饮食转佳。即于前方合理中及栝蒌半夏汤，3剂。三诊：疼痛大减，仅遗胸中隐隐不舒，体力有增，饮食渐趋正常。改拟附子理中合小建中汤3剂，胸痛止。又续服10余剂，钡餐透视龛影消失，胸痛未再复发。（引自《河南中医学院学报》1978年第2期）

原文 心中痞，诸逆心悬痛，桂枝生姜枳实汤主之。（8）

桂枝生姜枳实汤方：

桂枝　生姜各三两　枳实五枚

上三味，以水六升，煮取三升，分温三服。

解读 本条论饮逆心痛证治。

夫胸痹常有心痛见症，而心痛未必胸痹使然。今本条承前而论心痛，而心痛者，心胸虚里或心下胃脘疼痛之义，其位也广。或有谓此心痛乃胸痹使然者，则胸膺心背疼痛痞闷，而兼短气咳喘，必为其主，以突出其心肺气血痹阻之机制。今仅曰心中痞而心悬痛，乃心下挛急、上牵胸膺痞闷窒迫、下掣心下空悬作痛之状，颇类现代西学胃痉挛之象。故而《肘后备急方》将"心悬痛"谓之"心下牵急懊痛"，五版教材将"心中痞"直释"心下痞"。

以此而论，本证之因，当责之痰饮水气上冲，以致膈间气机不顺，或呕或哕或噎，上而心胸中痞闷不舒，下而心膈间空悬作痛，谓之诸逆。其位以中焦失调为主，而累及上焦心肺，与胸痹自有上下之异，轻重之别，故治以桂枝、生姜化饮平冲，枳实理气消痞。揆其病机，与阳虚饮逆奔豚气冲差相仿佛。

本证与前之橘枳姜汤证同中有异。前者偏于上焦气滞胸膺，以胸中气塞而短气为主，故治重理气。本证偏于中焦饮逆心下，以心下悬痛心中痞为主，故治重降逆。

夫胸痹与心痛，互为关联。此上下心胃部位相邻、经络相连之整体性，决定其关系密切，每每相因为患。故有胸痹窒痛而及胃脘痞痛者，有胃脘痞痛而致胸痹短气者。然毕竟胸痹胃痛病情有别，预后迥异，因之辨证须明因果主次，论治乃可胸有成竹。

◈ 名案选录 ◈

吴鞠通医案：年近八旬，五饮俱备，兼之下焦浊阴，随肝上逆，逼迫心火不得下降，以致胸满而愤愤然无奈。两用通阳降逆，丝毫不应，盖年老真阳大虚，一刻难生长，故阴霾一时难退也，议于前方内加香开一法。桂枝18g，生姜30g，枳实30g，瓜蒌9g，薤白9g，半夏30g，干姜15g，茯苓（连皮）30g，沉香（研细末）6g，广皮15g，降香9g。煮3碗，分三次服。（引自《吴鞠通医案》）

原文 **心痛彻背，背痛彻心，乌头赤石脂丸主之。（9）**

乌头赤石脂丸方：

蜀椒一两一法二分。 乌头一分（炮） 附子半两（炮）一法一分。 干姜一两一法一分。 赤石脂一两一法二分。

上五味，末之，蜜丸如桐子大，先食服一丸，日三服。不知，稍加服。

解读 本条论心背彻痛证治。

前论胸痹不得卧而心痛彻背，治以栝蒌薤白半夏汤。其心痛者，自是胸膺虚里之位，窒痛绞榨，牵掣肩背，而与心下胃脘，关联不密。

而本条虽曰心痛彻背，显然与前文立论胸痹而及心痛者，略有所异。前论之义，可以明确心痛属于胸痹之见症。而本条则以心痛立论，其所及范围，或真心痛，或心下痛，或胸膺痛，概属其类。

此处所言之心者，概言膈上心胸、膈下胃脘之部。而膈上心肺，膈下脾胃，其气皆通于背俞。《举痛论》曰："寒气客于背俞之脉，则脉泣，脉泣则血虚，血虚则痛。其俞注于心，故相引而痛。"是背俞受寒而入通于心膈间，故而背痛牵引心膈卒然而作，此因外寒而诱发者。而其发于内者，阳虚寒生，痰水冲逆，犯于胃脘则心下痉挛，逆于心肺则胸痛喘息。外应背俞，相引而痛。故曰心痛彻背，背痛彻心。痛甚则厥，气返则温，面青色惨，脉紧舌淡。就其病位而论，有心胸胃脘之别，而其阳虚寒逆之病机，并无所异。故其治法，逐阴散寒，温阳止痛，乌头赤石脂丸主之。其方大辛大热，峻逐阴邪，丸以备之，与薏苡附子散同义，便于以应缓急之需。

《名案选录》

何任医案：项某，女，47岁。胃脘疼痛，每遇寒冷而发，发则疼痛牵及背部，绵绵不已，甚或吐酸，大便溏泻，曾温灸中脘而得缓解，脉迟苔白。以丸剂缓进：制川乌9g，川椒9g，制附子9g，干姜12g，赤石脂30g，炒白术15g，党参15g，炙甘草9g，高良姜9g，瓦楞子30g。上药各研细末，和匀蜜丸，每次2g，每日服2次，温开水吞服。（引自《浙江中医学院学报》1980年第4期）

【附方】

────────────

原文 九痛丸：治九种心痛。

附子三两（炮） 生狼牙一两（炙香） 巴豆一两（去皮心，熬，研如脂） 人参 干姜 吴茱萸各一两

上六味，末之，炼蜜丸如桐子大，酒下。强人初服三丸，日三服；弱者二丸。兼治卒中恶，腹胀痛，口不能言；又治连年积冷，流注心胸痛，并冷冲上气，落马坠车血疾等，皆主之。忌口如常法。

解读 本条论九痛丸方治。

────────────

本条附方九痛丸，以治九种心痛。所谓九种心痛，《千金方》云："一虫心痛，二注心痛，三风心痛，四悸心痛，五食心痛，六饮心痛，七冷心痛，八热心痛，九去来心痛。"其所论者，大抵依据病发之因、疼痛之性而类之。

其痛之因，每多责之痰饮积血、寒热虫注，而以暴寒直中尤甚。其痛之位，范围兼及心膈上下，胸膺脘腹。故主以九痛丸，温阳杀虫，逐饮破积，散寒止痛。其方蕴含四逆、吴萸、三物白散之义，辛烈温通，为救急之良品，可缓痛于须臾。

【小结】

本篇所论胸痹心痛，同中有异，互为兼夹，故合篇而论。

胸痹者，上焦心胸气血痹阻，膈上胸膺心中或闷或胀或痛，而以阳微阴弦为其基本病机。其病或急或缓，或轻或重，而总以正虚邪实为其本质特征。其典型者，胸背痛而短气咳喘，以栝蒌薤白白酒汤通阳宣痹。病重者，心痛彻背不得卧，以栝蒌薤白半夏汤通阳豁痰。痛甚势急者，以薏苡附子散缓急镇痛以救急。此皆以祛邪通痹急则治标为主，而于阳虚之本，未及多顾。

若其病情轻缓者，则视其邪正之关系，从容应对。或偏于扶正，或重在祛邪，而各得其所宜。如阳虚饮逆而气结胸室、气逆抢心者，既可理气化饮治以枳实薤白桂枝汤，亦可温阳理气治以人参汤。饮阻气滞而胸中气塞短气者，或治以茯苓杏仁甘草汤以化饮利气，或治以橘枳姜汤以行气理滞。

心痛者，胸膺心中疼痛或心下胃脘牵掣痞痛，故心痛作为一个独立症状，既可属于胸痹病之外象，也可为中焦气机痞滞诸病之见症。

心中痞而诸逆心悬痛者，饮气上冲，膈间气机不顺，逆上而心胸痞闷，掣下而心膈悬痛，治以桂枝生姜枳实汤，化饮平冲，理气消痞。至于心背相引掣痛难忍之症，既可见于胸痹之急重者，亦可见于脘腹诸病之寒痛甚剧者，治以乌头赤石脂丸，逐阴镇痛，以应其急。至于短气，肺气不利之象，此因邪阻心胸膈间，而与胸痹心痛相兼而见。

读
金
匮
—
188

腹满寒疝宿食病脉证治第十

题　解

本篇承前篇上焦病证之论，进而讨论中焦病证的辨治。

腹满者，腹部胀满之义，胃肠气滞不行，每因中焦升降失常而致。其甚者，胀而兼痛；其微者，但满而已。其病位，或心下或少腹或胁腹，而以大腹为主。其病性，或寒或热，或虚或实，而必有气滞之病机。

寒疝者，少腹挛痛攻冲之义，并非后世疝气之病。其病每因寒凝经脉而致，其痛常常骤然而作，拘挛牵引，剧烈难忍。

宿食者，食停不化、胃肠壅滞之义。其病因于伤食，而有腹满便闭之情。

三者均有腹部或胀或痛之共同特征，故合篇论述，互为鉴别。

原文　跌阳脉微弦，法当腹满，不满者必便难，两胠疼痛，此虚寒从下上也，当以温药服之。（1）

解读　本条论腹满属寒之脉证治则。

膈下之位，皆统于腹，内居脾胃肝胆大小肠，乃至膀胱胞宫及两肾。而以脐周大腹归属于脾，心下脘腹归属于胃，胁肋少腹归属肝胆，并及两肾胞宫。故而腹满之病，多与脾胃升降、肝胆疏泄密切相关。

跌阳之脉，独候脾胃。其脉微弦者，非弦而微，乃应指偏弦之意。何以故？盖微脉极软而细，若有若无。而弦脉端直以长，指下挺然。二者脉势截然相反，故而难以同现。另有虚弦之脉者，浮弦中空，实乃芤象，浮取弦劲，按之中空。此处之微弦，微应为程度副词，稍微之义，而非虚弱之意。

弦紧同类，紧为弦甚而主寒。今跌阳之脉偏弦，寒气已然内生而尚未盛，故曰法当腹满，所谓脏寒生满病是也。若不满者，必两胁疼痛而便难，此寒滞肝胆而影响脾胃升降故也。此之言"法当"或曰"必"，皆是推论之义，意其腹满或便难胁痛将作而未作，或发而未甚，此见微知著，料敌机先。以其脉现微弦，即知内生寒气将盛，故断曰：此虚寒从下上也。治之以温药，防微杜渐。偏虚者，温而补之，四逆理中之类。偏实者，温而通之，当归四逆、桂枝加芍之类。

另有学者认为，本条以跌阳脉弦而统论腹满寒疝两病之机理，其论亦颇有见地。

原文 病者腹满，按之不痛为虚，痛者为实，可下之。舌黄未下者，下之黄自去。（2）

解读 本条论腹满虚实辨证与实证治则。

满，盈溢也（《说文解字》）。腹满者，腹内充盈而溢之义，必有所聚，乃得充是也。然其充盈者，或因虚寒而气滞，或因实热而气郁，成因虽有异，而外象却相类，皆满胀不适是也。

其聚者，或为有形之宿食痰瘀，或为无形之寒热诸邪，然皆须气机为之郁滞，乃有充盈满胀之感。是以腹胀者，终归责之气滞。

邪气盛则实，精气夺则虚。病分寒热，证有虚实。今腹满亦自有此虚实之辨，曰按之不痛为虚，痛者为实，盖正虚喜按护，而邪实拒覆压是矣。正虚而腹满者，多因虚而生寒，因寒而气滞。邪实而腹满者，多因实而热聚，因热而气郁。故有虚寒腹满与实热腹满之分类。然须申言者，其病亦有寒而实、热而虚者，不得见热即言实、遇寒即论虚。

腹满而痛，拒按属实。此多邪聚阳明，万物所归，无所复传，必攻之下之，使邪有出路，气机升降乃可复常，而满胀方可自消。故曰痛者属实，可下之。

舌黄未下者，下之黄自去。此语之义，一是意指其病属热，二是意指有热当下，三是暗指下后仍黄者宜慎下。如此解读，则意味着腹满有热者，多偏邪实。若与下条相互比照，其热实寒虚之义，更易理解。

此之下法，或泄下或逐瘀或消积或透热，概属其类，不必自限于苦寒攻下。《伤寒论·阳明病篇》原文第219条之白虎汤辛寒透解而治腹满身重，可为佐证。

原文 **腹满时减。复如故，此为寒，当与温药。（3）**

解读 本条再论腹满属寒之治则。

前论腹满虚实之辨，按之痛与不痛，是其眼目。然无论痛与不痛，其虚实之辨，尚可辨以腹满轻重缓急之势。大凡腹满属实者，常满胀不减，减不足言，拒按拒揉。腹满属虚者，多胀满时减，忽轻忽重，喜按喜揉。此因阳虚寒生而气机郁滞，时有阳复气行而暂通之机，故曰腹满时减，减复如故，此为寒，当与温

药。尤在泾曰：腹满不减者，实也。时减复如故者，腹中寒气得阳而暂开，得阴而复合也。此亦寒从内生，故曰当与温药。尤氏之论，其言简洁，其理明晰，可资参考。

此以虚则多寒、实则多热而论，言病寒而涵正虚。然腹满之病，亦有暴寒直中而为之者，则性属寒实，虽与温药，必以温散温通为法，而非虚寒之治以温补，此又不可不知矣。

原文 **病者痿黄，躁而不渴，胸中寒实，而利不止者，死。（4）**

解读 本条承前论虚寒腹满之预后。

腹满之病，以大腹胀满为其典型，而大腹为脾所主，故其病机，总与脾胃升降密切相关。其升降之反作，或缘浊阴不降，或因清阳不升，故有寒热之别，虚实之异。

今本条承前条寒性腹满，而曰自利不渴，面色萎黄，显然中焦脾胃虚寒，脾色外露，寒湿内阻。此之证情，颇类《伤寒论·太阴病篇》所论，所谓脏有寒故也，当温之，宜服四逆辈。其病虽虚，而其势轻缓，缓温徐补，多无后患。

然本条所论，绝非仅此。不烦而躁，下利不止，此二症，寓示其证情已然危重。《伤寒论·少阴病篇》原文第298条曰："少阴病，四逆，恶寒而身蜷，脉不至，不烦而躁者，死。"是阴证而见神昏躁扰，乃神气欲亡之兆。而下利不止者，则是阳脱阴竭之象。

所谓胸中寒实，大略不外寒痰水食之类，阻滞于上焦心胸之部，如胸痹结胸脏结之状。以此阴阳竭脱之境，更复邪结于胸，窒碍气机，升降息而气立孤危，出入废而神机化灭。其证虚实相夹，互为因果，以致攻补两难，预后极差，故曰死。

原文 寸口脉弦者，即胁下拘急而痛，其人啬啬恶寒也。（5）

解读 本条论腹痛腹满属寒之脉证。

本条宜与第一条对勘，更能有助于深入理解其奥义。

《辨脉法》云脉浮而紧名曰弦。而弦为肝脉，主寒主痛。《伤寒论·太阳病中篇》原文第108条曰：寸口脉浮而紧，腹满谵语，肝乘脾，名曰纵。原文第109条则曰：啬啬恶寒，腹必满而渴饮，肝乘肺，名曰横。其论与本条寸口脉弦、胁下拘急而痛、啬啬恶寒者，颇为相近。由此可知，本条之病机，与肝木密切相关。

以其肝阳不足，寒自内生，凝滞经脉，则胁下拘急而痛。若乘脾而大腹气壅者，必见腹满。若乘肺而卫气失和者，必有恶寒。

夫腹满与腹痛，二者每常兼见。而满甚必痛，痛不必满，此又同中显异也。今以肝胆之寒滞，而以胁下拘急疼痛为主，故先贤有谓本条为寒疝之论，其说有据。

本条内外皆寒，或外寒因于内寒之外迫，或内寒因于外寒之内迫，二者因果不同，标本各异，必予细辨，乃得明其治法主次。经云：从内之外者调其内，从外之内者治其外。从内之外而盛于外者，先调其内而后治其外。从外之内而盛于内者，先治其外而后调其内。内寒者，多因阳虚而生，或因寒饮而来，温阳为主，散寒为次。而若风寒犯表而内入者，散寒为主，温阳为次。前贤谓本证之治，有柴胡桂枝汤、乌头桂枝汤之选，大多缘于外寒内入之说。若乎当归四逆加吴茱萸生姜汤、暖肝煎等，未尝不是温里散寒之良剂，而为内寒外迫者治方之选。

夫中寒家，喜欠，其人清涕出，发热色和者，善嚏。（6）

本条论中虚腹满感寒之证。

前论肝经寒滞之腹痛，此论中焦久寒之腹满，以辨病位之别，脉证之异。

中寒者，中焦脾胃虚寒之类，每以不能食为其主症。《伤寒论·阳明病篇》原文第191条曰："阳明病，若中寒者，不能食，小便不利，手足濈然汗出，此欲作固瘕，必大便初硬后溏。所以然者，以胃中冷，水谷不别故也。"此论外感，常属中寒新虚。而本条所论，则是痼疾，故曰中寒家，类之于风家、汗家、亡血家。因其脾胃阳虚，阴寒久积，是以腹满食少、纳呆便溏诸般症状，总可得而见之。以病情轻重不同，而症状缓急各异。

读金匮

——

194

喜欠者，经云阴积于下、阳引于上是也（《灵枢·口问》）。素虚之人，喜欠而欲寐，是阳气欲振、振而不继之象。其虚尚不危重。其重危者，但欲寐而无欠，甚或神识昏糊，是阴盛无阳之候。今曰中寒家喜欠，显然阳虚尚轻，时有欲复之机。若其人不慎于摄养，复感于外邪，则虚阳与寒邪相争于肺卫之界，而致营卫失和，故嚏而涕出，寒热时作而面色如常。此中虚外感，可治以桂枝人参汤之类。

涕泣出于鼻窍者，或因于风寒，或缘于阳虚。责之风寒者，寒闭肺卫，肺津不布而逆行肺窍是也。咎之阳虚者，脾不摄津，肾不化液，浊阴逆犯，出于肺窍是矣。更有阳虚复感外寒，交相影响，而清涕不止者。故此可知，涕泣之流，亦有虚实之辨，不得执一而论。

原文 中寒，其人下利，以里虚也，欲嚏不能，此人肚中寒。一云痛
（7）

解读 本条承前续论中虚腹满感寒之证。

细玩文意，此与上条前后相继，以中虚久寒之人复感外寒为其所论基点，比较正邪虚实轻重，以辨证情缓急进退。

夫欠与嚏，一者阳入于阴故寐，一者阴出于阳故寤，此皆阴阳相引互为出入之外象，而因正邪进退，临证意义各有不同。《灵枢·口问》曰："阳气和利，满于心，出于鼻，故为嚏。"是知嚏者，乃正气抗邪出表之征，其性多属实。

今曰中虚久寒之人，复中于寒，然无喜欠善嚏清涕出、寒热面色和之症，反见下利腹中冷之象，与前条所论，自有所异。此以阳气虚衰，无力抗邪于外，而致外寒直中于里，脾胃升降失常，故曰其人下利，欲嚏不能，此以里虚肚中寒故也。欲嚏不能者，既是正气欲抗邪于外之兆，也是阳虚欲振而乏力之象。此虽与前条同属表里俱病，毕竟里虚为甚，故治之宜以理中四逆辈，急温其里。

195

原文 夫瘦人绕脐痛，必有风冷，谷气不行，而反下之，其气必冲，不冲者，心下则痞也。（8）

解读 本条论里虚寒积腹痛误下。

瘦人者，常责之脾胃虚弱，气血不足，肌肉筋骨长期失养。观后文"其人素盛今瘦""瘦人脐下有悸"等语，即可体悟其情。

脐周之部，大腹所辖，如此其位自归于太阴一统，故其疼痛，必与脾胃气机升降相关。此其一也。其二，绕脐痛，意即脐周疼痛。或喜按喜温，证属虚寒。或拒按喜凉，证属实热。此其虚实寒热辨别之略，不必赘言。更有虚实寒热相兼为病者，则辨之诚属不易。

《伤寒论·阳明病篇》原文第239条曰："病人不大便五六日，绕脐痛，烦躁，发作有时者，此有燥屎，故使不大便也。"其痛必拒按，其腹必满胀，其热多潮起。而舌红苔燥，脉沉而实，更是自不待言。其治必以苦寒攻下，方能便通结去，而满痛消解。

今本条所论，其绕脐之痛，风冷所致，故而寒滞于里，是其因矣。其寒气或阳虚而生，或外寒内入，寒性收引，故痛而绕脐，寒在太阴是矣。此皆无形之寒，温之按之则可散之，故喜温喜按。然寒滞必以影响谷气之运化，水谷不化且不行，留滞于内，是谓谷气不行，寒食是矣，如此或可痛而拒按。此虚寒而兼食积，温以行之，桂枝加芍药汤、桂枝加大黄汤、桂枝人参汤、大黄附子细辛汤之类，是为正治。如反以承气汤类苦寒下之，必伤其阳，轻则气逆时作，重则气痞心下，如《伤寒论·太阴病篇》原文第273条所言："若下之，必胸下结硬。"

原文 病腹满，发热十日，脉浮而数，饮食如故，厚朴七物汤主之。（9）

厚朴七物汤方：

厚朴半斤　甘草三两　大黄三两　大枣十枚　枳实五枚　桂枝二两　生姜五两

上七味，以水一斗，煮取四升，温服八合，日三服。呕者加半夏五合，下利去大黄，寒多者加生姜至半斤。

解读 本条论实性腹满兼表证治。

　　本条所论之腹满，以方测证，自是实邪结聚于里，当下之，攻以厚朴三物汤，导滞泄实除满。因而腹满而胀，胀甚拒按，甚或疼痛，二便不畅，多是应有之征。饮食如故者，实邪偏积肠中，胃腑受纳尚顺。若结聚日久，以致肠腑不通，胃气不降，则自亦不能食，其例可参见《伤寒论·阳明病篇》相关条文，如原文第215条。而其实邪之聚，或寒或热，尚不足定论。盖辛温之厚朴，量达半斤之多，更与五两之生姜相伍，若论其量效之配，颇有厚朴生姜半夏甘草人参汤之意，故而本证，滞重于积，而寒热遑论，殆其理也。

　　本条最堪玩味者，乃其发热之机。无论其证寒热，属里者，脉多沉实，然亦可因邪热外透而脉现浮滑洪数者，例属变局。若属实热内聚，则发热（身热）自是应有之义，唯因或透或郁，而身热有微甚，故有蒸蒸发热、日晡潮热之异。若属寒积于里，则多无发热，或微热不食。若兼表邪者，则无论寒热之积，皆当因表邪而发热，然必以寒热同作为常，且兼身痛头疼脉浮之类。若但热不寒者，则非表证所具之象。

　　故此本证之表，因其桂姜之用，而知其偏于风寒。若热积于中，寒束于表，表寒而里热，则本方寒热诸药各逞其功。若表里皆寒，甚或纯属里寒，则桂姜厚朴取其性，大黄枳实存其用，而为温散表里或通下寒积之方，义近后文大黄附子汤。方后注曰，呕者加半夏五合，下利去大黄，寒多者加生姜至半斤，其变化已近于寒滞腹满者多。以此而知，临床之用，可随证化裁，以适其寒温。夫经方之用，贵在圆机活法，观三物白散既治寒实结胸、复治热实肺痈，即可有所会意。至于表里同病之治疗原则，《伤寒论》所述甚详，宜乎参酌。

　　厚朴七物汤，君以厚朴，臣以枳实，其理气导滞之义，自不待言。而枳朴大黄之外，则是桂枝汤之变。其去芍药者，多谓本证腹满而无痛，故去之。细品其义，则总觉不妥。一者，后文厚朴三物汤所主之证，曰痛而闭，可知本证之腹满，当是胀满而痛者为常。二者，观《伤寒论·太阴病篇》之原文第279、280条，曰腹满时痛用桂枝加芍药汤，是以腹满为主而疼痛为次，仍是倍加芍药。若以《伤寒论·太阳病上篇》原文第20条之胸满去芍作解，也觉牵强，故此去芍，其因未明，留待后考。

❋名案选录❋

　　陈会心医案：关某，男，3个月。其父代诉：原因不明阵发性哭闹，当时腹胀，可能有腹痛，3日不大便，吐奶不止，也吐出黄色如大便样物，此间来曾进食，症状日益加剧。曾经两个医院诊治，检查腹部可见肠影，腹壁紧张而拒按，经X线腹部透视发现有液平面六七个，并充满气体，确诊为完全性肠梗阻，经灌肠下胃管等对症治疗，不见好转，决定手术疗法。患者家属不同意手术，而来中医处诊治。患儿面色苍白，精神萎靡，时出冷汗，腹胀拒按，大便不通，脉微，舌苔灰白，系脾阳不运、积滞内停所致。治以行气泄满，温中散寒，厚朴七物汤治之。厚朴10g，桂枝7.5g，甘草10g，枳实10g，川军2.5g，生姜5g。服药后约1～2h内，排出脓块样大便。以后2h内，共排出3次稀便，随着腹胀消失，腹痛减轻。经治十余日，逐渐好转，与健康婴儿无异。（引自《老中医医案选编》沈阳市科学技术委员会、沈阳市卫生局）

原文 腹中寒气，雷鸣切痛，胸胁逆满，呕吐，附子粳米汤主之。（10）

附子粳米汤方：

附子一枚（炮） 半夏半升 甘草一两 大枣十枚 粳米半升

上五味，以水八升，煮米熟，汤成，去滓，温服一升，日三服。

解读 本条论寒饮腹痛证治。

腹中寒气者，既是病机表述，亦是症状描绘，其情其状，腹冷如冰，透心而凉。因寒气收引，而经脉挛急，血气不利，故而腹痛，所谓寒主痛是矣。切痛者，胃肠拘挛，上急下缓，交相切换移痛之状，其痛多疾而锐，每每熨揉可缓。雷鸣者，水走肠间，沥沥有声。此饮邪留滞胃肠，胃肠虚实更替之时，气游饮中，故而声响如雷鸣。以其寒饮内积，脾胃升降失常，饮邪冲逆于上，或胸腹，或胁肋，总是自下而上，支撑逆满胀痛，与奔豚胸痹等病证，情形相类。《伤寒论·太阳病中篇》原文第67条之"气上冲胸、起则头眩"，《胸痹病篇》之"胁下逆抢心"，可资佐证。其逆于胃者，呕吐痰涎清水，或夹不化食物，气必不腥，味必不腐。若犯肠下趋者，则可见下利清稀。而舌白苔滑，脉弦或紧，自是不必细述。

《灵枢》曰："邪在脾胃，阳气不足，阴气有余，则寒中肠鸣腹痛。"今本条所论，正与经论相合，中焦阳虚，寒饮冲逆，治当温之，如此则可与四逆辈，殆无疑义。若腹满时痛而下利者，多主以理中、四逆、白通汤之类。若以腹痛呕逆为主者，则可主以吴茱萸汤类。今以附子粳米汤为治，更增一方，弘扬其法是也。方以附子炮用，温阳散寒止痛为君。半夏辛温，化饮降逆平冲为臣。甘草大枣粳米，甘以缓急，补益脾胃，而共为佐使。若寒甚痛剧者，仿大建中方意加蜀椒干姜，其效更佳。

❀名案选录❀

赵守真医案：彭君德初夜半来谓"家母晚餐后腹内痛，呕吐不止，煎服姜艾汤，呕痛未少减，且加剧焉，请处方治之。"吾思年老腹痛而呕，多属虚寒所致，处以砂半理中汤。黎明彭君仓卒入，谓服药痛呕如故，四肢且厥，势甚危迫，恳速往。同诣其家，见伊母呻吟床第，辗转不宁，呕吐时作，痰涎遍地，唇白面惨，四肢微厥，神疲懒言，舌质白胖，按脉沉而紧。……彭母之病恰切附子粳米汤，可以无疑矣！但尚恐该汤力过薄弱，再加干姜、茯苓之温中利水以宏其用。服两贴痛呕均减，再二贴痊愈。改给姜附六君子汤从事温补脾肾，调养十余日，即健复如初。（引自《治验回忆录》）

原文 痛而闭者，厚朴三物汤主之。（11）

厚朴三物汤方：

厚朴八两　大黄四两　枳实五枚

上三味，以水一斗二升，先煮二味，取五升，内大黄，煮取三升，温服一升。以利为度。

解读 本条论腹满属实证治。

痛而闭者，因闭而痛，大便闭阻不通，显然邪实于里是也。或宿食，或燥屎，或湿滞，实邪内阻，气滞不通，故而腹满而胀。满胀膜急，因而腹痛。此乃痛因胀起，满重于痛，故后世医家谓之滞重于积，气滞为主是矣。

其大便闭者，或结或燥或润，总是排泄不畅，滞而不行。不得因便闭而以燥屎目之，而曰燥热腑实。即或湿热积滞，甚或宿食停滞，皆可为之。以其气滞胀满之共性，而得厚朴三物汤主之。

厚朴三物汤，组成与小承气汤相同，而剂量有别。两方大黄均是四两，而承气汤厚朴二两、枳实三枚，三物汤厚朴八两、枳实五枚。可见厚朴三物汤重在行气导滞，而小承气汤重在泻热荡实。

◈ 名案选录 ◈

冉雪峰医案：武昌俞君，劳思过度，心绪不宁，患腹部气痛有年，或三月五月一发，或一月数发不等，发时服香苏饮、越鞠丸、来苏散、七气汤等可愈。每发先感腹部不舒，似觉内部消息顿停，病进则心膈以下，少腹以上，胀闷痞痛，呕吐不食。此次发而加剧，欲吐不吐，欲大便不大便，欲小便亦不小便，剧时口噤面青，指头和鼻尖冷，似厥气痛、交肠绞结之类。进前药，医者又参以龙胆泻肝汤等无效。诊脉弦劲中带涩象，曰：痛利为虚，痛闭为实，观大小便俱闭，干呕和指头鼻尖冷，内脏痹阻较甚，化机欲熄，病机已迫，非大剂推荡不为功。拟厚朴三物汤合左金丸为剂：厚朴24g，枳实15g，大黄12g，黄连2.4g，吴茱萸3.6g。服1剂，腹中鸣转，痛减；2剂，得大便畅行1次，痛大减，续又畅行1次，痛止。后以澹寮六和、叶氏养胃方缓调收功。嗣后再发，自服此一、二剂即愈。此后病亦发少，发轻，不大发矣。（引自《冉雪峰医案》）

原文 按之心下满痛者，此为实也，当下之，宜大柴胡汤。（12）

大柴胡汤方：

柴胡半斤　黄芩三两　芍药三两　半夏半升（洗）　枳实四枚（炙）　大黄二两　大枣十二枚　生姜五两

上八味，以水一斗二升，煮取六升，去滓，再煎，温服一升，日三服。

解读 本条论高位腹满证治。

心下之部，位属膈间，连及胁下，与肝胆相邻。心下满痛者，常是胃脘之病，而未尝不可与肝胆相涉者。心下之满，气痞而已。心下之痛，每多实邪阻滞，如结胸之类。其心下痞者，理气消痞，诸泻心汤主之。其心下痛者，逐邪导滞，瓜蒌陷胸之类。

本条病位之辨，较为困难。就传统观点而言，以方测证，此用柴胡剂，自然与肝胆相关。然柴胡剂是否必以少阳病位作为运用依据，值得思考。今引笔者《读伤寒》第165条相关论述，略作阐释于下。

心下，自是中焦之位，与少阳有所关联，而非少阳病位之依据，固无疑义。然心下之位，少阳之脉侧行络属肝胆之所过，又不可不知也。然则若属少阳气郁，其心下固可痞硬，而多伴见胸胁痞硬之症，乃合情理。今唯按之心下满痛，而未言及胸胁，且无脉弦口苦目眩诸症，则其心下病证，与少阳之关联，似属牵强。

中焦胃肠升降失职，心下痞满自是常见之症。硬痛者，每多痰食宿滞之有形，故可攻而下之。然《伤寒论·阳明病篇》原文第204条"呕多不可攻"、第205条"……心下硬满不可攻之

读金匮

202

禁"，示阳明之实，其位偏高、其势趋上者，不可逆之而攻。后世脘上宜吐、脘中宜消、脘下宜下之法，可谓源出于此。

今曰：按之心下满痛者，此为实，当下之，宜大柴胡汤。此之言下，殆为下法之变，通过调畅枢机之途，而收和胃通下之功。与承气诸法，更重气机之调畅，而逊攻逐之峻猛。《伤寒论·阳明病篇》原文第230条谓上焦得通，津液得下，胃气因和，是其获效之理。此以大柴胡汤借治阳明热结偏上之证，理如上述。若其证兼肝胆，所谓阳明少阳同病，则用之更无可疑。

由此可知，大柴胡汤之功用，既可和解少阳，调畅枢机，亦可攻逐实邪，荡涤胃肠。宿滞胃实而其位偏低、其势趋下者，可加大黄。气机痞滞或邪结偏上者，不用或少用大黄，是一方二法之谓也。宋本《伤寒论》中此方无大黄，殆非无意之笔？

《名案选录》

赵守真医案：黄相群，性急躁，年虽知命，犹有少年豪气。先年患吐血，经30年未发。1946年因境遇不佳，心胸不舒，肝气郁滞，面鲜喜容。昨晨忽大吐，多紫黑瘀块，半日后尚不时零星而出，自煅发炭钱许，用童便冲服，血寻止。但觉胸膈胀满，中有腥气，午后发潮热，迁延半月未治，迄至恶化，始延族兄某诊之，多日未效，病转增，乃来诊治。按脉弦数，舌苔黄厚，胸胁痞满，频有呕意，口苦不欲食，大便数日一行。……处以大柴胡汤开郁清热，加花蕊石（煅研冲服）清瘀，降香调气。首服2剂无异状，3剂便血数次，间有瘀块，潮热始退，胸膈舒，口中腥气减。此宜解郁和肝，清理余热，改投丹栀逍遥散加茜草、丹参，再5剂诸症渐平，后用滋血开胃药调养康复。（引自《治验回忆录》）

203

原文 **腹满不减，减不足言，当须下之，宜大承气汤。（13）**

大承气汤方： 见前痉病中。

解读 本条论阳明腹满属实证治。

本条亦见于《伤寒论·阳明病篇》原文第255条。夫腹胀有虚实之辨，前已论及。其因虚而滞者，时有复运之机，故云腹满时减复如故，言其腹满时轻时重，如此当与温药，复其气运而已。而其实热结聚者，非下不足以通其滞，故而腹满不减，即或稍减亦不足为道，云其腹满不减减不足言，是万物所归无所复传，聚于阳明中土，必得通下而乃可缓其满胀之势，故曰当下之。至于通下之方，又当酌情而选，其大满大实者，自宜大承气汤。若其结聚满实不甚者，小承气汤甚或调胃承气汤，亦属的对之剂。《伤寒论·阳明病篇》原文第208条之腹大满不通者与小承气汤微和之，当得与此条相比勘，以明其轻重缓急之治法奥妙。

读金匮
—
204

◈ 名案选录 ◈

舒驰远医案：治舒时宗，三月病热，与仲远同往视之。身壮热而谵语，苔刺满口，秽气逼人，少腹硬满，大便闭，小便短，脉实大而迟。仲远谓热结在里，其人发狂，小腹硬满，胃实而兼蓄血也，法以救胃为急，然此人年已六旬，症兼蓄血，下药中宜重用生地，一以保护元阴，一以破瘀下血。余然其言，主大承气汤，硝黄各用24g，加生地黄30g，捣如泥，先炒数十沸，乃纳诸药同煎。送进5剂，得大下数次，人事贴然。少进米饭一二口，辄不食，呼之不应，欲言不言。但见舌苔干燥异常，口内喷热如火，则知里燥尚未衰减，复用犀角地黄汤加大黄3剂，又下胶滞2次，色如败腐，臭恶无状，于是口臭乃愈。生大黄24g，芒硝24g，厚朴9g，枳实9g，生地黄30g（捣为泥另煎）。（引自《伤寒名案选新注》）

原文 心胸中大寒痛，呕不能饮食，腹中寒，上冲皮起，出见有头足，上下痛而不可触近，大建中汤主之。（14）

大建中汤方：

蜀椒二合（去汗） 干姜四两 人参二两

上三味，以水四升，煮取二升，去滓，内胶饴一升，微火煎取一升半，分温再服。如一炊顷，可饮粥二升，后更服，当一日食糜，温覆之。

解读 本条续论腹痛属寒之证治。

本条继附子粳米汤所主病证，进一步深入讨论寒性腹痛证治之异同。

前言因"腹中寒气"，雷鸣切痛，胸胁逆满而呕吐，主以附子粳米汤以温阳散寒止痛，化饮降逆平冲。本条则言"腹中寒"，其义与前并无不同，皆是既言病机，复言病状。

前言寒痛在腹，上下切移，时作时休而尚可耐受。此言寒痛上及心胸，下涉少腹，而胃肠寒邪充斥奔迫，大腹积气如瘕而攻冲，形似头足起伏而游移，痛不可近且不可忍。较之前证，其痛之范围更广，其痛之程度更剧，因知其寒积之甚，殊非常理可测。就此而论，本证之病性，阳气大虚之外，似亦可责之邪实一面，阴寒结聚太甚之谓。

前言呕吐，寒饮逆胃，故呕逆而多吐痰涎清水。此言呕不能饮食，是寒气格阻、胃气上逆，呕多而吐少，内无停食痰饮之物是矣。观《伤寒论》小建中汤方后注，曰呕家不可与建中汤，可知建中之方，每多甘腻，不利于痰食水饮，故而建中之法，宜乎病属虚寒而不兼实邪之证。

故此可知，本证中焦阳虚，阴寒积聚，与前附子粳米汤证同中有异，而证情更为急重。论曰按之不痛为虚痛者为实，本证上下痛而不可触近，颇类结胸重症之象，然究其本质，仍属虚寒。关于虚实之辨，有谓寒客之痛，按之则热气至而血气散，故可痛止，此《素问·举痛论》所论实痛之喜按者。而《医津一筏》则曰：夫按则气散，即实亦有因之而痛减者；虚则气壅而为痛，复按之，气愈壅，即虚亦有因之而益痛者。由此可见，腹痛腹满虚实之辨，亦有常变之道，不得执一而论。

关于腹中头足攻冲作痛，有以肠中蛔积而释，可备一格，然未必然。夫素有虫寄肠中者，因寒而扰，窜动攻冲，自可如此。然寒主收引，气聚胃肠，切移上下，亦可气瘕起伏，而现此象。

建中者，复建中气，以资化源，必以培补脾胃为其根本。大建中汤，以蜀椒干姜温散寒气，以参饴粥糜甘调脾胃。较之附子粳米汤，其辛热温通、甘温补益之功，显然更为突出。而附子粳米汤，则独具化饮平冲之力，是其异也。

读金匮

206

《名案选录》

谭日强医案：杨某，男，6岁。患蛔虫性肠梗阻，脐腹绞痛，呕吐不能食，吐出蛔虫1条。诊时面色萎黄有虫斑，身体瘦弱，手足清冷。按其腹有一肿块如绳团状，舌苔薄白，脉象沉细。此中气虚寒，蛔虫内阻，治以温中散寒，驱蛔止痛，用大建中汤：西党10g，川椒3g，干姜3g，饴糖30g，加槟榔10g，使君子10g。虑其置药缓不济急，先以青葱、老姜捣烂加胡椒末拌匀，白酒炒热，布包熨腹，冷则加热再熨。肠鸣转气，腹痛渐减。再煎前方小量多次服1剂，呕吐止，再剂而腹痛失，并排出蛔虫百余条，后用当归生姜羊肉汤，加盐少许佐餐，治其贫血。（引自《金匮要略浅述》）

原文 胁下偏痛，发热，其脉紧弦，此寒也，以温药下之，宜大黄附子汤。（15）

　　大黄附子汤方：

　　大黄三两　附子三枚（炮）　细辛二两

　　上三味，以水五升，煮取二升，分温三服；若强人煮取二升半，分温三服。服后如人行四五里，进一服。

解读 本条论寒实腹痛证治。

　　大腹之与胁下，部位相邻，所属脏腑不同，而彼此关联。大腹者，脾之属。胁下者，肝之位。今言胁下偏痛，或左或右，更见其脉弦紧而发热，颇类肝胆热郁，斟酌《伤寒论·少阳病篇》原文第265、266条，似当主之疏肝泄热利气之品。

　　然本条语意，其后急转直下，曰此为寒，当温药下之，明确前述诸症，皆因寒积而发，故曰攻下而必以温药。而寒积之位，当非肝胆，实乃胃肠，观其用方大黄附子汤即知。盖邪郁肝胆，必以疏导和解为法，绝难纯任攻下是也。

　　因知本条所论，寒积于里，气滞于腹，牵掣胁肋，或左或右，引痛不舒，是脾胃肠间之积，累及肝胆胁肋，城门之火，而有池鱼之殃。至于本证之发热，例属变局。寒积阳郁，热势不甚，或面烘咽燥，或身热肢凉，必口和舌淡，苔白厚腻。其脉弦紧。

以此寒邪宿食，相互搏结，便闭腹痛而满，寒积重于气滞，故以附子细辛温阳散寒，大黄破积导滞。

本方与麻黄附子细辛汤，一药之别，剂量之异，而分别成为温下与温散之名方。可知经方配伍变化之妙，存乎一心。

❀名案选录❀

赵守真医案：钟大满，腹痛有年，理中四逆辈皆已服之，间或可止，但痛发不常，或一月数发，或两月一发，每痛多为饮食寒冷之所诱致。常以胡椒末姜汤冲服，痛得暂解。一日，彼晤余戚家，谈其痼疾之异，乞为诊之。脉沉而弦紧，舌白润无苔，按其腹有微痛，痛时牵及腰胁，大便间日1次，少而不畅，小便如常。吾曰："君病属阴寒积聚，非温不能已其寒，非下不能荡其积，是宜温下并行，而前服理中辈无功者，仅祛寒而不逐积耳。依吾法两剂可愈。"彼曰："吾固知先生善治异疾，倘得愈，感且不忘。"即书予大黄附子汤：大黄12g，乌附9g，细辛4.5g。并曰："此为《金匮》成方，屡用有效，不可为外言所惑也。"后半年相晤，据云：果两剂而瘥。（引自《治验回忆录》）

 原文 寒气厥逆，赤丸主之。（16）

赤丸方：

茯苓四两　乌头二两（炮）　半夏四两（洗）一方用桂　细辛一两《千金》作人参

上四味，末之，内真朱为色，炼蜜丸如麻子大，先食酒饮下三丸，日再夜一服；不知，稍增之，以知为度。

解读 本条论腹痛厥逆证治。

本条文辞简洁，宜乎以方测证。

曰寒气者，自与前论"腹中寒""腹中寒气"等语同义，既述病机，复论症状，即言腹中有寒而冷痛。是以呕逆不食、腹满下利、口和不渴、舌淡苔白、脉沉弦紧等症，多有所见。而特别提出厥逆一症，显然阳气不足，既失于内温，复难以外煦，以致寒彻内外。且因寒痰水饮内滞胸腹，阳气更难运布外达，故而四肢厥冷，与《伤寒论》少阴厥阴之虚寒厥逆，本质并无所异。

外感热病所致三阴厥逆，进展迅速，多救以汤。而内伤杂病阳虚厥逆，沉寒痼冷，积重难返，每多痰饮水湿之兼夹，缓图以丸。今观其方，乌头细辛，可以前方附子细辛之配伍而目之，温阳散寒止痛，而效力更宏。茯苓半夏，化饮利湿，止呕降逆，乃饮邪为患之首选。以此论之，本方与附子粳米汤之组方，意义相同，用药有别。然本方更以真朱安神定志而平冲降逆，是所异也。蜜之丸用，既甘以缓急，且制药毒，一箭双雕。酒以送服，辛温走窜，助温药以散寒邪。

此方与附子粳米汤，半夏与附子乌头配伍，涉及后世药物配伍禁忌，各家阐释，仁者见仁，智者见智，其论足资参考。要之，无论与何药配伍，乌附之用，必重炮制，且多久煎，实乃其安全应用之保证。

◈名案选录◈

石季竹医案：石某，男，4岁。患结核性脑膜炎入院，诊时昏迷不醒，痰声辘辘，双目斜视，四肢厥冷，时而抽搐。苔白微腻，指纹青黯。乃属痰浊蒙闭心包，肝风内动，宜《金匮》赤丸方损益：制川乌、法半夏、石菖蒲各6g，云苓9g，细辛1g，远志5g，生姜汁5滴，竹沥10滴。2剂后吐出小半碗痰涎，神清厥回，肝风遂平。续经中西药调理3月而愈。（引自《上海中医药杂志》1983年第11期）

原文 腹痛，脉弦而紧，弦则卫气不行，即恶寒，紧则不欲食，邪正相搏，即为寒疝。

寒疝绕脐痛，若发则白汗出，手足厥冷，其脉沉弦者，大乌头煎主之。（17）

乌头煎方：

乌头大者五枚（熬，去皮，不㕮咀）

上以水三升，煮取一升，去滓，内蜜二升，煎令水气尽，取二升，强人服七合，弱人服五合。不差，明日更服，不可一日再服。

解读 本条论典型寒疝的病机与证治。

疝者，腹痛也（《说文解字》）。颜师古曰：疝，腹中气疾上下引也。以此可知，疝之为病，以腹痛时作、上下攻冲为特征。《素问》明确指出："病在少腹，腹痛，不得大小便，名曰疝，得之寒。"仲景承其旨绪，曰寒疝腹痛，其脉弦紧。弦紧者，阴也，主寒主痛。故其腹痛之因，责之寒凝。寒气内积，虚阳与之相争，谓之正邪相搏。寒气因之时聚时散，故而腹痛时作时休。邪正相争，阳失其职，外不能温煦卫表，内不能暖养脏腑，故恶寒而不欲食。

脐腹者，三阴所聚之部。今寒气内积，三阴皆凝，虚阳与阴寒搏击于兹，故痛绕脐周，此起彼伏，时作时休。寒积冰凝，脉来沉弦。虚阳郁伏，身凉肢厥。寒凝气滞血郁，则痛剧难忍而神魂不宁，以致营卫相离而冷汗如珠。

其病责之积寒与虚阳之相搏，此寒凝重于阳虚，欲救其阳，必攻其阴，故以大辛大热之乌头，水煎蜜炼。辛以散之，热以温之，甘以缓之，步步为营，缓急有序，实为治疗寒性腹痛之良策。

前论附子粳米汤证、大建中汤证、赤丸证等，腹痛时作而性皆属寒，就其特征而论，似亦可归属寒疝之类。

❧ 名案选录 ❧

吉益东洞医案：京师界街商人之仆，年70余，自壮年患疝瘕，十日、五日必一发。壬午秋大发，腰脚挛急，阴卵偏大，而欲入腹，绞痛不可忍，众医皆以为必死。先生诊之，作大乌头煎（每剂重24g），使饮之。斯须，瞑眩气绝，又顷之，心腹鸣动吐水数升即复原，尔后不再发。（引自《皇汉医学》）

原文 寒疝腹中痛，及胁痛里急者，当归生姜羊肉汤主之。（18）

当归生姜羊肉汤方：

当归三两　生姜五两　羊肉一斤

上三味，以水八升，煮取三升，温服七合，日三服。若寒多者，加生姜成一斤；痛多而呕者，加橘皮二两、白术一两。加生姜者，亦加水五升，煮取三升二合，服之。

解读 本条论寒疝血虚证治。

此言寒疝腹中痛，或痛在少腹，或痛在脘间，其位不定，而腹内拘急挛缩，每与胁腹相引而痛。

夫胁肋者肝胆之位，肝藏血而主筋，体阴用阳。今言里急，血虚不濡，筋脉失养，固其因也。然血虚而寒，寒主收引，亦其义矣。以此可知，本证之机，责之血虚寒滞。本证之位，重在厥阴肝木。《素问·举痛论》即曰："寒气客于厥阴之脉，厥阴之脉者，络阴器系于肝，寒气客于脉中，则血泣脉急，故胁肋与少腹相引痛矣。"

而以肝脾木土之关系，肝寒气逆，每易克犯脾土，故而脘腹时痛，上下攻冲。此因虚而寒，血虚为本，寒凝为标。而寒滞之际，阳气自馁。故其痛喜温喜按，而面白少华，身踡肢冷，神疲气短，脉沉细弱，诸般虚损，多有所见。

本证颇类《厥阴病篇》当归四逆加吴茱萸生姜汤证，而此以血虚为重，彼以寒凝为主，故二者用方，一重补养，一重温通。当归生姜羊肉汤，重用血肉有情之品，形不足者温之以气，精不足者补之以味，开启后世药膳食养之先声。

原文　寒疝腹中痛，逆冷，手足不仁，若身疼痛，灸刺诸药不能治，抵当乌头桂枝汤主之。（19）

乌头桂枝汤方：

乌头

上一味，以蜜二斤，煎减半，去滓，以桂枝汤五合解之，得一升后，初服二合，不知，即服三合；又不知，复加至五合。其知者，如醉状，得吐者，为中病。

桂枝汤方：

桂枝三两（去皮）　芍药三两　甘草二两（炙）　生姜三两　大枣十二枚

上五味，㕮咀，以水七升，微火煮取三升，去滓。

解读 本条论寒疝兼表证治。

本条所论，内外皆寒。其内者，阳虚不温，阴寒痼结。其来也久，其病也深。寒积虽久，而虚阳时可相争，故而腹中挛痛乍作，而为寒疝之发。

今曰手足逆冷而不仁，《素问·痹论》曰："其不痛不仁者，病久入深，荣卫之行涩，经络时疏，故不通，皮肤不营，故为不仁。阳气少，阴气多，与病相益，故寒也。"可知本证阴寒气盛，内冰外凝，影响营卫气血之运布，故而肌肤不仁，手足逆冷。此皆责之于阳虚寒积，固无疑义。然有内虚而招外寒者，亦非鲜见。故有或兼头疼身痛恶寒发热者，此内外合邪，本于正虚。正虚邪实，表里俱病，扶正不足以祛邪，温里不足以解外，是以温灸针刺，诸药难效。故主以乌头桂枝汤，温里发表，表里兼顾，冀获良效。

本方以大乌头煎峻逐沉寒而止痛，以桂枝汤辛温散寒和营卫。以其乌头之峻烈，故对其煎煮及服法剂量，无不小心谨慎，以防其弊。本方之量，多认为是大乌头煎之五枚，可参。

213

≪名案选录≫

赵守真医案：袁姓青年农妇，体甚健。一日，少腹大痛，筋脉拘急而未稍安。虽按亦不住，服行经调气药不止，迁延十余日，病益增剧，迎余治之。其脉沉紧，头身痛，肢厥冷，时有汗出，舌润，口不渴，吐清水，不发热而恶寒，脐以下痛，痛剧则冷汗出，常觉有冷气从阴户冲出，痛处喜热敷。此由阴气积于内，寒气结搏而不散，脏腑虚弱，风冷邪气相击，则腹痛里急，而成纯阴无阳之寒疝。窃思该妇经期如常，不属于血凝气滞，亦非伤冷食积，从其脉紧肢厥而知为表里俱寒，而有类于《金匮》之寒疝……本病症状虽与《金匮》原文略有出入，而阴寒积痛则属一致。因处以乌头桂枝汤：制乌头12g，桂枝18g，芍药12g，甘草6g，大枣6枚，生姜3片。水煎，兑蜜服。上药连进2帖，痛减厥回，汗止人安。换方当归四逆加吴茱萸生姜汤，以温通经络，清除余寒，病竟愈。（引自《治验回忆录》）

原文 其脉数而紧乃弦，状如弓弦，按之不移。脉数弦者，当下其寒；脉紧大而迟者，必心下坚；脉大而紧者，阳中有阴，可下之。（20）

解读 本条论寒实内结可下之不同脉象。

脉诊之理，弦紧相类，主寒主痛，同属阴脉。而数之与大，主热主实，同属阳脉。此其常也，而其变局，自因体质禀赋、邪正进退之不同，而各有所异。阴中有阳，阳中有阴，虚实互见，寒热相兼，此亦临床之实际，不必置疑。

然此条之文义，确有令人心生疑惑之处。固知叔和之先，脉学尚无定论，而于脉之形理，各说不一。是以仲景所论之脉，或偏于理，或趋于形，每视语境之异，而义有不同，其例于论中所见甚多，不必赘言。

今言脉数弦可下，曰脉紧大可下，脉紧大而迟者心下坚，此皆阳中有阴，自亦可下。而迟之与数，寒热异性，自古皆然。今曰脉数弦当下其寒，有谓数者当作急迫之义，非疾速之义。粗读似觉合理，而细思则生疑惑。盖急迫者，类于《伤寒论·太阳病上篇》原文第20条之脉促，短促急促之义。脉来急促，而脉率并非一息六至以上，颇有短促局限于关上之意。然弦脉之形，端直以长，脉势有溢出寸尺之意，绝非短小局促于关上之形状。故而弦数之脉，难以弦促作解。

　　细品此条文义，仍以寒积宜下为其本旨。而寒积之成，必因阳气不足，是本虚而标实，殆无疑义。观临床心肾大衰之际，每有便闭溲涩身肿气促之时，而脉来弦疾滑数，按之颇实，绝非虚脉之象。此证情虚实相兼，而脉实不虚，亦可谓之阳中有阴，仍可急攻其邪，以挽危局。唯此攻邪，必当刻刻虑及正虚，恐其一泄之后，阳气骤脱，而脉转微细欲绝，甚或屋漏雀啄，纯阴无阳，险象环生。故当中病即止，急予固本培元，此又不可不知也。

　　要之，本条文辞简涩，语义断续，颇为难解。李今庸先生将之存疑，并未随文敷衍，确属高明。

【附方】

原文　**《外台》乌头汤：治寒疝腹中绞痛，贼风入攻五脏，拘急不得转侧，发作有时，使人阴缩，手足厥逆。**方见上。

解读　本条补论寒疝证治。

　　本条之义，曰寒疝之发，腹中绞痛而发作有时，仍是正邪相搏之际，寒气攻冲而时有休止。贼风者，外邪也。攻入五脏，必是正气内虚，乃得入也。经云疝之发得之寒，故此贼风多指寒邪。寒主收引，故外之筋脉拘急，而身体不能自转侧。内之筋脉拘急，故腹痛攻冲而阴缩。手足厥逆者，寒气甚而阳气失温是矣。以此而知，其证内外皆寒，故《外台秘要》主用乌头桂枝汤，大剂而施，以逐阴邪而回阳气，温里阳而散表寒。其方组成与前之乌头桂枝汤无异（桂心易桂枝），唯剂量明显加大（乌头十五枚），其效更著，其用更宏，而用之不当，则祸不旋踵。

原文 《外台》柴胡桂枝汤方：治心腹卒中痛者。

柴胡四两　黄芩　人参　芍药　桂枝　生姜各一两
半　甘草一两　半夏二合半　大枣六枚

上九味，以水六升，煮取三升，温服一升，日三服。

解读 本条论心腹卒痛证治。

读金匮

216

此论心下脘腹卒然而痛之证治，其例类于寒疝而实非。盖疝之作得于寒，而柴胡桂枝汤其方解表和里，寒温并用，并非祛寒逐阴之剂，此其一也。其二，其痛之位，以心下胃脘之部为主，而非疝痛之重在脐周少腹。其三，其痛卒然而作，但未明确时作时休之寒疝特征。故此，本条之义，乃类比而列，以明疝痛之与其他腹痛的证治异同。

前论曾曰，心下胁腹之痛每多相连而及。今以心腹卒痛，而治以柴胡桂枝汤，颇类前论大柴胡汤之用。而若其证涉及肝胆，心腹之痛必然与胁肋相引，如此则本方之用，更属的当之选。

原文 《外台》走马汤：治中恶心痛腹胀，大便不通。

杏仁二枚　巴豆二枚（去皮心，熬）

上二味，以绵缠搥令碎，热汤二合，捻取白汁，饮之，当下。老小量之。通治飞尸鬼击病。

解读 本条论中恶证治。

所谓中恶之证，因"将摄失宜，精神衰弱，便中鬼毒之气。其状卒然心腹刺痛，闷乱欲死"（《诸病源候论》）。其证心腹刺痛，卒然而作，与前条所论，其状相类。曰飞尸鬼击者，据巢氏之论，俱是心腹胸胁卒然而痛之病，以其发作突然，征象急重，故名之。其病每因阴寒秽毒卒然相感，心肺胃肠气机升降欲窒将熄，以致心痛腹胀，大便不通。此际速下秽浊，开闭通结，实为当务之急。故以巴豆峻下寒毒，杏仁宣肺利肠，以求复其升降而续生机。

❀名案选录❀

赵守真医案：雷某常年嗜饮，体渐衰而患酒病，数月一发，近来尤频。发时身痛如被击伤，苦楚异常，胸腹满硬，起卧不宁，呼号不止，二便闭阻，时欲浴于极热汤中，得大汗，痛胀可稍缓，顷又复初。但经六七日，病渐衰，不药亦安。今发痛尤剧，日夜呻吟，逾期不愈，始延治之。切脉浮沉皆紧，表里俱实。其人嗜酒湿多，不特湿恋中宫，而且弥漫肌表，与外寒相搏，故为胀痛。温浴则毛窍开，大汗则寒湿减，因可暂安……乃予五苓散通阳利水中，加红浮萍之轻清走表，功胜麻黄，而祛湿力亦大，葛花、枳椇以解酒毒，砂仁、苍术温中燥湿而速其转化。温服厚复，二帖汗出如雨，小便通畅，胀痛大减。唯大便数日未行，腹感满痛，此为热积肠间，非通不可，以大承气汤攻之，二剂不行，痛增剧。为救急计，用走马丸五分以通之，得大泻数次，腥臭难闻，痛遂止，复用清里渗湿之药排除余邪，数剂遂安。（引自《治验回忆录》）

问曰：人病有宿食，何以别之？师曰：寸口脉浮而大，按之反涩，尺中亦微而涩，故知有宿食，大承气汤主之。（21）

解读 本条论宿食证治。

宿食者，食停不化、久滞胃肠之病。其情或腹满，或便闭，或厌食，随其所滞部位及阻滞程度，而有不同见症。且因体质禀赋之不同，而有寒化热化之异，然总以食停气壅为特征。

今曰寸口脉浮大，乃气壅于上。按之反涩者，谓其沉涩之象，颇与浮大洪滑相违。尺脉微而涩，此之微者，义同隐伏，重按方可略有触知，殆非极细极软之微，乃其非重按不能触及脉动，而触之脉动亦滞涩不畅也。故知寸脉与尺脉，皆是沉取而涩，意其结聚在内，气乃壅上，而有寸口脉之浮大。是脉浮大因于脉沉涩，脉沉涩因于食久滞。气血失畅，往来迟滞，故有脉来沉涩。

涩脉之形，往来迟滞，状如轻刀刮竹，而有虚实之辨。其属虚者，犹如弱女涉险，欲进还退，步点虚浮，此气血不足，无以为继。其属实者，状若纤夫逆流，前俯后仰，步履坚实，此气血壅滞，勉力营周。

然脉之沉涩有力，并非宿食之独具，它如瘀血痰饮，亦非鲜见。曰故知有宿食，当得有便闭腹胀厌食等症，相兼而见，乃可断之宿食。

宿食内停，自当攻下。而因其寒化热化之异，而有寒下温下之别。大凡体质壮实者多热化，体质孱弱者多寒化，随其所化，而有寒热不同之兼夹征象。今曰主以大承气汤，显然本条所论之宿食，以热化为其特点，故而口渴心烦、舌红苔黄等，多有所见。反之，口和不渴，舌淡苔白，恶寒肢凉，即是宿食寒化，其治当仿大黄附子汤之例。

原文 脉数而滑者，实也，此有宿食，下之愈，宜大承气汤。
（22）

解读 本条续论宿食证治。

　　脉之滑涩迟数，阴阳迥异，而得同为宿食之脉，显然，虽属
同理异象，毕竟情势不同。以其宿食虽停，时日未久，气血壅盛
而未滞，勃勃然洪涌而出，故而脉来滑数。因其食停，必有脘腹
痞满、便闭难排之象，故曰实。食阻胃肠，其高者，引而越之；
其下者，攻而泄之。今曰下之愈，显然食停之位，偏于下焦。食
积化热，大实大满者，宜以大承气汤。若大满微实者，当予小承
气汤。若宿食化燥者，则宜调胃承气汤。是下法虽同，而当酌情
选方，以应其机。他如消食化滞之保和丸、导湿理滞之枳实导滞
丸等，皆可斟酌而用。

原文 下利不欲食者，有宿食也，当下之，宜大承气汤。（23）

解读 本条论宿食下利证治。

　　食积胃肠，升降失常，腑气不顺，胃纳不健，是以厌而不
食，此为常情。胃肠之气不得承顺，必勉力降之泄之，然食积既
重，是以下而不畅，虽利仍满痛不减，脉来沉实。如此则可因势
利导，药以助之。今曰宜大承气汤，是食积之重者。若证情偏
轻，则小承气、调胃承气之类，亦可酌情而用。若病性偏寒者，

承气诸方殆非其选，宜予大黄附子汤之类。

原文 宿食在上脘，当吐之，宜瓜蒂散。（24）

瓜蒂散方：

瓜蒂一分（熬黄）　赤小豆一分（煮）

上二味，杵为散，以香豉七合煮取汁，和散一钱匕，温服之，不吐者，少加之，以快吐为度而止。亡血及虚者不可与之。

解读 本条论宿食偏上证治。

食在上脘，膈间痞闷，甚或胸膺窒痛，愠愠欲吐，嗳腐吞酸，恶闻食臭。舌苔浊腻，脉紧或滑。以其病位偏上，食邪有上越之势，其治仍当因势利导，涌而吐之，方用瓜蒂散。若逆而下之，则是徒伤无辜，而宿滞终不得去。是以宿食之治，既应辨其寒热病性，亦当辨其上下病位。

综合诸条所论，可知食停上脘宜吐，食停下脘宜下。而食停中脘者，则宜消导。

❀ **名案选录** ❀

李士材医案：治秦景明。素有痰饮，每岁必四五发，发即呕吐不能食，此病久结成窠囊，非大涌之，弗愈也。须先进补中益气，十日后，以瓜蒂散频投，涌如赤豆沙者数升，已而复吐水晶色者升许。为是者七补之，七涌之，百日而窠囊始尽。专服六君子，八味丸，经年不辍。（引自《伤寒名案选新注》）

原文 脉紧如转索无常者，有宿食也。（25）

解读 本条论宿食脉象。

　　紧脉之状，如绳之绷，绞急坚硬，左右弹指。浮而紧者多外寒，沉而紧者多痰食。此曰脉紧如转索无常，其状恰如力士拔河，绷直弹手，且见脘痞厌食、泛恶欲吐、腹满便闭等症，自是宿食之征。其机理责之食滞气壅、正邪相搏。可参阅《伤寒论·厥阴病篇》原文第355条："病人手足厥冷，脉乍紧者，邪结在胸中，心下满而烦，饥不能食者，病在胸中，当须吐之，宜瓜蒂散。"

原文 脉紧，头痛风寒，腹中有宿食不化也。一云寸口脉紧。（26）

解读 本条论紧脉宿食伤寒之辨。

　　前已论及，紧脉主外者多寒邪束表，主内者多寒痰宿食。据《脉经》之文："寸口脉紧，即头痛风寒，或腹中有宿食不化也。"如此则可明确本条之义，在于紧脉所主内外病证之鉴别。如若头痛身疼寒热并作而脉浮紧者，即是外感风寒。设若脘痞纳呆、泛恶欲吐、腹满便闭而脉时紧时滑者，便属宿食内停。

　　以此可见，紧脉主病不尽一种，而宿食之脉亦有微涩、浮大、滑数之不同，是以脉证之辨，必宜四诊合参，方不致误。

　　关于本条之解读，医家争议颇大。另有宿食不化而致寒热头痛之说、宿食病而复感外寒之说，其论各有所据，可资参考。

【小结】

膈下之位，皆统于腹，内居脾胃肝胆大小肠，乃至膀胱胞宫及两肾。而以脐周大腹归属于脾，心下脘腹归属于胃，胁肋少腹归属肝胆。

腹满者，腹部胀满之义，胃肠气滞不行，每因中焦升降失常而致。其甚者，胀而兼痛；其微者，但满而已。寒疝者，少腹挛痛攻冲之义，其病每因寒凝经脉而致。宿食者，食停不化、胃肠壅滞之义。

夫腹满、腹痛、寒疝、宿食，前二者多言症状，后二者多谓病名。今以腹满开篇，意其本篇所论，悉与腹满相关，而皆可责之气滞也。

夫清虚之位，其满之与痛，关联甚密。满甚者必因䐜急而痛，而痛者不通，气滞于清虚之境，则多有满胀之象。故而开篇所言，虽论腹满，未尝不及于腹痛。满痛之脉，例以弦紧为主，以脏寒生满病是矣。

腹之满痛，必辨虚实，按之不痛为虚，痛者为实，此其纲要也。而腹满不减、减不足言为实，腹满时减复如故为虚，此又其补充之例。

虚多病寒，实多病热，此是辨证之另一眼目，但不可一例视之。虚寒宜温，实热宜下，此其治疗之原则。攻之不当，或虚实夹杂，其预后每多不良。

腹满寒疝宿食诸方，每据病机之异同特点，多可互借而用。

以气滞为主之腹满者，其证属实，主以厚朴三物汤。兼表者，主以厚朴七物汤，而其寒热属性并非用方之主要依据。实热积滞者，病位偏上者主以大柴胡汤，病位偏下者主以大承气汤。

腹满属寒者，每多兼痛，以寒主收引是也。其病有纯虚无邪者，有邪少虚多者，有实多虚少者，每视病情而斟酌用方。腹中雷鸣切痛之寒饮冲逆，主以附子粳米汤。其甚者，更见肢厥显著，主以赤丸。而虚多寒甚、不兼饮邪者，主以大建中汤。寒甚攻冲之疝痛，主以大乌头煎。兼表寒者，乌头桂枝汤主之。血虚寒滞者，主以当归生姜羊肉汤。寒实内积者，主以大黄附子汤。

　　附列三方，或主寒疝，或治腹痛，或疗中恶，皆是条列类比，以明其治。

　　至于宿食，食积不化，或胀或呕或闭，总是胃肠壅滞之象，咎于饮食停滞日久。因之其治，必以去其宿食为法。然宿食之停，或在上脘，或在中脘，或在下脘，其治必予因势利导。在上者，引而越之，治以瓜蒂散。在下者，引而竭之，治以承气汤。若其停积中脘，欲吐不得，欲泻不能，则宜后世消导之法。

五脏风寒积聚病脉证并治第十一

题　解

本篇体例略异于前后各篇，主要从三焦脏腑角度论述其受邪为病的特点。以其脱简较多，文义时常断续，故而多有存疑。

就其所论而言，仲景认为脏腑皆可各自受邪而为病，脉证预后均有不同，其治因之而异，其实质仍是辨证论治。故而五脏风寒者，乃是论其五脏各受风寒之邪而有不同的脉证，与《伤寒论》辨治体系源出一流，而以内伤脏腑立论。

积在五脏，聚在六腑，既分病位深浅，亦明病情轻重，此积聚之辨，于临床颇有价值。

原文　肺中风者，口燥而喘，身运而重，冒而肿胀。（1）

解读　本条论肺中风。

夫中风之义，在仲景所论中，无论三阳三阴外感体系，抑或内伤杂病辨治体系，多与风阳之邪外来密切相关。故外感体系之中，有六经之中风；杂病体系之中，有五脏之中风，更有中经中络中脏中腑之名，每随其所中之位而冠名之。此与《素问·风论》所言，一脉相承，其曰："风之伤人也，或为寒热，或为热中，或为寒中，或为疠风，或为偏枯，或为风也，其病各异，其

名不同，或内至五脏六腑……"

今曰肺之中风，与后文各脏中风之类，不得与《中风病篇》之中腑中脏相提并论，亦与《风论》肺风有所不同："肺风之状，多汗恶风，色皏然白，时咳短气，昼日则差，暮则甚，诊在眉上，其色白。"故而，欲明其理，必予具体情况具体分析。

风为阳邪，易犯肺卫。肺主皮毛，职司呼吸。风邪中肺，或偏于卫表，或重在肺系，每视患者具体情况而论。其偏于卫表者，营卫失调为主，同于外感热病，辨治遵循六经体例。其重在肺系者，每以肺虚或停饮为内应，风邪乃得径入其里，而直接影响肺之主气主治节功能。

肺主宣肃，职司呼吸，通调水道，布达津液。以其受邪，而宣肃失常，津液不布，故而气促口燥。气机壅滞，故而运身困重，转侧不利。清阳不升，浊阴难降，故而头目眩冒而身体肿胀。此皆责于肺之伤于风邪，治节失常，气机逆乱，清浊不分。其证可与肺胀、风水等病互参。

原文 **肺中寒，吐浊涕。（2）**

解读 本条论肺中寒。

中寒之义，或曰外寒入里，中字读作仲音，或曰里虚寒生，中字读作钟音，其寒邪之源，内外有别。其中于外者，因于邪甚而势急。其生于内者，因于正虚而势缓。其正邪虚实缓急，自有所异。

与前相类，肺之中寒，寒自外来而羁于卫表者，义同外感。而寒邪中于肺之本脏，而未影响卫表者，则为肺寒里证。若夫寒自内生，自是肺脾阳气之不足。无论内外之寒，其阳气终是不足之状，唯寒伤阳或虚生寒之因果不同、正气虚与邪气实之轻重不同而已。

今肺中寒，以其水之上源失节，故而或肿或胀或为涕涎，则是视其所乱，而各有不同。曰吐浊涕者，涕泣涎唾，清窍相通，俱因肺失治节，阳不运布，寒饮寻窍而泄。其出于口者，谓之涎沫。出于鼻者，谓之涕液。出于目者，则谓之泣泪。究其源由，俱因肺寒不运。故曰肺中寒，吐浊涕。其情其由，恰与虚寒肺痿相类。

原文 **肺死脏，浮之虚，按之弱如葱叶，下无根者，死。（3）**

解读 本条论肺之真脏脉。

读金匮

——

226

所谓肺死脏，即肺之真脏脉，言肺气竭绝、真脏气脱之脉。以肺主皮毛而应秋，故其脉之来，《平人气象论》曰："平肺脉来，厌厌聂聂，如落榆荚，曰肺平，秋以胃气为本。病肺脉来，不上不下，如循鸡羽，曰肺病。死肺脉来，如物之浮，如风吹毛，曰肺死。"其平脉病脉死脉，皆以应秋而毛，飘然如羽。然平脉轻浮有形，如榆钱风舞，形迹清晰。病脉上下飘忽，如抚鸡絮，有形无骨。死脉如空中之絮、瀑间之叶，形迹散乱，无根无神。

今曰肺之死脏脉，浮之空泛，按之虚软。弱如失水之葱叶，萎软无力，稍按即无，谓之下无根。夫沉以候下，尺以候肾，今沉取三部无根，或尺部独空，显然肾元已损，而肺失其根，故曰死脏。

原文 肝中风者，头目䐃，两胁痛，行常伛，令人嗜甘。（4）

解读 本条论肝中风。

　　夫肝居胁下，体阴用阳，职司疏泄，藏血而主筋。今风阳之邪犯于肝，或伤其体，或扰其用，每随患者之体质禀赋，而各有所病。若风阳之邪循经上犯，则头掣目䐃，或晕或痛或眩。邪犯厥阴之脉，气血郁滞不畅，因而两胁引痛。腹胁筋脉拘急不舒，前引后曲，故而行则伛偻。疏泄失职，脾胃受损，甘缓补益，故喜食甘味以自救。此肝中风邪，与《素问·风论》所言"肝风之状，多汗恶风，善悲，色微苍，嗌干善怒，时憎女子，诊在目下，其色青。"情状不尽相同，而病理本质，当无所异。

原文 肝中寒者，两臂不举，舌本燥，喜太息，胸中痛，不得转侧，食则吐而汗出也。《脉经》《千金》云：时盗汗，咳，食已吐其汁。（5）

解读 本条论肝中寒。

　　夫肝中寒者，其外来之寒，往往先滞于厥阴之经，进而再犯本脏。其内生之寒，常因肝阳不足，而先以本脏之虚为特征，进而渐及于经。

　　厥阴肝脉，布胁肋夹胃贯膈络舌本而连目系，今寒邪滞于其脉，舌本因津液不达而燥，胸膺以经气不畅而痛。而肝藏血主筋，全身筋脉之所系，以其本脏受邪，功用失常，故而在上可见两臂不举，在下则未尝不可见膝胫拘挛，是不言而自明之义。不得转侧者，故因胸中疼痛而受限，更因筋脉拘挛而无为，殆非臆语也。

上言厥阴经脉之寒滞，再论厥阴本脏之阳馁。肝寒气滞，郁极必伸，故而喜太息。肝木失疏，中土不运，故食则吐逆。胃气不和，营卫失谐，是以食则吐而汗出。此内外相关之理，自是整体观之体现。

原文 **肝死脏，浮之弱，按之如索不来，或曲如蛇行者，死。**（6）

解读 本条论肝真脏脉。

真脏之脉，脏气衰败，脉来无胃无神无根。《平人气象论》曰："平肝脉来，软弱招招，如揭长竿末梢，曰肝平，春以胃气为本。病肝脉来，盈实而滑，如循长竿，曰肝病。死肝脉来，急益劲，如新张弓弦，曰肝死。"此言肝之平脉，如执长竿之梢，端直以长，韧而不坚。肝之病脉，如抚长竿之体，盈实滑利，硬而不柔。肝之死脉，如循新张弓弦，劲急坚削，绝无柔意。《内经》之义，乃以胃气有无而论之，和缓者吉，坚劲者凶。

今论中所言，则是多以脉神脉根而论。其脉弦长而浮取微弱，按之如风中飞索，游移不定，甚或倏忽不见，此皆无神无根之象。或脉来劲急，欲伸不能，屈曲如蛇，此又言其无胃之征，皆属肝之死脉。

原文 **肝着，其人常欲蹈其胸上，先未苦时，但欲饮热，旋覆花汤主之。**臣亿等校诸本旋覆花汤方，皆同。（7）

旋覆花汤方：

旋覆花三两　葱十四茎　新绛少许

上三味，以水三升，煮取一升，顿服之。

解读 本条论肝着证治。

肝着者，邪着于肝也。其邪之来，结合本篇大意，当是中风中寒中湿等伤于外邪之义，中而不去，谓之着。故肝着之病，可谓之肝中风肝中寒等病之久延。以其邪犯于肝，厥阴气血瘀滞，故而胁肋或满胀或闷痛，甚或累及胸膺，必欲推揉按捶，气血乃可复畅而暂舒。以足蹈其胸上者，状其郁滞之甚，非重按不足以通也。

先未苦时，但欲饮热，意其未现胀满闷痛等典型肝着之象时，已然喜饮热汤，以求舒展气机。夫寒者性敛而热者性散，饮热者，既是气滞血郁之所欲，更是肝着偏寒之明证。故《圣济总录》曰："今风寒客于肝经，不能散精，气血凝留，故着于胸上，其未苦时，但欲饮热者，盖血得温则行，遇寒则涩也。"其病甚者，常欲蹈其胸上，饮热自不足以温通，故宜主以旋复花之苦辛温，疏肝络而行血滞；辅以葱白芳香走窜，通阳气而散寒结；新绛活血气而化瘀浊。三药合方，温顿服之，阳通寒散则血气自畅。

《圣济总录·肝脏门》所列肝着诸方，大要不离温阳散寒、理气化饮、活血行滞等品，其治风寒客于肝经、膈脘痞塞、胁下拘痛、常欲蹈其胸上之蹈胸汤方，药用枳实橘皮桔梗甘草生姜薤白，与《胸痹病篇》诸方颇有相似之处。故知肝着之病，与胸痹心痛诸病，其理相通，气血因邪痹阻，病位不同而已。

夫肝着之病，邪自外来而附着不散，以致气血失调，郁滞难通，故有胸胁满胀闷痛之情。就其发病及病状而论，其证与《黄帝内经》肝痹之病，亦颇相类同。细品其味，则肝着时短而肝痹日久，肝着病浅而肝痹病深，似可为辨。若夫肝积肥气，则其病又自深重一层，殆非虚言。

肝着肝痹肝积，其病既可因外邪而发，更可因内伤而起。

情志饮食劳伤，皆可为其因，而非仅限于外邪，此又不可不申明者。

何任医案：于某，男，36岁。自诉强力负重后，出现左侧胸胁疼痛如刺，痛处不移，且入夜更甚，夜寐不安，以手按揉稍舒，咽喉略燥，喜热饮，舌质偏黯，脉沉涩。治拟活血祛瘀，疏肝通络。旋覆花（包）18g，茜草根6g，归尾、郁金各9g，青葱5支。服药3剂后，胸胁疼痛大减，夜寐随之亦转安宁。续用原方3剂，巩固治之而愈。（引自《中国百年百名中医临床家丛书·何任》）

原文 心中风者，翕翕发热，不能起，心中饥，食即呕吐。（8）

解读 本条论心中风。

夫心之中于风邪者，或因心之脏气本虚，所谓正虚之处，即是容邪之所。或缘心经素有蕴热，同气相求，内外相召。

心为阳脏属火，主神志血脉。今风阳之邪入犯于心，两阳相合，热盛而外发，故翕然发热。风者，善行而数变，腠理开则洒然寒，闭则热而闷。故曰：心风之状，多汗恶风（《素问·风论》）。是知翕然发热者，以心风外发而腠理反闭。多汗恶风者，外风内召而腠理不密。故心风之或发热或恶风，或无汗或自汗，与其体质禀赋、腠理开闭，密切相关，不可执一而论。

身重懒卧而不能起者，热壅气滞，其一也。壮火食气，其二也。

心胃相邻，胃络通心。心风之热，循络犯胃，犹胃热冲心之反。胃热杀谷，故心中饥。而热壅胃关，故食即气逆而吐。此皆心风之状，略例二三而已。欲详其症，可参酌陈言《三因极一病证方论》："心中风者，人迎与左寸口脉洪而浮。在天为热，在地为火，在人脏为心。心虚，因中邪风，乃子母相因，故脉应在左寸口。心风之状，多汗恶风，色微赤，翕翕发热，喑不能言，欲饮食，食则呕，诊在舌，其色赤焦。"

原文 心中寒者，其人苦病心如啖蒜状，剧者心痛彻背，背痛彻心，譬如蛊注。其脉浮者，自吐乃愈。（9）

解读 本条论心中寒。

心中寒者，或自外来，或由内生。此之心寒，显系外来，其证属实。若乎内生之寒，必自阳虚在先。

以其心之阳气未曾伤损，外寒骤入，心阳被遏，郁而化热，不得宣泄，故而冒突冲撞，故其心中似辣非辣，似痛非痛，嘈杂似饥，如饮蒜汁姜水之状。其所言者，实乃胃脘不适之象，颇类现代西学胃酸作祟。此亦心胃相邻、脉络相通之理，不必细述。

若夫病剧者，其心痛难忍，牵掣肩背，相引而痛，故曰心痛彻背，背痛彻心，状如虫蛊蛀食。此条所谓心痛者，概涵胃脘心膈胸膺之位，不必确指虚里胸中，临证可审其兼夹，进而判定其病位之上下。

此寒滞阳郁，伸而不得。若其脉来应手而浮，寸部尤甚者，此郁阳有舒展之机，寒滞有宣泄之时，道近而出，故曰自吐乃愈。以其自吐而愈，反证其病属实，殆非臆语。设若欲吐不得，可助之咽捻、盐汤等法，甚或瓜蒂散之涌吐。

心伤者，其人劳倦，即头面赤而下重，心中痛而自烦，发热，当脐跳，其脉弦，此为心脏伤所致也。（10）

解读 本条论心伤证。

此言心伤，非伤于外邪，实损于内耗。其人劳倦，言其人因劳而伤，因伤而倦。所伤者，血气也。以其血气虚耗，其人因之而更形倦怠。阴血亏损，阳气虚浮，故而上实下虚，头面热赤而腰腿沉困。然此之血气亏损，位涉心主，故而虚热内扰，心中挛痛不舒而烦乱不安，更伴低热缠绵。当脐跳者，曰心火不潜，肾水妄动，其状类于苓桂枣甘之奔豚欲作者。或以脐中为小肠之蒂、心火炎上、小肠火衰作解者，亦非为无据。然而无论何种观点，俱是上盛下虚之机。

心脉平者，累累如连珠，如循琅玕，今以弦劲而代滑利，显然木火失调，故曰心伤。

原文 **心死脏，浮之实如丸豆，按之益躁疾者，死。**（11）

解读 本条论心之真脏脉。

脉之胃，从容和缓。脉之神，来去有序。脉之根，候尺必应。《平人气象论》曰："平心脉来，累累如连珠，如循琅玕，曰心平，夏以胃气为本，病心脉来，喘喘连属，其中微曲，曰心病，死心脉来，前曲后居，如操带钩，曰心死。"此言心脉之平，滑利如珠，连续不断，如抚琅玕。心脉之病，头大尾小，微曲如钩，虽滑而硬。而心脉之死，脉坚似铁，前曲后直，如操带钩。

上论《黄帝内经》心死脉，以胃气竭绝、脉无柔意而立论。本条之论，仍是承其旨绪，曰轻取其脉虽属圆润，但坚如丸豆，乏于有胃之柔和。而沉取则更显坚硬不屈、压之躁然四散而无序，既是无胃之柔，更兼无神之序。故曰浮之实如丸豆、按之益躁疾者，乃阴精竭绝、心气涣散之险兆。

原文 邪哭使魂魄不安者，血气少也；血气少者属于心，心气虚者，其人则畏，合目欲眠，梦远行而精神离散，魂魄妄行。阴气衰者为癫，阳气衰者为狂。（12）

解读 本条论心虚神乱证。

经云：天之在我者德也，地之在我者气也。德流气薄而生者也。故生之来谓之精；两精相搏谓之神；随神往来者谓之魂；并精而出入者谓之魄；所以任物者谓之心；心有所忆谓之意；意之所存谓之志；因志而存变谓之思；因思而远慕谓之虑；因虑而处物谓之智。故知神魂魄意志，心肝肺脾肾，此五脏主神之义，而本源于心主神。

血气少者属于心，而心主脉，脉舍神，今言血气少者，则脉不舍神，故而魂魄不安，以致喜怒失节，悲哭无常，如遇鬼神，谓之邪哭。前论百合病之行卧不宁、后文妇人脏躁之悲伤欲哭，皆责之如神灵所作，与此条之悲哭无常，义同一理，俱属神魂不宁之象。

心神不宁，五脏皆摇。心之血气不足，以致神志不宁，胆怯惊恐。虽合目欲眠，而魂不守舍，魄不安宅，飘荡无根，精神离散，梦中远行，恍惚虚无。昼日神疲，夜寐时惊，阴阳不交，黑白难分，神识昏然，一派混沌之象。

阴气衰者，言其机体阴气不足。阳气衰者，言其机体阳气不足。此论正气之虚，而有癫狂之象。《难经》曰重阴者癫，重阳者狂，是言其邪气之实。阳邪盛者狂，阴邪盛者癫。本论与《难经》之语，一言正虚，一言邪实，因其阴阳之对，而有互补之妙，以演常变之局。参酌《伤寒论》有关阳虚惊狂、虚实谵语之论，当有所获。

原文 **脾中风者，翕翕发热，形如醉人，腹中烦重，皮目瞤瞤而短气。（13）**

解读 本条论脾中风。

此与前论同例，脾中风者，风邪中于脾经，或由脾气本虚，外邪易入；或因脾经蕴热，内外合邪。

《素问·风论》："脾风之状，多汗恶风，身体怠惰，四支不欲动，色薄微黄，不嗜食，诊在鼻上，其色黄。"结合本论之语，则知脾风之状，既有风扰营卫之翕然发热、多汗恶风等症，更有脾经受邪、脏气失调等症。夫脾主运化，主四肢肌肉，今风邪干脾，水湿不运，风湿相合，浸淫肌腠，故身体怠惰，四肢重滞，形如醉人。以其职司大腹，湿滞阳郁，故而大腹烦满胀闷而重坠。风湿循经上泛脾经之属，故而眼胞皮肉瞤动不宁。湿饮中阻，肺气不利，是以呼吸不利而短气。

原文 **脾死脏，浮之大坚，按之如覆杯洁洁，状如摇者，死。** 臣亿等

详五脏各有中风中寒，今脾只载中风，肾中风中寒俱不载者，以古文简乱极多。去古既远，无它可以补

缓也。（14）

解读 本条论脾之真脏脉。

脉象吉凶之辨，必以胃神根为据。《平人气象论》："平脾脉来，和柔相离，如鸡践地，曰脾平，长夏以胃气为本。病脾脉来，实而盈数，如鸡举足，曰脾病。死脾脉来，锐坚如鸟之喙，如鸟之距，如屋之漏，如水之流，曰脾死。"脾脉之平，如鸡觅食，漫步于庭，从容和缓。脾脉之病，如鸡争食，疾速坚毅，飞逐无序。而脾脉之死，纯坚无柔，硬如鸟喙，绝无胃气。或如鸿爪之印，或如屋漏之滴，或如檐水之流，无神且无根。

今本论曰脾之死脏，其脉浮取而大坚不柔，此无胃之兆。重按则如覆杯，外坚中空，此无根之象。其来或疏或密，动摇不定，此无神之征。胃神根皆失，故曰死。

原文 趺阳脉浮而涩，浮则胃气强，涩则小便数，浮涩相搏，大便则坚，其脾为约，麻子仁丸主之。（15）

麻子仁丸方：

麻子仁二升　芍药半斤　枳实一斤　大黄一斤（去皮）　厚朴一尺（去皮）　杏仁一升（去皮尖，熬，别作脂）

上六味，末之，炼蜜和丸梧子大，饮服十丸，日三，渐加，以知为度。

解读 本条论脾约证治。

《太阴阳明论》曰脾病不能为胃行其津液，乃胃肠之燥缘于脾之不运。此条则非脾家自病，而实因胃热约束脾气，使之不能行津而胃肠失润，以致大便干结难排，此谓脾约。

人身之津液，胃纳脾运，上归于肺，敷布周身，下输膀胱。其出路为汗、为尿，或随大便而出。经云天寒衣薄则为溺与气，天热衣厚则为汗，而论曰小便少者大便必行（《伤寒论·阳明病篇》原文第203条），此皆津液代谢之自我调节。

今跌阳脉浮，胃热气盛，跌阳脉涩，脾气郁滞，因而津液转运失职，偏渗膀胱，而小便频数。胃肠失润，而大便燥结。燥热津伤之下，尚自敷布不当，由是结者愈结，而渗则愈渗。然毕竟燥热邪气不盛，正邪相争不剧，故而便虽结而腹无所苦（《伤寒论·阳明病篇》原文第244条），且无明显潮热谵语等症，唯口燥心烦、舌红苔少而干等，诸般虚而有热之象，可以得见。

因其津亏，宜乎滋润。以其便结，宜乎通下。故以麻子仁丸，润而下之。后世增液承气汤之类，似仿于此。

《名案选录》

许叔微医案：一豪子郭氏，得伤寒数日，身热头疼恶风，大便不通，脐腹膨胀，易数医，一医欲用大承气，一医欲用大柴胡，一医欲用蜜导。病家相知凡三五人，各主其说，纷然不定，最后请予至。问小便如何？病家云：小便频数。乃诊六脉，下及跌阳脉浮且涩。予曰：脾约证也。此属太阳阳明。仲景云：太阳阳明者，脾约也。仲景又曰：跌阳脉浮而涩，浮则胃气强，涩则小便数，浮涩相搏，大便则硬，其脾为约者，大承气、大柴胡恐不当。仲景法中，麻仁丸不可易也。……以麻仁丸百粒，分三服，食顷间尽，是夕大便通，中汗而解。（引自《伤寒九十论》）

原文 肾着之病，其人身体重，腰中冷，如坐水中，形如水状，反不渴，小便自利，饮食如故，病属下焦，身劳汗出，衣_{一作表}里冷湿，久久得之。腰以下冷痛，腹重如带五千钱，甘姜苓术汤主之。（16）

甘草干姜茯苓白术汤方：

甘草 白术各二两 干姜 茯苓各四两

上四味，以水五升，煮取三升，分温三服，腰中即温。

解读 本条论肾着证治。

肾着之病，寒湿诸邪附着于肾之外府是也。故其病位以腰腿为重心，而以腰脊及以下部位冷痛为其特点，而与前《痉湿暍病篇》所论之湿病或《痹论》所言之着痹或痛痹相类。

其病之发，文曰"身劳汗出，衣里冷湿，久久得之"，是言劳伤阳气，汗冷湿寒，留渍肌腠，久而为痹，此以内伤而论其因。若夫素体阳气不足，肌腠不密，而外湿浸淫，如汗出入水中浴等，亦未尝不可日久而为肾着之病。

今寒湿阻滞于腰腹腿足肌腠之间，阳气失煦，中枢不利，身沉难运，腰脊疼痛，腹中重坠，状如浸于冰水之中。其位虽在下焦，其性虽属寒湿，然其邪在肌肉筋脉之部，而脾肾之脏升降运化，尚未受累，故而饮食如故，口和不渴，二便如常。参酌《伤寒论·少阴病篇》原文第282条下焦虚有寒、口渴而小便色白之语，殆可明其寒湿内外之别、阳虚轻重之分。

本病虽名肾着，实属寒湿痹阻腰脊肌腠筋脉。以脾主肌肉四肢而运湿，故其治当从脾，温化寒湿，主以甘姜苓术汤。其方甘温益气温阳，淡渗利湿通痹，恰属的对之方。而兼风加桂枝，寒甚增附子，则是前论湿病治法之借鉴，不言可知。

肝着肾着，相互对勘可明，皆属邪着于肝肾外府、经脉气血痹阻之证。而《黄帝内经》肝痹肾痹，则是邪气痹阻日久而影响肝肾本体之病。故曰筋痹不已，复感于邪，内舍于肝。肝痹者，夜卧则惊，多饮，数小便，上为引如怀。骨痹不已，复感于邪，内舍于肾。肾痹者，善胀，尻以代踵，脊以代头。其病内外俱痹，非止于外府之痹矣。

◈名案选录◈

　　何任医案：汤某，男，42岁，工人。腰痛胀重坠牵及臀部已历3年余，面浮足肿，两脚逆冷。自谓缘于抬重物出汗后。经多方诊治，未能显效。血、尿及免疫功能等多次检查，未见异常。纳可，便溏，溲利而不多，苔根厚腻、舌淡，脉沉缓。何老诊之，症属肾着。寒湿滞着肾府，阳气不得伸行。治宜温中散湿，燠土胜水。《金匮》甘姜苓术汤主之：干姜9g，茯苓皮30g，白术20g，生甘草6g，陈葫芦壳15g，川断9g，杜仲9g。上药4剂，腰痛胀重坠解，面足浮肿退，两脚逆冷除，便成形，溲畅利。续服7剂巩固。（引自《中医杂志》1994年第3期）

原文　**肾死脏，浮之坚，按之乱如转丸，益下入尺中者，死。**（17）

解读　本条论肾之真脏脉。

　　真脏之脉，总是无胃无神无根之象。夫肾之脉，《平人气象论》曰："平肾脉来，喘喘累累如钩，按之而坚，曰肾平，冬以胃气为本。病肾脉来，如引葛，按之益坚，曰肾病。死肾脉来，发如夺索，辟辟如弹石，曰肾死。"意其肾脉之平，如帷帐之钩，坚实圆润，刚中带柔。而肾脉之病，如跨涧之藤，按之紧涩，硬而不柔。而肾脉之死，紧引如弓，势如夺索，左右弹指，硬坚如石。

今曰肾死脏，浮取而脉来坚硬不柔，按之指下乱蹦如弹丸之转，此皆无胃之兆，无神之象。以其脉气之乱，更延及尺中者，此肾中元阴元阳将脱无根，故曰必死。

原文 问曰：三焦竭部，上焦竭善噫，何谓也？师曰：上焦受中焦气未和，不能消谷，故能噫耳。下焦竭，即遗溺失便，其气不和，不能自禁制，不须治，久则愈。（18）

解读 本条论三焦竭状。

竭者，极也，穷尽也。三焦，若作为一个功能分部的抽象概念，并无具体形质可言，是以三焦之竭，殆指功能之废用，并非形质之耗竭。

位分三部，功用自别，上焦如雾，中焦如沤，下焦如渎，是其义也。然职责虽异，而整体相关，故而上焦之失，可见下焦之象。或中焦不用，而上焦受累。彼此关联，而有因果主次之辨。

文曰上焦竭而善噫气，言其气逆于上也。其因却当责之中焦失和，谷气不消，反逆于上，故曰上焦受气于中焦，中焦气未和故噫，状似上焦之竭，实则非上焦之病也。

他如下焦之竭，决渎失职，二便不调。曰其气不和、不能自禁制者，此决渎太过，闭藏不及，故而遗溺失便。若决渎不及、闭藏太过者，则便闭溲涩。此自然之理，举一即可反三。

此以列举形式，阐论三焦功用失司，或本部自病，或累及他部，征象不一，而有因果主次之分。文尾言其不须治、久则愈者，此又喻示三焦之竭，病情有轻重久暂之分，其轻浅者，每可自和而愈。其深重者，则须予以救治，不可坐以待愈。

师曰：热在上焦者，因咳为肺痿；热在中焦者，则为坚；热在下焦者，则尿血，亦令淋秘不通。大肠有寒者，多鹜溏；有热者，便肠垢。小肠有寒者，其人下重便血，有热者，必痔。（19）

本条论三焦及肠腑寒热病证。

夫上焦心肺，职司宣敷。今言热在上焦者，因咳为肺痿，以其热灼阴津，咳耗肺气，故而肺叶枯痿不张，咳逆吐涎，久久不已，而成肺痿之证。此因热而成者，必有舌红心烦脉数诸症相兼。若其恶寒舌淡脉迟者，则是因寒而成，阳虚寒凝，津液不布，而肺痿不张，咳逆唾涎。结合《肺痿病篇》之文参酌，自当可明其理。

中焦脾胃，职司运化。而《黄帝内经》云大肠小肠，皆属于胃。是以肠腑之位，虽与下焦密切相关，而其功用，则主要统于中焦脾胃。今言热在中焦者，则为便坚，以其胃热津伤，肠腑失润，糟粕难下，故为燥屎宿食，闭阻不通。而谷气糟粕，亦可因寒而滞，结而不下，谓之寒积，此又不可不知。

下焦肝肾，职司藏泄。今言热在下焦，则肾与膀胱受之，视其在气在血，而或淋涩或癃闭或尿血，各有不同。《伤寒论·少阴病篇》原文第293条"少阴病，八九日，一身手足尽热者，以热在膀胱，必便血也"，与此意义相仿。若其下焦虚寒者，气虚失摄，阳虚失煦，则癃闭血尿之变，仍是可见之证，不可不辨。

　　大肠小肠，同属胃家。胃腑、小肠、大肠，三者上下相承，更虚更实，共同完成水谷受纳腐熟、分清泌浊、传化外泄之全过程。是以肠腑之位，虽与下焦相关，而其功用，则主要受辖于中焦脾胃。今言大肠有寒者，泄如鸭粪之状，清稀无味；有热者，泄如浊腻黏垢，臭秽难闻。而小肠有寒者，寒滞络伤，阳虚不摄，故而下重而便血。有热者，蓄热瘀滞，肛周痛脓，而为痔疮。有医家认为，此处大肠小肠之证，传抄有误，大肠之寒热病证，应是小肠之病；而小肠之寒热病证，则属大肠之病。从脏腑居位及功能职司而言，其论颇有见地。

原文　问曰：病有积、有聚、有䅽气，何谓也？师曰：积者，脏病也，终不移；聚者，腑病也，发作有时，展转痛移，为可治；䅽气者，胁下痛，按之则愈，复发为䅽气。诸积大法，脉来细而附骨者，乃积也。寸口，积在胸中；微出寸口，积在喉中；关上，积在脐旁；上关上，积在心下；微下关，积在少腹；尺中，积在气冲。脉出左，积在左；脉出右，积在右。脉两出，积在中央，各以其部处之。（20）

解读　本条论积聚䅽气。

　　积重难返，聚散无常。故知积者乃质之黏合，聚者乃气之郁滞。而气属阳，质属阴，阳外阴内，阴深阳浅，故而文曰积者脏病、始终不移；聚者腑病、辗转痛移、发作有时。是以积病在脏，病涉血分，假痰附食，痼结不移。聚病在腑，病涉气分，多无所依，聚散无常。

　　积聚之分，固当如是。然须申明者，气血相关，脏腑相连，内外一体，互为影响。是以气病未尝不及于血、血病未尝不涉于气者。故知临床之情，或聚少积多，或积轻聚重，相兼而见者，必是常态。而纯积无聚，或纯聚无积者，实乃鲜见之变局。因之后世医家，每以积聚并称而论。

至于榖气，谷食之气，入胃得运者，虚实更替有度，腐熟化生有常，自为气血之源，生机之本。若脾胃升降失常，谷气入而不行，纳而不化，影响气运，则成榖饪之邪，是谓榖气，久则而为宿食。榖气之症，痞于中焦，脘腹胀满，而旁及他经，故曰胁下痛，乃土壅木郁之情。以其聚而未积，按之则散。而榖气未去，故复发如故。

积者气血郁伏，脉道不鼓，故其脉来细小如丝，深沉附骨。以沉细有力者而为积之主脉，言其郁伏之深，是邪积于脏，虽不无正虚之机，毕竟以邪实为重。此与《伤寒论》脏结之证，正邪虚实轻重缓急之间，自有所异。

至于以脉位之分，而辨积之所在，脉位应病位，理致自属可通。然与前之积在脏聚在腑，文义颇有抵触之处。故知此之积，乃是癥瘕积聚气血郁滞之概语，不必以脏积腑聚自囿。

【小结】

本篇所论三焦脏腑为病，内伤外感悉具。

大要而言，五脏之病，外感风寒，内伤劳倦，其证或重在经脉外府，或偏涉本脏职司，其情各异，而不离内外相连之整体观念。

故而五脏外有风寒之中伤，内有劳倦之虚耗，而以外涉营卫经脉之乱、内而脏腑功用之废为其特点。偏于经脉及外府者，名中风中寒或脏着（肝着肾着之类）；偏于本脏者，名之脏伤（心伤脾约之类）或死脏脉。若夫影响神志意识者，则有邪哭癫狂之类分。以其文辞错漏讹乱，仅能以偏概全，慎思细辨而推论之。

三焦之病，以气竭为例，而明三部相关之理。以病热为例，而暗寓寒热虚实之辨。上焦热灼为肺痿，中焦热盛为便坚，下焦热炽为溲涩尿血，此皆举一反三之例。更佐以大肠小肠之寒热证情，以明脏腑三焦寒热虚实之审辨。

病涉脏腑，正虚难免，而邪实亦不容忽视。篇中以积聚槃气为例，辨其虚实阴阳浅深之理，以期揭示证治之主次缓急。

篇中旋覆花汤、麻仁丸及甘姜苓术汤，作为调达肝郁、润肠通便、运脾化湿之代表方，具有较高的临床实用价值。

痰饮咳嗽病脉证并治第十二

题 解

本篇专论痰饮病证，兼论咳嗽者，以其为痰饮病证中的常见症状，其情与肺痿肺痈篇之论咳嗽类同。

夫痰饮水气，皆湿气之聚散无常而为之。古谓痰饮乃淡饮，而"淡，胸中液也"（《文字集略》）。且淡通澹，水波动荡不宁貌。痰饮为病，随其所留之位，而有不同临床特征，故而有不同之病名诊断。然其病因病机，仍不离外感与内伤，而与肺脾肾三脏密切相关。以其病性属阴，故治之以温法。

原文 问曰：夫饮有四，何谓也？师曰：有痰饮，有悬饮，有溢饮，有支饮。（1）

解读 本条论痰饮之分类。

夫天之湿气，性属阴柔。于人体而言，为阴精，为营血，为津液，濡润脏腑经络，灌溉九窍百骸，无所不养，无所不荣。而其形质，或浓或淡，若雾露，似膏乳，必赖阳气以化之行之布之，乃得为其功。

人体为病，或外感，或内伤，或情志，或饮食，病涉湿气者，或清或浊，为湿病，为水气，为停饮，为痰核，总以湿邪聚散无常为其特征，而与元气之运布，休戚相关。

大凡湿气为病，总以痰饮水湿为其基本表现形式。就其形质而言，水湿为清，痰饮为浊。水为清中之浊，而湿为清中之清。饮为浊中之清，而痰为浊中之浊。无论清浊，总属阴邪，而皆可有夹寒夹热之不同。有医家认为痰乃津液之热化，湿水饮则为津液之寒化，其说失之僵化。

今言饮证可因其所停之位而表现不同，故有不同之名。大略可分为痰饮、悬饮、溢饮与支饮四类。以饮证分类发端，而展开饮证之系统辨治论述。

原文 问曰：四饮何以为异？师曰：其人素盛今瘦，水走肠间，沥沥有声，谓之痰饮；饮后水流在胁下，咳唾引痛，谓之悬饮；饮水流行，归于四肢，当汗出而不汗出，身体疼重，谓之溢饮；咳逆倚息，短气不得卧，其形如肿，谓之支饮。（2）

解读 本条论四饮之临床特征。

饮入于胃，游溢精气，上输于脾，脾气散精，上归于肺，通调水道，下输膀胱，水津四布，五经并行。此津液代谢之经典途径，如常者，清滋者可润，废浊者易泄，津液敷布有节，脏腑肌膝得养。失常者，清停而渐浊，浊秽则难泄，故而为湿为水为饮为痰，留滞体内，遗祸于身。

以其水饮之易动，而有留滞之异位。上而心肺，下及肝肾，中涉脾胃，随其所犯，而见症不同，故有本论四饮五水之分，以明其诊断之依据，治疗之侧重。

饮停胃肠，名之痰饮，此为狭义之痰饮，而属广义痰饮之一类。痰者，澹也，水波动荡之义。其证水走肠间，气游饮中，故而肠鸣沥沥有声。因其久停胃肠，生化乏源，气血失丽，肌肉失养，以致其人素盛今瘦。

饮滞胸胁，名之悬饮。悬者，空悬牵引之义。其位关乎肺肝，气机逆乱。饮逆于肺而咳唾涎沫，饮滞于肝则气郁不舒，故而咳唾相引而胸胁掣痛。

饮泛肢体肌腠，名之溢饮。溢者，盈于内而溢于外之义，其证象虽在肌腠皮间，而其饮邪实自内而生，故曰饮水流行，归于四肢，以其不能外泄为汗，故郁滞皮腠，身体疼重。

饮聚胸膈，名之支饮。支者，支撑隔拒之义。肺气因饮逆而不降，心阳因饮阻而难通，故其证咳逆倚息，短气不得卧。肺气失宣，水滞肌腠，因而身形如肿。

原文 **水在心，心下坚筑，短气，恶水不欲饮。（3）**

解读 本条论心水征象。

上论水饮以其上下内外所停而分为四类，而本条以下，则从脏腑角度，讨论水饮所停之不同，而有五水之别。

水在心者，饮邪凌心之义，其证必以心阳阻滞或损伤为其临床特点，而表现为心悸怔忡、烦躁不安、神疲短气、倚息难卧、身重肢肿、脉弱滞涩等。故《水气病篇》曰："心水者，其身重而少气，不得卧，烦而躁，其人阴肿。"

而本条所言，心下痞硬、悸动不宁、短气、恶水而不欲饮。恶水者，水多则恶，犹寒伤恶寒、风伤恶风、食伤恶食之类。唯其痞坚悸动，皆在心下，故此证之水，多停于胃，而非凌犯于心。因其居位相邻，而有心胃互言之论。若论其治，则可选用茯苓甘草汤之类，温胃化饮，降逆止悸。

原文 **水在肺，吐涎沫，欲饮水。（4）**

解读 本条论肺水征象。

　　水在肺者，水寒射肺之义，其证必以肺气不利为主要特征。然肺气之不利，或宣发失常，或肃降难司，总以气津之运布不调为特点。故《水气病篇》曰："肺水者，其身肿，小便难，时时鸭溏。"其义不外肺失宣肃，饮溢于外则身肿，饮阻于内而溲涩。偏渗肠间则为鸭溏，肠寒故也。

　　今言水在肺，吐涎沫，其情与肺痿颇相类似。细思其理，则肺痿从正气伤损角度而言，而饮证从邪气阻遏角度而论，是一而二、二而一之辩证观。如是则肺痿责之虚寒，而虚寒缘于阴邪。是以肺痿阳虚不能摄津而吐涎沫，而肺水阴盛冰凝不化而吐涎沫，征象一矣，而邪正虚实之辨，截然不同。

　　饮家或渴，或不渴，其情相反，而其机类同。以饮阻而清津不布，真湿假燥则渴。或饮停而阴凝不化，真湿无燥而不渴。饮家不渴，饮汤而渴者，饮化阳复也。饮家本渴，饮汤不渴者，饮化津布也。是以渴与不渴，辨之诚难，而总以动态分析为其关键。今曰欲饮水者，是饮阻而假燥也。化其饮，则渴自解。

原文 **水在脾，少气身重。（5）**

解读 本条论脾水征象。

水在脾者，饮邪阻脾之义。脾家，湿土之脏，主运化，司转输。饮阻于中，脾气不运，谷精难输，湿浊留滞，生化乏源。少气者，此时责之中气虚乏，固无疑义。而于他脏之饮邪阻滞，诚然皆可见之少气懒言之状。故知少气者，不足以为太阴脾土之定位依据。

脾主四肢肌肉，四肢皆禀气于胃。可知中焦脾胃，实乃四肢肌肉之主宰。故而凡与肌肉四肢相关之病状，莫不与脾胃功能失调相涉。是以本条所言之身重，即是水饮犯脾定位之关键，轻者身重，重则形肿，言外之意，不揭自明。而脘痞纳呆、腹胀肠鸣、便溏溲涩诸症，也属必然之象。故而《水气病篇》曰："脾水者，其腹大，四肢苦重，津液不生，但苦少气，小便难。"

原文 水在肝，胁下支满，嚏而痛。（6）

解读 本条论肝水征象。

水在肝者，饮邪犯肝之义。夫肝主疏泄，职司条达，为气机之枢纽，出入之门户。上承心肺，中运脾胃，下根肾元。今曰水在肝，胁下常自支撑满痞者，饮阻肝胆，气机郁滞是也。以其上承心肺之气，嚏者为邪引肺气于上，然肝气因饮阻而难以随行，故而上下相引，嚏而胁肋掣痛。

至于《水气病篇》所曰："肝水者，其腹大，不能自转侧，胁下腹痛，时时津液微生，小便续通。"除肝胆饮阻之象外，更形涉及脾肾失职，而上下左右同病。

原文 水在肾，心下悸。（7）

解读 本条论肾水征象。

　　水在肾者，饮留于肾之义。肾为水脏，以阳化阴，以气行水，故饮留于肾，必以肾中阳气虚损为其前提。阳气不足，无以化湿，水饮停蓄，在下者脐肿腰痛不得溺，阴下湿如牛鼻上汗。饮犯中土，腹胀满大。阳虚不温，足冷如冰。水湿下注，面形反瘦。此《水气病篇》所论肾水之征，足以明示水饮在肾之病形。故而本条之论，言虽简略，然详于后文，不可轻忽其义。

　　心下悸者，其位中焦，胃脘之部，而与心胸相邻，是上下同气，阳受阴凌，悸而不安。故知胃之不和，心神难安。而心阳不足，则胃土难和。此整体观之理念，不必拘泥于文字。有以心下悸作脐下悸者，于理亦通，可备一格。

　　上述五条，论五脏之水，可与前论之四饮互参，而明其内外表里上下之辨。五水必然涵括四饮，而四饮实为五水之体现。角度不同，名谓互异。医者自当审证求因，审因论治，不必囿于病证之名。

原文 夫心下有留饮，其人背寒冷如手大。（8）

解读 本条论饮留心下征象。

　　饮留心下，类属痰饮，以其心下脘腹之部，统于胃家是也。饮留于胃者，心下悸动，如囊裹水，惕荡有声。饮走肠间，腹中鼓胀，如水淌涧，溪流淙淙。此皆饮留心下之象，而以脾胃郁滞，阳气不能布达于其背俞（脾俞胃俞）之位，故而背寒似冰如掌大。四肢无以禀受阳气，则肢厥不温。

其情可参酌前论水在心，并及《伤寒论·厥阴病篇》原文第356条。

原文 **留饮者，胁下痛引缺盆，咳嗽则辄已。**一作转甚。（9）

解读 本条论饮留胁下征象。

饮留胁下，类属悬饮。以其胸胁肋下，皆与肝胆相关，而及于肺是也。饮留胸胁，肝失升发，肺失肃降，气机失和，络滞而痛。痛引缺盆者，诸脉上下出入于此，肝肺气机失调，是以诸脉皆受其累。

关于"咳嗽则辄已"或曰"咳嗽辄转甚"，二者语意相反，义殊难解。然细思其义，殆非饮阻轻重之有别乎？其轻者，因咳饮动而气机暂通，则其痛暂止。其重者，咳而激荡，滞气欲通而不得，则痛反转甚。

要之，本条所论悬饮之属，与前论之水在肝者，意蕴相近，可以互参。

原文 **胸中有留饮，其人短气而渴，四肢历节痛。脉沉者，有留饮。**（10）

解读 本条论饮留胸中征象。

饮留胸中，类属支饮。以其胸中之位，内包心肺是也。饮留膈上胸中，心阳不展，肺气失宣，故而短气咳逆，倚息难卧，渴而溲涩。饮邪外溢，流注关节，痹阻阳气，故而四肢关节疼痛而脉沉。

以此可知，本条饮留胸中，外溢肢末，类属支饮，兼及溢饮之情，故与水在肺、水在脾等条，密切相关。

上述三条，以饮留而反复论述四饮五水之病状，是从病因角度立论者。由此可明，痰饮之辨，首辨病位，上下内外分部及五脏归属是也。再辨病因，水饮之邪留而不去，阴邪有质，郁滞难通，是其为病之特征。

原文 膈上病痰，满喘咳吐，发则寒热，背痛腰疼，目泣自出，其人振振身瞤剧，必有伏饮。（11）

解读 本条论膈上伏饮发作征象。

膈，从月从鬲，会意兼形声。鬲，多音，读"ge"或"li"，前音为古姓与古国名，后音为炊器，三足鼎立而侈口。《黄帝内经》言膈，意指胸腹间之隔膜，其形酷似倒扣之炊器鬲，三管中空，盏以盛物。膈上者，心肺也。膈下者，脾胃也。

今言病痰之情状，而推知必有饮伏于膈上。是知病发之前，饮邪早已暗伏，然几无外象可察，类于平人，或仅微喘微闷。因遇外邪之诱，情志之动，伏饮激荡，心肺气逆，而诸症勃发。据其病位及病象，可知此证，仍属支饮范畴。以其病情时休时作，饮邪有伏有出，故名伏饮。

此之病痰，意其饮之质稠而厚者，而非前论之"淡"或"澹"。以其质厚，胶痼难化，是以胸满憋胀，倚息难卧，咳吐虽剧而痰饮难去，涕泪俱出，咳甚动摇乃至身体振瞤。肺气失宣，营卫不调，气血失和，寒热时作而背痛腰疼。伏饮之喘，每因外感而诱发，是以此之寒热身痛，多责之外邪。

原文 **夫病人饮水多，必暴喘满，凡食少饮多，水停心下。甚者则悸，微者短气。**

　　　　脉双弦者，寒也，皆大下后善虚。脉偏弦者，饮也。（12）

解读 本条论饮证成因及脉证。

　　饮之所生，多伤于食。或有因于外湿者，仍然关乎脾胃之转运与输布。故而无论内伤外感，中焦脾胃，必是饮邪所生之关键。

　　病后津伤，宜乎少量频饮，以图津液徐复。若快意畅饮者，必致新饮骤停，其证迅急而发。此言饮水多而必暴喘满，与《伤寒论·太阳病中篇》原文第75条之谓"发汗后，饮水多必喘"，理致无异。

　　更有平素食少饮多、脾胃暗伤者，饮邪渐生渐停，征象由轻而重，初时未觉，日久方知。其轻者，或短气或神疲；其重者，或心悸或喘满。此等情形，最是难防，微风起自萍末，飞瀑泻于崖口。故而未病先防，防微杜渐，仍是饮证防治之关键。

　　夫脉弦者，紧脉之渐，其性属阴，主寒主痛主痰饮。左右脉俱弦者，无形寒邪为患，脉气因之俱紧。此情每因大下伤阳、里虚寒盛而致，故曰皆大下后善虚。若脉来偏弦，或左或右，此乃有形饮邪偏积一处，脉气因之偏紧一侧。故曰脉来偏弦者，饮也。

原文 肺饮不弦，但苦喘短气。（13）

解读 本条论肺饮征象。

　　肺饮者，水在肺也，类属支饮。肺气失于宣肃，必短气而喘咳。甚或倚息难卧，二便不利，其形如肿。此言肺饮之脉不弦，非必然之义，乃或然之辞。要知饮脉或弦或滑或细或濡缓，其情未定，因人而异，因症而别，贵在脉证合参，综合分析。

原文 支饮亦喘而不能卧，加短气，其脉平也。（14）

解读 本条论支饮脉证。

　　此承前条，再论支饮脉证。支饮者，饮邪留滞膈上，胸中阳气失于宣通，肺金难以主气司呼吸，故而轻者短气，重者喘满，甚或倚息不得卧。前言肺饮之脉不弦，此云支饮其脉尚平，意在阐明，饮证之辨，既应据脉而论，亦可舍脉从证，贵在审时度势，四诊合参。

原文 病痰饮者，当以温药和之。（15）

解读 本条论饮证治疗原则。

　　天之湿气，性属阴柔。在人体则以阴精营血津液等形式，濡润脏腑经络、九窍百骸。然必赖阳气运化敷布之，乃得为其功。

若失于运布敷化，则积滞而为内生之邪，谓之水湿痰饮。以其聚散无常，流动走窜，随其所犯，而有不同之表现，故有名谓各异的病证诊断。然无论形质清浊，总属阴邪为患，

今曰病痰饮者当和以温药，正是以阳化阴之体现。阴邪为患，其病或伤阳或遏阳。阳虚者，自应补之以甘温。阳遏者，治宜散之以辛温，此从阳气角度论之是矣。若从阴邪之角度而论，则阳旺而阴消，阳通则阴散。如此，痰饮之病，必当治以温药，自是不容置疑。

以上从病性与药性之阴阳，而论痰饮病证治疗之原则，此则再论其治疗之适度。所谓治疗之适度者，无太过无不及，阴平阳秘是也，简言为"和"。温之不过燥，补之不过壅，泄之不过猛，散之不过烈，务使阳复阴退，阳通阴散，秽浊得泄，清津以行，是谓和。而以其阴邪为病，故此之和，必以温药为基础，故曰当以温药和之。

原文 心下有痰饮，胸胁支满，目眩，苓桂术甘汤主之。（16）

苓桂术甘汤方：

茯苓四两　桂枝三两　白术三两　甘草二两

上四味，以水六升，煮取三升，分温三服，小便则利。

解读 本条论痰饮证治。

饮停心下，证属四饮之痰饮，病位以中焦为重心，而上可及心肺，旁可及肝胆，下可及州都，不得自限于胃肠。

胸胁支满者，此饮邪阻于心下，势盛而旁及于肝胆胁肋，故当以心下胃脘痞胀不适为主，连及胸胁支撑闷胀是也。此举宾定主之笔法，不可不知。观《伤寒论·太阳病中篇》原文第67条之

心下逆满气上冲胸一语，即知本证之主症，必以心下痞闷甚或冲逆为特点。

目眩者，眼目昏花之义。此因饮邪阻滞而清阳不升、清窍失运之象，常兼头晕闷胀之症，故《伤寒论·太阳病中篇》原文第67条言其起则头眩。

本条言简意赅，重在揭明病机而略于叙症。结合前论诸条痰饮之文，则背寒如冰、小便不利、脉沉紧或弦等，皆可为本证之征象。

治以苓桂术甘汤，乃典型的温药和之之例。桂枝、甘草通阳化气，茯苓、白术渗湿化饮。

◈ 名案选录 ◈

岳美中医案：卢太，身体矮瘦，患心下水饮已数年。平日心下觉寒，稍胀满，西医确诊为幽门狭窄。积5～6日则头晕呕吐清水，吐尽方休。如此反复数年，愈演愈重，近又犯病而住院，服中西止呕药无效。余虑其胃寒积饮而吐，且心下有时逆满，颇与苓桂术甘汤证相近，此证非温阳涤饮莫治。因久病寒甚，稍加干姜。拟方：茯苓30g，桂枝10g，焦白术24g，炙甘草10g，干姜5g，嘱服3剂。时隔10余日，其夫告余：仅服2剂呕吐立止，近2日仅有泛酸感。拟前方量减半并加吴萸，水炒黄连少许，煅牡蛎12g，常服。（引自《江苏医药·中医分册》1979年第1期）

255

原文 夫短气有微饮，当从小便去之，苓桂术甘汤主之；方见上。**肾气丸亦主之**。方见脚气中。（17）

解读 本条论微饮证治。

所谓微饮者，饮气之微者也，与饮气之盛者相对，其义饮邪致病，有轻重之别。

微饮者，一者见于饮证之初，其邪新生而未盛。一者见于饮证之伏，饮邪未动，证情尚安。无论初发或暂伏，其证情多属轻浅。然因饮邪所停之位不同，而其表现自有所异，仍如四饮五水之类。今言短气而曰微饮，属举一反三之例，意其微饮在上可见短气，而微饮在中可见痞满，微饮在下可见溲涩，随其所停，而征象各异，然皆饮气之微者，证情尚轻。

亦有饮停中下，而见短气者，如12条所言微者短气之类；或饮阻中上，而见溲涩者。此上下相关、互为影响之理，唯主次不同，标本各异而已。而临证之际，最宜详审，以定其治。

饮邪停内，毕竟阻碍阳气运布，甚或日久伤阳，因而治当温药和之。其和之道，或利或散，或渗或化，随其所停之位，所伤之处，而有不同之药后反应。蓄于下者，或泻利于二窍；溢于外者，或汗散于肌表。停于中者，或渗化于无形。

今以短气而曰当从小便去之，若具体理解之，可谓饮在肺（支饮之属）而治从脾肾，是上病下取、治病求本之义，故以苓桂术甘汤或肾气丸主之。然仅就肺饮短气之证而论，或散之以麻黄青龙，提壶揭盖以利尿。或化之以苓桂术甘，升清降浊以利水。或利之以真武肾气，化气泄湿以通小便。此治从三焦，而皆可利水消饮而平疾息。唯宜明辨标本，分清虚实，其治方能效若桴鼓。

苓桂术甘汤，治从中焦，渗化为主。肾气丸方，治从下焦，温补泄利。二者同中有异，于微饮之治，确属温和长效之剂。

⟪ 名案选录 ⟫

薛己医案：王姓，先因肚腹膨胀，饮食少思，服二陈、枳实之类，小便不利，大便不实，咳痰腹胀。用淡渗破气之剂，手足俱冷。此足三阴虚寒之证也，用金匮肾气丸，不月而康。（引自《内科摘要》）

原文 病者脉伏，其人欲自利，利反快，虽利，心下续坚满，此为留饮欲去故也，甘遂半夏汤主之。（18）

甘遂半夏汤方：

甘遂_{大者}三枚　半夏十二枚（以水一升，煮取半升，去滓）　芍药五枚　甘草_{如指大}一枚（炙）_{一本作无}

上四味，以水二升，煮取半升，去滓，以蜜半升，和药汁煎取八合，顿服之。

解读 本条论留饮证治。

所谓留饮者，饮留于内也，类属伏饮。每每留停日久，深伏在里，根深蒂固，难以拔除。是以其病往往病程久延，缠绵难愈。且其病发时常常证情急重，难以措手。

饮留于内，或阻阳气，或痹气血，今言其脉深伏难察，显然闭阻较甚。而是否伤阳耗气，则当细审其症。盖脉伏难察之际，其脉力之虚实强弱，固然无象可审。故曰心下坚满，此饮邪留伏于中，气机痹阻所致。其人时欲自利，利下痰涎黏腻之物，心下痞坚因之而舒，此饮邪有自下之机，故泻利反快。然利而不畅，宿邪未尽，新邪复停，故心下坚满移时续复如故，此皆饮气壅实之象，而无阳气虚弱之征。故此可知，本证饮留虽深，而正气尚支，属邪实之证，治当攻逐为法。

以其饮邪有自下之势，故治以甘遂半夏汤，因势利导，逐饮泄实，以求毕功于一役，拔其根而绝其患。

其方甘遂甘草同用，后世因而争议不休。要知本证饮留心下，深伏难出，其邪结之甚，堪与悬饮、结胸比肩。故此以峻猛之甘遂半夏，逐饮散结，而与十枣汤、陷胸汤相类。其白蜜之用，颇有十枣之韵味。是知其方之峻烈，无论有无相反之配伍，以其甘遂之量，足以让人心生警惕。

十八反之禁，倡于后世。本论中每有用之者，当得严格遵循其用法用量，并及炮制加工，以防不测之变。现代有关本方之用量用法研究，可资参考。《千金方》所载之煎煮法，即甘遂半夏同煎、芍药甘草同煎、二汁再与白蜜同煎，值得借鉴。

❖名案选录❖

赵守真医案：张女小菊，14岁。前以伤食胀满作痛，服平胃散加山楂、神曲、谷麦芽之类得愈。未期月，胃又胀痛而呕，有上下走痛感觉，但便后可稍减，再服前方则不验，辗转半年未愈。夏月不远百里来治，且曰"胃脘痛，绵绵无休止，间作阵痛，痛则苦不堪言手不可近。服破血行气药不惟不减，且致不欲食，是可治否？"问曰"腹中有鸣声否？"则曰："有之。"此病既非气血凝滞，亦非食停中焦，而为痰积作痛，即《金匮》之留饮证也。盖其痰饮停于胃而不及于胸胁，则非十枣汤所宜，若从其胃胀痛利反快而言，又当以甘遂半夏汤主之。是方半夏温胃散痰，甘遂逐水。又恐甘遂药力过峻佐白蜜、甘草之甘以缓其势，复用芍药之苦以安中。虽甘遂、甘草相反，而实则相激以相成，盖欲其一战而逐尽留饮也。服后痛转剧，顷而下利数行，痛胀遂减，再剂全瘥。（引自《治验回忆录》）

原文 **脉浮而细滑，伤饮。（19）**

解读 本条论伤饮脉象。

伤饮者，饮证初发，每以饮水过多、停而不化为其因。其证尚属轻浅，时日未久，饮停未深，故脉来并非沉弦紧伏邪甚之象，而以浮而细滑为其典型。盖浮泛者位浅，细滑者邪轻是也。然既伤于饮，则恶水不欲饮之症，常见于此，盖以伤寒恶寒，伤风恶风，伤食恶食，故而伤饮恶饮是也。他如短气脘痞、肠鸣鼓胀等症，也可得而见之。

本论所言饮之伤、饮之停、饮之留、饮之伏，故有伤饮、停饮、留饮、伏饮之名谓。细品其义，殆非以此而论饮邪日久渐积之过程与邪阻之深浅轻重乎？

原文 **脉弦数，有寒饮，冬夏难治。（20）**

解读 本条论饮证预后。

饮邪性阴，多与寒邪相伍，故常谓之寒饮，同气相求是也。故其脉或弦紧或沉迟，多以阴脉相现。若反显浮滑或弦数之阳脉者，则往往与肌表阳位或饮郁化热相关，此阴中涵阳之证，又不可不知矣。

论曰饮脉偏弦，又曰弦数者多热，弦迟者多寒（《疟病篇》）。今曰脉来弦数而曰寒饮，显然病饮之阴证，而有郁热之阳化，阴阳兼杂，寒热相违。温之者和其阴而碍其阳热，凉之者和其阳而妨其阴寒，治之殊难措手。

而阴盛之病得天时之阳易愈，阳盛之证得天时之阴而易痊，此天人合一之理，不难理解。唯本证之阴阳混淆，故冬夏阴阳极盛之际，正是其病难以救治之时，故曰冬夏难治。

原文 **脉沉而弦者，悬饮内痛。（21）**

解读 本条论悬饮脉证。

悬饮之位，偏居胁肋，而关乎肝胆气机之条畅布达，并及于肺金宣肃之职。常谓左肝右肺而肝升肺降，是以胁肋乃肝肺气机升降之要道，不可不畅。今饮邪偏悬胸胁之位，阻碍气机升降，是以胸胁支满，咳唾引痛。以其气机郁滞，位涉肝胆，故而脉多沉弦。

饮停于内，气机受阻，其有或痞或满或痛者，各有所异。而悬饮之证，每以胸胁引痛掣痛为其特征，此乃脉络瘀滞、气血失和所致。若乎饮阻胃肠心肺胸膈之位，以其形质中空而气聚多满，满闷痞坚，甚者作痛。此乃因满而痛，与悬饮邪阻脉络咳唾引痛者，大不相同。

原文 **病悬饮者，十枣汤主之。（22）**
十枣汤方：
芫花（熬） 甘遂 大戟各等分
上三味，捣筛，以水一升五合，先煮肥大枣十枚，取九合，去滓，内药末，强人服一钱匕，羸人服半钱，平旦温服之；不下者，明日更加半钱。得快下后，糜粥自养。

解读 本条论悬饮治方。

本条文辞简约，一病一方，更无赘言。其中精义，尚须辨而明之。

言病悬饮者，其证情脉象，自当结合前论而辨。"饮后水流在胁下，咳唾引痛"（第2条）；"水在肝，胁下支满，嚏而痛"（第6条）；"留饮者，胁下痛引缺盆，咳嗽则辄已"（第9条）。凡此，皆言悬饮之症，一则与肺气宣肃相关，咳嗽吐唾喷嚏之类，乃其情也。一则与肝胆疏泄相关，胁下支满引痛之类，是其症也。而前条之"脉沉而弦者，悬饮内痛"，则是脉证并举，提纲挈领。

参酌《伤寒论·太阳病下篇》原文第152条所言："太阳中风，下利呕逆，表解者，乃可攻之。其人漐漐汗出，发作有时，头痛，心下痞硬满，引胁下痛，干呕短气，汗出不恶寒者，此表解里未和也，十枣汤主之。"可知饮邪以胸胁为其巢穴，外而肌腠营卫，上而巅顶，下而胃肠，因其水饮之波荡，而有百般之见症。

以此饮邪偏居僻地，流窜边关，时犯中原，逐之必以铁马骠骑，故以甘遂芫花大戟之峻猛，扫荡强寇。更以肥枣十枚，既为军旅粮资，亦可奠中固本，以绝余患。

261

❀ 名案选录 ❀

张志雄医案：徐某，女。因咳嗽少痰，左侧胸痛，呼吸困难，发冷发热6天入院。入院前3天上述症状加剧。营养欠佳、精神差。舌苔厚腻，脉弦滑。呼吸较急促，左胸前第二肋间隙以下语颤消失，叩呈浊音，呼吸音消失。X线透视积液上缘达前第二肋间，心脏稍向右移位。穿刺抽液50mL，黄色半透明，血沉40mm/h。中医诊断悬饮，治以祛逐饮邪法，用十枣汤：大戟、芫花、甘遂各0.9g。研成极细粉末，肥大红枣10个，破，煎汁，在上午10时空腹吞服。药后1小时腹中雷鸣，约2小时左右即大便稀水5次。依法隔日1剂，投3剂后，体温正常，胸畅，胸痛减半，左前三肋以下仍呈浊音，呼吸音减低，X线胸透复查，积液降至第三肋间以下。继服原方4剂，体征消失，血沉5mm/h，X线胸透：积液完全吸收，住院26天，病愈出院。（引自《解放军医学杂志》1965年第2期）

原文 病溢饮者，当发其汗，大青龙汤主之；小青龙汤亦主之。（23）

大青龙汤方：

麻黄六两（去节）　桂枝二两（去皮）　甘草二两（炙）　杏仁四十个（去皮尖）　生姜三两（切）　大枣十二枚　石膏如鸡子大（碎）

上七味，以水九升，先煮麻黄，减二升，去上沫，内诸药，煮取三升，去滓，温服一升，取微似汗，汗多者，温粉粉之。

小青龙汤方：

麻黄三两（去节）　芍药三两　五味子半升　干姜三两　甘草三两（炙）　细辛三两　桂枝三两（去皮）　半夏半升（洗）

上八味，以水一斗，先煮麻黄，减二升，去上沫，内诸药，煮取三升，去滓，温服一升。

解读　本条论溢饮治法方药。

　　溢饮者，内盈而外溢是矣。意其饮自内生，复溢于外，而与湿自外来之风湿、风袭肺卫之风水等症，自有所异。故其为病，曰饮水流行，归于四肢，当汗出而不汗出，身体疼重。饮邪虽自内生，而外溢于肌腠，内外俱湿，有外透之势，无下泄之机，故以宣透之方，因势利导，发而散之。故曰当发其汗，主以大小青龙汤，龙腾雨布，水湿自散。

　　肌表之寒，自可因辛温而外散。而肌腠之湿，亦可因辛温而外透，此于湿病水气诸篇，例多所见，不必赘言。小青龙汤主治外寒内饮，大青龙汤主治外寒内热，此皆发散之剂，借之以散湿饮之在肌腠者，合于情理。然毕竟二方药有不同，治有所异，故后世医家每以同病异治而析之，谓小青龙所治内外俱寒，大青龙所治外寒内热。是饮邪溢表是其同，而里之寒热异其性，病同证异，而治有不同。

　　其论辨之明晰，自无可诘之处。然观本论，言一病一证而治有多方者，时有所见。如《胸痹病篇》之枳实薤白桂枝汤与人参汤、茯苓杏仁甘草汤与橘枳姜汤、本篇之苓桂术甘汤与肾气丸，俱是其例。细品其味，似有深意寓焉。忆《伤寒论·太阴病篇》原文第277条言太阴病当温之宜服四逆辈，已开同病乃至同证异治之先河，意在强调中医治疗原则性与灵活性之有机结合。

　　以疾病而论，病同证异，其治必异，故曰同病异治。而每一病证，常常有其基本病机，一以贯之，如胸痹之气血痹阻于心胸、痢疾之湿滞肠腑、黄疸之从湿得之……表明疾病往往可据其基本病机，而有相应的基本治法。故而在辨病准确的基础上，抓住主要矛盾，兼顾次要矛盾，明辨标本，分清缓急，则可能同病同证有不同治方之选择，是以同病可异治，而同证亦可有异治之选。反之，则一方自有其主治之证，然亦可借治于病机不同之证。如葶苈大枣泻肺汤既治病性属热之肺痈，亦治病性属寒之支饮；《伤寒论·太阳病下篇》三物白散治寒实结胸，而《外台秘要》桔梗白散治热实肺痈，其共同点皆是邪气闭实于上。此条大小青龙汤之用，其着眼点，则在于饮溢肌腠，以辛散之，而以大小之方，定其宣散力度之强弱。因于寒热之性，暂未过多拘泥。此皆从全局观视之，或治本，或治标，而有不同之选择，充分体现了中医临证活法圆机之特点。欲求相关阐论之详情，可参阅拙文《同证异方与同方异证浅析》（《泸州医学院学报》1992年第2期）及《同证异治的内涵及其临床意义》（《中医药学刊》2003年第6期）。

◎ 名案选录 ◎

刘渡舟医案：某女，32岁。两手臂肿胀，沉重疼痛，难于抬举，问询乃知，冬天用冷水洗衣物后，自觉寒气刺骨，从此手臂肿痛，沉重酸楚无力。其人形体盛壮，脉来浮弦，舌质红绛，苔白。此证属于水寒之邪郁遏阳气，以致津液不得流畅，形成气滞水凝的"溢饮"证。虽经多次治疗，但始终没有用发汗之法，所以缠绵而不愈。麻黄10g，桂枝6g，生石膏6g，杏仁10g，生姜10g，大枣10枚，炙甘草6g。服药1剂，得汗出而解。（引自《经方临证指南》）

原文 膈间支饮，其人喘满，心下痞坚，面色黧黑，其脉沉紧，得之数十日，医吐下之不愈，木防己汤主之。虚者即愈，实者三日复发。复与不愈者，宜木防己汤去石膏加茯苓芒硝汤主之。（24）

木防己汤方：

木防己三两　石膏十二枚鸡子大　桂枝二两　人参四两

上四味，以水六升，煮取二升，分温再服。

木防己去石膏加茯苓芒硝汤方：

木防己二两　桂枝二两　人参四两　芒硝三合　茯苓四两

上五味，以水六升，煮取二升，去滓，内芒硝，再微煎，分温再服，微利则愈。

解读　本条论支饮证治。

前已论及，《黄帝内经》言膈，意指胸腹间之隔膜，其形酷似倒扣之炊器鬲，三管中空，盏以盛物。膈上者，心肺也。膈下者，脾胃也。是以膈间者，概言膈上膈下也。而其所涉脏腑，即心肺脾胃之属矣。

是以膈间支饮，意其饮留膈间，阻碍心肺脾胃之气机，上则心肺阳气不展而喘满倚息，下则脾胃气机不畅而心下痞坚。以其心下痞满而至坚实，其饮阻气滞较之常情，更胜一筹。心肺脾胃气机郁滞，以致三焦不畅，营卫难通，气血不周，故而面色黧黑，黑而晦黄是也。其脉沉紧，自是邪气盛实、结聚于内之象，与"脉沉而弦，悬饮内痛"同理。

饮伏于内，日久必伤其阳，盖饮为阴邪，易伤阳气是矣。今得之数十日，而喘满倚息未除，心下痞坚未去，邪气绝未稍减，而正气日渐耗伤。以其喘满而误作胸中痰实而吐之，以其痞坚而误作胃实而下之，此皆难去其心下膈间之邪，反致正气更形伤损。

关于"虚者即愈，实者三日复发"一语，其虚实之义，历代医家争议颇大。或云虚者体虚、实者邪实；或谓外虽痞坚中无结聚为虚、中实有物为实；或曰水邪虚结为虚、水邪实结为实。

其说各有所据，皆可参酌。然细玩文义，似乎仍以药后虚实反应为佳，即心下痞坚药后虚软者即愈，药后暂软旋硬者为实，每多移时复发。观后文枳术汤后云"腹中软即当散"，二者之语境语义，可互为参注。

木防己汤，通阳利水，补虚泄热。饮邪性阴，每偏于寒，然"痞坚之处，必有伏阳"（《金匮要略心典》），是饮郁夹热，故而苔多黄滑，喘满烦躁，此其候也。同时，"吐下之余，定无完气"（《金匮要略心典》），饮邪久停，阳气渐伤，复加吐下，虚损益深。因之神疲懒言、声怯气弱，固可见也。是以其方以木防己疏利三焦，桂枝通阳化气，二者相合，化气行水，隐然五苓之意。石膏辛凉泄热，宣散水气；人参补益元气，扶正祛邪。

若服后饮邪暂去复聚而痞硬者，此邪势猖獗，必以重剂通利。因于上方加茯苓以助人参，培土固堤而防水邪复结。加芒硝导下决壅，而助防己分洪泄水。芒硝之寒，足以胜热，故去石膏，以防冰伏之弊。

◈名案选录◈

赵守真医案：刘翁，年近古稀，酷嗜酒，体肥胖，精神奕奕，以为期颐之寿可至。讵意其长子在1946年秋因经商不利，忧郁以死，家境日转恶化，胸襟以此而不舒，发生咳嗽，每晨须吐痰数口，膈上始宽，但仍嗜酒，借资排遣。昨日饮于邻居，以酒过量而大吐，遂病，胸膈痞痛，时吐涎沫。医用涤痰汤有时少安，旋又复作，渐至面色黑，喘满不宁，形体日瘠，神困饮少，因循数月，始觉不支，……诊脉沉弦无力，自言膈间胀痛，吐痰略松，已数日未饮酒，食亦不思，夜间口干燥，心烦难寐……按其心下似痛非痛，随有痰涎吐出。

再从其脉沉弦与胸胀痛而论，实为痰饮弥漫胸胃之间而作痛。……方用防己、党参各12g，石膏18g，桂枝6g，另加茯苓15g。三剂喘平，夜能成寐，舌现和润，胸膈略舒，痰吐亦少，尚不思食。复于前方去石膏增佛手、砂仁、内金令调气开胃。又4剂各证递减，食亦知味，精神转佳，唯膈间略有不适而已，后以外台茯苓饮调理而安。（引自《治验回忆录》）

原文 心下有支饮，其人苦冒眩，泽泻汤主之。（25）
泽泻汤方：
泽泻五两　白术二两
上二味，以水二升，煮取一升，分温再服。

解读 本条论支饮眩冒证治。

饮聚胸膈，名之支饮。其证咳逆倚息，短气不得卧，显然以肺气宣肃失常为其基本病理。然饮阻于膈，上连心肺，下及脾胃，故喘满倚息之余，而有心下痞坚之兼，例如前条。

本条则论支饮之聚，以其气机之滞，而有眩冒之变。《金匮要略心典》曰："冒者，昏冒而神不清，如有物冒蔽之也。眩者，目眩转而乍见玄黑也。"头昏沉而神思迟钝，目眩晕而视物模糊，此之谓冒眩是也。

饮气为患，其致眩冒者，其理不外有二：一者饮阻气郁，清阳不升。一者饮邪上逆，蒙蔽清窍。二者每每相兼为病，难以截然划分。大要饮逆于上者，头重睑沉，所谓"因于湿，首如裹"是也。往往上盛下虚，足下虚浮。而清阳不升者，常常清窍失养，头目昏眩，动则晕甚。

《伤寒论·太阳病中篇》原文第67条之"心下逆满，气上冲胸，起则头眩"，揆其机理，性质与本条无异，因之可以互参。论其病机，皆是饮邪停于心下膈间，或属痰饮，或属支饮。偏于上者，喘满倚息为主，类属支饮。偏于下者，痞满肠鸣为重，类属痰饮。然皆饮阻气郁，甚或冲逆于上，故而俱有眩冒之象。

病位在上，而治以泽泻白术，利水消饮，兼以培土固本，此上病下取之法，贵在三焦通调，水津畅布，诚为整体观念之临证实践。唯本方重在泄浊，浊邪去而清阳升，故重用泽泻，是其取效关键。

◈名案选录◈

刘渡舟医案：朱某，男，50岁。头目冒眩，终日昏昏沉沉，如在云雾之中。两眼懒睁，双手颤抖，不能握笔写字。迭经中西医治疗，病无起色，颇以为苦。视其舌肥大异常，苔呈白滑而根部略腻，切其脉弦软。疏泽泻汤：泽泻24g，白术12g。服第1煎，未见任何反应。患者对其家属说：此方药仅两味，吾早已虑其无效，今果然矣。孰料第2煎后，覆杯未久，顿觉周身与前胸后背汗出，以手拭汗而粘，自觉头清目爽，身感轻快之至。又服3剂，继出微汗少许，久困之疾从此而愈。

（引自《刘渡舟临证验案精选》）

原文 支饮胸满者，厚朴大黄汤主之。（26）

厚朴大黄汤方：

厚朴一尺　大黄六两　枳实四枚

上三味，以水五升，煮取二升，分温再服。

解读 本条论支饮腹满证治。

本条文辞应有错误。支饮以咳逆倚息为主症，其胸中气机郁滞不畅，胸满自在不言之中，故前文有"膈间支饮，其人喘满"之语，可以为证。

以方测证，则此之胸满，当是腹满之误。《医宗金鉴》《金匮要略心典》皆作如是解读，诚非无据。更有前文之支饮不宜下，反证此条之满，应以腹满为是。盖厚朴三物汤之痛而闭、小承气汤之腹大满不通等，俱是腹满便闭为其常见征象。而本方与之相较，虽剂量有别，而组成相同，且大黄之量，更重于前者。足证本方泻实通腑之力，不亚前述二方。

因此，本条所论之证，应是支饮喘满倚息之肺胀而兼郁热腹满便闭之腑实，此乃肺脏与肠腑同病，肺湿肠燥，以其表里相关、上下相通是也。

厚朴一尺，考证结论不一，然其量似应与大黄相当甚或更大，否则难以解释方名之由来。厚朴理气之功，既降肺逆，且消脾滞。佐以枳实，升清降浊。大黄荡涤腑实，推陈出新。此饮阻于上而滞积于下，以攻逐为法，脏病腑治，燥结下而湿饮去，可谓巧手之作。

❀ 名案选录 ❀

喘满案：韩某，女，60岁。咳喘病史20余年，每年冬季加重。10天前劳累汗出着凉，咳喘加重，终日咯吐稀痰量多。近二三天，痰量增加，胸满憋加重，并兼见腹胀，大便3日未排，不能进食，难以平卧。邀余诊之，患者面部似有浮肿，但按之并无压痕，咳喘面容，舌苔薄黄，脉象弦滑有力。两肺布干啰音，两肺底有少许湿啰音。肝脾未触及，下肢无凹陷性浮肿。随诊为

"慢性支气管炎并感染"。证属痰饮腑实，遂处以厚朴大黄汤合苓甘五味姜辛夏仁汤：厚朴18g，大黄10g，枳实10g，茯苓15g，甘草6g，五味子10g，干姜6g，细辛5g，半夏12g，杏仁10g。上方服1剂后，大便得通，腹胀胸闷及咳喘症状明显减轻，服用4剂后，胸憋膨胀消失，咳喘已减大半，且可平卧，舌苔转为薄白，脉象仍滑，遂改用二陈汤加减治其痰。（引自《张仲景药法研究》）

原文 支饮不得息，葶苈大枣泻肺汤主之。方见肺痈中。（27）

解读 本条续论支饮证治。

前已论及，支饮或心下痞坚，或头目冒眩，或腹满便闭，以其饮邪所及之处有异，而征象不一，变幻多端。然其病机关键，仍是饮阻膈间，肺失宣肃，故以咳逆倚息短气不得卧为其主症。

本条继前诸条之后，复言支饮不得息，提纲挈领，揭明主症，恰有万流归一之意。从全篇观之，从第2条支饮定义始，继以多条详论其病证治方之不同，以明其临床征象之繁复。更于本条收束结句，言支饮仍当治以葶苈大枣泻肺汤。泻实开闭，复其升降，乃其基本大法。

观《肺痈病篇》用本方治热实肺痈，而本篇用治寒饮壅肺，是寒热异性，而邪壅则一。俱属肺家邪壅，乃得用之。故知其决壅开闭之力，无关病证之寒热属性，皆是肺气膹郁之克星。

❀名案选录❀

尤在泾医案：浮肿咳喘，颈项强大，饮不得下，溺

不得出，此肺病也。不下行而反上逆，治节之权废矣，虽有良剂，恐难奏效，葶苈大枣泻肺汤。（引自《静香楼医案》）

原文 呕家本渴，渴者为欲解，今反不渴，心下有支饮故也，小半夏汤主之。《千金》云小半夏加茯苓汤。（28）

小半夏汤方：

半夏一升　生姜半斤

上二味，以水七升，煮取一升半，分温再服。

解读 本条论支饮口渴之辨。

呕家者，常自呕吐之人也。其由或胃虚气逆，或饮阻气逆，或虚或实，或虚实互见，呕逆频作，而时休时止，迁延难愈。

言呕家本渴、渴者为欲解者，实为呕家本自不渴，乃心下有支饮故也。此言支饮，本是痰饮，以心下痞呕为主，而非咳逆为甚，故治宜小半夏汤化饮降逆止呕。饮家呕而不渴者，其理有二：一者，饮为阴邪，性寒不渴。一者，饮逆上泛，口润不渴。其性其位，相互为应，而得不渴之象。若药后呕止而渴者，或未药呕甚而渴者，常属饮去阳复，津液一时不敷，故而不渴而反渴，为欲愈之兆。此与《伤寒论·太阳病中篇》原文第41条之论，颇为相类，宜作勘对，可参阅拙著《读伤寒》相关内容。

此论呕家不渴而渴者为欲解，无论饵药与否，饮去阳复是也。而《伤寒论·太阳病中篇》原文第40条之或渴、原文第74条之渴饮而吐等，则是另一截然相反之饮阻征象，此理同而象异，贵在审辨其机。

小半夏汤，药简效宏，为止呕之圣方，降逆之祖剂。其于饮阻之呕，自是的当之方。即若胃逆无饮之呕，亦属可选之策。诸如大小柴胡汤、葛根加半夏汤、黄芩加半夏生姜汤等，无一不是绝妙之例。曾以本方参酌大半夏汤化裁，治疗糖尿病胃轻瘫水米不进之重症，获效甚佳。

❧名案选录❧

刘渡舟医案：郝某，男，65岁。呕吐频繁，而口不渴，所吐皆为痰涎之物。脉弦而滑，舌苔白滑且腻。辨证为胃中有饮。处方：半夏15g，生姜15g，陈皮10g，1剂即愈。（引自《刘渡舟治验》）

原文 腹满，口舌干燥，此肠间有水气，己椒苈黄丸主之。（29）
己椒苈黄丸方：

防己　椒目　葶苈（熬）　大黄各一两

上四味，末之，蜜丸如梧子大，先食饮服一丸，日三服，稍增，口中有津液。渴者加芒硝半两。

解读 本条论饮热结实证治。

饮留胃肠，病属痰饮。其证心下痞满，腹胀肠鸣，苔腻脉滑，是其候也。今以口舌干燥腹满而曰肠间有水气，显然饮滞渐浊而化热，痰浊郁热结聚肠腑，上不得输布津液，故口舌干燥。下不能传化泄浊，故腹满便闭，或利而不畅，泄物黏滞。其证与《伤寒论·太阳病下篇》水热互结于心下之结胸，情理相似。而以外感情急，杂病势缓，故防己椒目葶苈以代甘遂逐水泻饮，而以大黄导滞泄下，实陷胸汤之变方也。服汤而口润渴除者，滞积除而津液行，其病欲愈。若口渴不解者，痰热结聚日久邪深，更增芒硝以泄热导滞，软坚散结。其方之结构，与大陷胸丸更为相近。斟酌前文木防己汤之加减变法，并参后世指迷茯苓丸，以此可悟，芒硝消散饮结之效，甚为奇特。

本证与厚朴大黄汤所主之支饮腹满者，同中有异。二者俱属饮热结聚而见腹满便闭或不畅，然支饮腹满者病位重心在肺，兼及于肠，且上湿而下燥，故以辛苦寒凉攻逐肠燥，以通肺壅。本证病位重在中焦，以胃肠结聚、湿燥互混为特点，故而腹满肠鸣便闭，或利下粘腻而不畅，故仿伤寒陷胸法，逐饮泄热，同时并进。

◈ 名案选录 ◈

赵守真医案：朱某，男，25岁。春间患风寒咳嗽，渐至全身浮肿。医用开鬼门法，浮肿全消，但咳嗽仍紧，腹感满胀。又用六君子汤加姜、辛、味，温肺健脾，咳得减而腹更胀大，行动则促。易医亦认为虚，疏实脾饮，服后胀不减，胸亦甚觉痞满，经治十余日无效，迁延半年，腹大如鼓。吾夏月治其邻人某之病，因来附诊。按脉沉实，面目浮肿，口舌干燥，却不渴，腹大如瓮，有时鸣声胀满，延及膻中，小便黄短，大便燥结，数日一行，起居饮食尚好，殊无羸状。如果属虚服前药当效，而反增剧者，其为实也明矣。审病起源于风寒，太阳之表邪未尽，水气留滞，不能由肺外散，反而逐渐深入中焦，与太阴之湿合为一，并走肠间。辘辘有声，而三焦决渎无权，不从膀胱气化而外溢，积蓄胃肠而成臌。当趁其体质未虚，乘时而攻去之。依《金匮》法，处方：防己椒目葶苈大黄丸（改汤），此以防己、椒目行水，葶苈泻肺，大黄清肠胃积热，可收快利之效。药后水泻数次，腹胀得减。再2剂，下利尤甚，腹

又逐消，小便尚不长，用扶脾利水滋阴之法，改服茯苓导水汤配吞六味地黄丸，旬日而瘥也。（引自《治验回忆录》）

原文 卒呕吐，心下痞，膈间有水，眩悸者，小半夏加茯苓汤主之。（30）

小半夏加茯苓汤方：

半夏一升　生姜半斤　茯苓三两——法四两

上三味，以水七升，煮取一升五合，分温再服。

解读 本条论痰饮痞呕眩悸证治。

本条之膈间有水，就其临床征象而论，偏属饮留胃肠之痰饮，而非饮伏心肺之支饮。因之其治法方药，与前文28条之支饮频呕者，不尽相同。盖支饮必以肺气闭郁之喘满倚息为主，而因肺胃气机常自同逆，是以反复呕吐，故以小半夏汤降逆止呕治其胃逆之标。若呕止而喘满未除者，理当继以葶苈大枣泻肺汤之类，开泄肺闭，以绝其饮停膈上之患。

本条则以饮停胃中，中焦气滞，故而心下痞闷、间有如囊裹水之状。甚或水走肠间，沥沥有声。若饮邪上逆，或出于喉咽而为呕，或凌于心君而为悸，或蔽于清窍而为眩。以其饮邪常停偶逆，是以其人平素状若无苦，偶因起卧无序、心绪失宁之际，饮动冲逆而呕逆眩悸诸症卒然而作，移时复平。而胃痞少食、舌淡苔水、脉弦或滑之象，则是不变之常情。

故以半夏生姜，温胃化饮，降逆平冲。更增茯苓，淡渗利湿，以消饮势。

◈ 名案选录 ◈

张聿青医案：朱左，停饮凝痰，聚于胃府，胃府之气，升多降少，五十日辄呕黏痰涎水，二便不利，脉象沉弦。夫痰之与津，本属同类，清气化，则津随气布而上供；清气不化，则液滞为痰而中阻。气之化与不化，悉视脾阳之转运如何，所以《金匮要略》有饮家当以温药和之之例也。然刚燥之药。多服劫阴；攻逐之剂，正虚难任。唯有分其清浊，使清津上升，浊液下降，虽难霍愈，或可减轻耳。制半夏6g，云茯苓24g，老生姜3g。来复丹3g，药兑送下。（引自《张聿青医案》）

原文 假令瘦人脐下有悸，吐涎沫而癫眩，此水也，五苓散主之。（31）

五苓散方：

泽泻一两一分　猪苓三分（去皮）　茯苓三分　白术三分　桂二分（去皮）

上五味，为末，白饮服方寸匕，日三服，多饮暖水，汗出愈。

解读 本条论下焦饮停证治。

此论瘦人患饮，而肥人未尝不可患饮。更有素盛今瘦者，责之饮伏日久脾胃失运气血乏源。盖肥人形盛气虚，而瘦人气血俱亏，三焦不调，水津失布，此皆其患饮之根源矣。故临证审辨之际，切不可为"肥人多痰"之宿论所拘泥。

夫饮之所停，可泛溢内外，流窜上下。随其所犯之异，外象自有不同。今以饮停下焦，波荡动摇，故脐下悸筑，时作时休，甚或气逆欲冲，宛若奔豚之将作。此与《伤寒论·太阳病中篇》原文第65条苓桂甘枣汤所主，差相仿佛，皆是饮邪之乱。

吐涎沫者，类于虚寒肺痿之证，或《伤寒论·瘥后劳复病篇》原文第396条之喜唾。脾津不化，盈溢而出，谓之唾吐涎沫，与前之饮逆呕吐不能自主者，毕竟有别。如此则饮伏于下、气弱于上之局，不揭自明。

癫眩者，多以巅眩作解，癫作巅，意其头晕目眩是矣。前论饮眩，或清阳不升，或浊阴蒙窍，皆可头晕目眩。以其机理略异，而征象有所偏颇。今之巅眩，以晕眩为主，而头沉目困者，非其所重，故以饮阻下焦而清阳不升者，为其病机之窍要。

故此之治，泄浊为本，升清为标，浊泄则清升，主以五苓散，正本清源。是以其方重用泄浊之猪泽，辅以淡渗之苓术，佐以辛散之桂枝，丝丝入扣，方证相应。

关于本证饮停下焦小便利否，可参阅拙著《读伤寒》蓄水证治相关论述（71～74条）。关于癫眩，张家礼教授认为可作"水痫"解，即癫证之因于水饮而作者。其证因下焦水寒之气上冲，循督脉及于巅顶，影响清阳，突发晕厥吐沫，而伴水饮偏盛之象者。治之宜利水降冲，可复其平。

关于本条方剂之量，参酌诸家之说，应是相对比例，而非绝对剂量。古量一两为四分，一分为六铢。对比《伤寒论》本方之量，则知本条药量，泽泻当为五份，白术二苓为三份，桂枝二份。

【附方】

原文 《外台》茯苓饮：治心胸中有停痰宿水，自吐出水后，心胸间虚，气满，不能食，消痰气，令能食。

茯苓　人参　白术各三两　枳实二两　橘皮二两半　生

姜四两

上六味，水六升，煮取一升八合，分温三服，如人行八九里进之。

解读 本条论支饮气虚证治。

曰心胸间有停痰宿水，显然饮伏膈上，类属支饮，故而喘满短气，是其候矣。肺胃气机升降相协，肺逆则胃逆。然水饮自胃而吐，徒伤脾胃之气，而肺饮仍伏。此膈间正气因吐而虚，然饮阻气滞并未解除，故曰气满而不能食，其满者，胸满自不待言，而心下痞闷亦属难免。以其中虚气滞，受纳不能，谓之不能食。

其证肺脾同病，故以参术补益中气而断湿饮生成之本，橘枳姜理气化饮而除饮阻气郁之标。参酌《胸痹病篇》人参汤与橘枳姜汤之论，可资理解其中奥义。

《名案选录》

成绩录医案：一妇人，患胃反九年，医治不效。先生诊之，心下挛急，吐而不渴，食触于口，即不爽快，心胸间有痰饮也，即与茯苓饮，服数日而愈。（引自《成绩录》）

原文 咳家其脉弦，为有水，十枣汤主之。 方见上。（32）

解读 本条论饮停咳嗽证治。

咳者，气逆出于肺中，总由肺气不利也。或虚或实，皆可致之。虚者，不外气血阴阳之亏损。实者，多属痰饮滞气之阻碍。

咳家，久咳不愈之人是也，犹言汗家风家亡血家之类也。一般而言，新咳多实，常责外感；久嗽多虚，每缘内伤。而本条之论，责之饮邪久留，阻遏肺气，宣肃失常，因以致咳，故谓咳家。以其脉弦而实，苔腻或滑，故曰有水，显然邪气盛实。若论其饮停之位，当是支饮之属。主以十枣汤，逐水消饮，饮下气顺而咳自止。

此病日久，饮邪虽盛而正气尚强，故以权宜之策，逐邪而安正。俾邪去之后，庶可奠中培土，以绝后患。

支饮咳逆，每主以葶苈大枣泻肺汤，今以悬饮主方十枣汤治之，可视作同证异治之范例。殆攻逐水饮，俱是两方之长，交相互替，并无明显逾矩之嫌，充分体现了中医论治之灵活性。

原文 夫有支饮家，咳烦胸中痛者，不卒死，至一百日或一岁，宜十枣汤。方见上。（33）

解读 本条论支饮咳嗽证治。

经云：五脏六腑皆令人咳，非独肺也。其论立言于整体观，固非虚语。然咳终不离于肺，此又不可不知矣。前论咳嗽因于饮停于肺，其理不越于此。是故咳逆倚息为主者，多责于支饮。

饮伏心肺日久不愈者，谓之支饮家。肺气宣肃失职，咳喘倚息，必不能免。然咳引胸痛者，悬饮之象。此心肺之饮旁及胸胁之位，而与肝胆相涉，因有咳痛之症。其病每每缠绵迁延，时轻时重，而有累月经年之病程。

亦有胸痛突发，而非咳引者，此饮浸心火，寒闭阳窒，心痛掣背，面青唇绀，实乃胸痹。同时水壅肺金，寒饮冲逆，喘鸣急迫，烦躁肢厥，状若肺胀。是以此际之胸痛而咳烦者，因痛而厥，因厥欲脱，升降熄，出入废，而有猝死之危。

无论上述何种病情，俱属正虚邪实。此际饮邪之盛衰，往往关乎救治之成败。故而俱宜治以十枣汤，急则治标，逐饮开闭，以解其危。

其于前者，待饮势消减之际，则可继以温药和之，固本奠中，杜其复发之机，此先标后本之步骤，治分先后缓急。

而于后者胸痹饮阻阳微欲脱之证，则在逐饮开闭之际，辅以温阳益气，固脱救逆。唯有祛邪扶正，同时并进，标本兼顾，方有一线生机。

曹颖甫医案：治张任夫。水气凌心则悸，积于胁下则胁下痛，冒于上膈，则胸中胀，脉来双弦，症属饮家，兼之干呕短气，其为十枣汤症无疑。炙芫花1.5g，制甘遂1.5g，大戟1.5g。三味共研细末，分作两服，先用大枣10枚煎烂，去渣，入药末，略煎和服。（引自《经方实验录》）

久咳数岁，其脉弱者可治，实大数者死，其脉虚者必苦冒。其人本有支饮在胸中故也，治属饮家。（34）

解读 本条论支饮久咳预后。

夫新咳多实，久嗽多虚。此病之常情，无须赘言。然正虚每因邪实，邪实多伴正虚，此又常变之道，而有标本之辨。

又脉弱主虚，脉大主实。此脉之常态，亦有变局。脉弱正虚，而邪气未尝嚣张。脉大邪实，而正气亦属旺盛。更有虚实相兼者，其脉或弱或强，并无定局。设正虚为主而邪实为次者，其脉多弱。若正虚为次而邪盛为主者，其脉多实。盖证情虚实相兼而现之时，脉之强弱并无互混而见之理，故必偏见一象。

今以久咳数年，脉来微弱，显然证虚脉虚，脉证相符，虚者补之，犹有救治之机。若证虚而脉实者，此脉证相悖，其情乖逆。其脉之实大数，或因邪盛内实，或为阳浮无根，一者攻补两难，一者固脱不易，预后皆属凶险之局，故曰死。

曰其脉虚者必苦冒，并言其人支饮在胸中者，此则久咳正虚为主，饮停邪实为标，故其脉来虚弱，而非饮伏沉弦之象。因之咳声低弱，神疲息短，诸般虚羸之象，必有所见。而其苦冒者，当以清阳不升为其机，多头晕目眩，动则尤甚。

此证治属饮家。饮家者，饮邪久停，阳气必伤，而脉虚苦眩，因之攻逐之法，诚非其选。温而补之，运而化之，缓补轻化，是其义矣。前文苓桂术甘汤或肾气丸，可为的当之剂。

原文 咳逆倚息不得卧，小青龙汤主之。方见上。（35）

解读 本条续论支饮证治。

支饮咳逆倚息不得卧，前论以葶苈大枣泻肺汤（27条）主治，而32条代之以十枣汤，此皆泻肺利壅之法。

肺为华盖之脏，既以宣发而主卫表，且以肃降而调膀胱，故饮停于肺，或以肃降失职为重，或以宣发失调为主，或内壅外闭，两相并重。前以泻肺之法为治者，饮壅邪闭，肺气不得肃降，胸满咳喘，痰涎壅盛，小便不利，大便或闭，脉来沉弦，故主之以葶苈大枣泻肺汤，甚或十枣汤，使邪从下泄。

今以小青龙汤主之者，其邪势偏于影响肺金宣发之职，故胸闷咳逆短气之余，或微有寒热，或身重困乏，或脉浮而滑。其证或因外寒诱发而内饮外寒，或纯因寒饮外犯而阻滞营卫，治以小青龙，外散内化，总属温药和之之体现。

◈ 名案选录 ◈

朱阜山医案：治一孩。6岁，11月下旬，夜间随祖父捕鱼，感冒风寒，咳嗽痰黏，前医投旋复代赭石汤咳嗽陡止，声音嘶哑，涎壅痰鸣，气急鼻煽，肩息胸高，烦躁不安，大小不利。脉右伏，左弦细，乃与小青龙汤原方。桂枝3g，白芍15g，仙半夏15g，干姜3g，北细辛3g，炙麻黄3g，炙甘草3g，五味子3g。1剂而喘平，再剂咳爽而咯痰便利矣。（引自《伤寒名案选新注》）

原文　青龙汤下已，多唾口燥，寸脉沉，尺脉微，手足厥逆，气从小腹上冲胸咽，手足痹，其面翕热如醉状，因复下流阴股，小便难，时复冒者，与茯苓桂枝五味甘草汤，治其气冲。（36）

桂苓五味甘草汤方：

茯苓四两　桂枝四两（去皮）　甘草三两（炙）　五味子半升

上四味，以水八升，煮取三升，去滓，分温三服。

解读　本条论支饮体虚误治后冲逆证治。

无论泻肺汤抑或青龙汤，其治或利或散，俱是饮阻邪实之证，兼正虚者必不相宜。其正虚饮停者，多宜以苓桂、真武或肾气丸等，缓温渐化之。

今以支饮咳逆喘满而用青龙汤，以其兼有正虚阳弱之机，寒饮暂化而复聚，是以多唾而口燥。多唾者，口中涎沫泛溢是矣。口燥者，虽自觉干燥而不欲多饮，视之仍润矣。此阳气暂通而饮邪仍伏膈上心胸之象，故寸脉沉伏不显。而尺中脉微，手足厥逆，小便困难，此皆肾气虚损之征，本由体虚所致，饮停而伤，复因辛温发散误治转重。更以冲气夹饮，时而冲逆，故气从少腹上冲胸咽，其情类于奔豚而轻。虚阳浮越，则面红翕热如醉而头目眩冒。冲气复还则饮气下注，因之股内郁热如温水之流。气逆之际，营卫不周，气血失和，因而手足如痹。

如此阳虚气逆、饮伏膈间，虚实夹杂，而以冲逆为急，故主以苓桂味甘汤，化饮降逆，敛阳平冲。其桂甘之用，上护心阳，以镇寒逆。桂苓之配，以化寒饮。味甘之用，以敛虚阳。药仅四味，而其功用自得其妙。待其冲逆平复之后，可继以真武、苓桂、肾气丸等，以图根本之治。

此条之下，皆属寒饮误治、设法御变之局，反复讨论误用辛散之后，阳虚饮逆之各种变证及其相应治法方药。

◈名案选录◈

丁甘仁医案：咳嗽气喘，卧难着枕，上气不下，必下冲上逆，脉象沉弦；谅由年逾花甲，阴阳并亏，则痰饮上泛，饮与气涌，斯咳喘矣。阅前方叠以清肺化痰，滋阴降气，不啻助纣为虐；况背寒足冷，阳气式微，藩篱疏撤，又可知也。仲圣治饮，必以温药和之，拟桂苓甘味合附子都气，温化痰饮，摄纳肾气。桂枝2.4g，茯苓9g，炙甘草1.5g，五味子1.5g，生白术15g，制半夏6g，炙远志3g，炒补骨脂15g，熟附块15g，山药9g，大熟地黄9g，核桃肉2枚。（引自《丁甘仁医案》）

原文 冲气即低，而反更咳、胸满者，用桂苓五味甘草汤去桂加干姜、细辛，以治其咳满。（37）

苓甘五味姜辛汤方：

茯苓四两　甘草三两　干姜三两　细辛三两　五味子半升

上五味，以水八升，煮取三升，去滓，温服半升，日三。

解读 本条续论支饮体虚冲逆后的辨治。

前论体虚误散之后，阳虚气逆，饮邪仍伏，以桂苓味甘汤平降冲逆，以缓其势。

此则论其冲逆虽平、而饮邪复阻于心膈之局，下焦冲气已平，唯遗咳喘胸满饮阻心膈之象。曰更咳胸满者，前之冲逆之苦已然解除，而咳满反显其形是矣。此始经发散，复经敛降，卫闭之寒散，肾冲之逆平，唯饮邪留滞，阳气未复，故以上方化裁，去桂枝之纳降逆气，加姜辛以温化寒饮，名之曰苓甘五味姜辛汤，恰似以小青龙之半方，配属茯苓，专于温化里饮，而无表散之弊，于虚人之支饮咳逆喘满者，诚属方证相应。且与苓桂术甘、真武汤温化寒饮诸方，构成上下偏属、三焦分治之系列。

283

《名案选录》

陈耀庚医案：周某，男，36岁。患痰嗽已1年多，近因淋雨而嗽大发，彻夜因嗽剧而难寐，唾痰盈碗，色白浓厚，兼感头痛心悸，肢体俱愈，就医服六君无效，入院求诊。拟以苓桂术甘汤加干姜、细辛、五味，服1剂而嗽减痰少，继投原方痊愈。（引自《陈耀庚医案》）

咳满即止，而更复渴，冲气复发者，以细辛干姜为热药也。服之当遂渴，而渴反止者，为支饮也。支饮者法当冒，冒者必呕，呕者复内半夏以去其水。（38）

桂苓五味甘草去桂加姜辛夏汤方：

茯苓四两　甘草二两　细辛二两　干姜二两　五味子　半夏各半升

上六味，以水八升，煮取三升，去滓，温服半升，日三。

本条论支饮误治后冒呕证治。

读金匮
—
284

服苓甘五味姜辛汤后，咳满止而口渴者，寒饮虽化而津液不继，故而口渴。更因姜辛之温燥，引发下焦之气动而上逆，而有气从少腹上冲胸咽、甚或头眩昏冒面热如醉之象。此冲气发而饮未尽去，仍可仿前例而用苓桂味甘汤，平降冲逆，兼化饮邪。

若服药后虽渴而反自止者，此则饮化复聚，虽头目昏眩，此饮气上逆蒙蔽清窍，与前之下焦无形冲气上逆者，似同实异。以其饮邪上逆，故有咳呕清水痰涎之症。是知下焦冲气之逆，口渴冒眩面热如醉。膈间饮邪之逆，口和冒眩而呕吐痰水。以此之异，而治有不同，故以苓甘五味姜辛汤加半夏，增其化饮之力，更添降逆之功，一箭双雕，匠心独运。

水去呕止，其人形肿者，加杏仁主之。其证应内麻黄，以其人遂痹，故不内之。若逆而内之者，必厥，所以然者，以其人血虚，麻黄发其阳故也。（39）

苓甘五味加姜辛半夏杏仁汤方：

茯苓四两　甘草三两　五味子半升　干姜三两　细辛三

两　半夏半升　杏仁半升（去皮尖）

上七味，以水一斗，煮取三升，去滓，温服半升，日三。

解读　本条承前论支饮呕止形肿证治。

前条因其冒眩呕逆，治以苓甘五味姜辛半夏汤，此与前文一脉相承，亦小青龙汤取其和里之义，摒其辛散走表之麻桂，而以茯苓增其温化寒饮之功。服后胃中寒饮得化，故曰水去呕止。然其膈上寒饮仍未得去，肺气宣发肃降功能失调，水气泛溢，饮走肌表，故而形肿，其情与溢饮形肿肢困颇相类同，然饮阻于肺之咳逆喘满，仍为支饮主症，不必尽言。

前论溢饮者当以青龙汤发之，合于体实邪盛之证。今支饮体虚而初用小青龙，误发其阳，气血不足，饮邪虽溢于外，而正气已虚于内，其证理当宣散而不能峻发，故曰其证应纳麻黄散之，以其人脉微血虚手足痹，故不可率性以麻黄更越其阳，恐其阳虚复厥是矣。其治虽不离肺，而替以杏仁，利气肃降，通调水道，以降助宣，则肌腠邪散，营卫复调，而不伤其阳。

《名案选录》

曹颖甫医案：叶瑞初君，咳延4个月，时吐浊沫，脉右三部弦，当降其冲气。茯苓9g，生甘草3g，五味子3g，干姜4.5g，细辛3g，制半夏12g，杏仁12g。两进苓甘五味姜辛半夏杏仁汤，咳已略平，唯涎沫尚多，咳时痰不易出，宜与原方加桔梗。服后，竟告霍然。（引自《经方实验录》）

一　痰饮咳嗽病脉证并治第十二

285

原文 若面热如醉，此为胃热上冲熏其面，加大黄以利之。（40）

苓甘五味加姜辛半杏大黄汤方：

茯苓四两　甘草三两　五味子半升　干姜三两　细辛三两　半夏半升　杏仁半升　大黄三两

上八味，以水一斗，煮取三升，去滓，温服半升，日三。

解读 本条承前论支饮胃热证治。

支饮喘满咳逆，或冒眩呕逆，或寸沉尺微，或手足痹厥，皆是体虚饮阻，各宜随证治之。今前证诸象仍在，而兼面热如醉者，面红而热，酡然如熏，无时或休。显然饮阻之际，或因反复温化，是饮邪虽减未除，而热药之性渐聚胃肠，燥湿相兼，上湿下燥，阳明腑热循经而上，熏蒸于面，故以面红如醉而无休时。此与前文冲气逼阳于面之翕热如醉，形似质异。盖冲气者，下焦肝肾之气冲激，或逼阳于上，或夹阴而逆，其性虽有寒热之异，而时发时止，往来休作，是其候也。

本证因其反复温化，热聚胃肠，而饮阻膈上。然其胃肠之热，多所燥化，以致腹满便难，故加大黄于上方之中，泄热通便，温清并行，俾燥热泄去而饮邪易消。

以上六条，始于小青龙汤疗支饮而误，紧扣体虚兼饮之本，或冲逆，或呕冒，或形肿，或面热，治随证转，方因法变，明辨标本，治分缓急，进退从容，攻守自如，实属一份不可多得的临证教案。

❧名案选录❧

橘窗书影医案：京桥叠街，和泉屋清兵卫之母，年

读金匮

一

286

五十余，曾下血过多，以后面色青惨，唇色淡白，四肢浮肿，胸中动悸，短气不能行步，时下血，余与六君子汤加香附子、厚朴、木香，兼用铁沙丸（铁沙、干漆、莎草、苍术、厚朴、橘皮、甘草）下血止，水气亦减，然血泽不能复常。秋冬之交，咳嗽胸满甚，遍身洪肿，倚息不能卧，一医以为水肿，与利水之剂，无效。余诊之曰，恐有支饮，先制其饮，则咳嗽浮肿，自得其道；因与苓甘姜辛夏仁黄汤加葶苈子，服之二三日，咳嗽胸满减，浮肿忽消散，余持此案治水肿数人，故记以示后学。（引自《橘窗书影》）

原文 先渴后呕，为水停心下，此属饮家，小半夏茯苓汤主之。_{方见上。}（41）

解读 本条再论停饮呕吐证治。

饮性属阴，自寒不渴。饮家其渴者，或阳复阴散，或温药驱化，此病情向愈之兆，渴必不重，唯欲以水润之，移时自消，绝非大渴引饮之类，乃津液暂时未及敷布故也。

另有饮家之渴，渴而欲饮，饮不解渴，而脘腹痞胀，溲便异常，舌滑苔白者，此气化失职，真湿假燥，因燥而饮，因饮而停，循环往复，终成困局。饮停心下，脾不升清，胃难降浊，因而呕吐痰水。故曰先渴后呕，证属饮家，显然病程日久。此因邪阻心下，故以小半夏汤加茯苓，化饮降浊，和胃止呕，治在中焦。而《伤寒论·太阳病中篇》原文第74条之水逆者，饮不解渴，水入则吐，其情相类，而病位上下偏重不同，故主以五苓散，治在下焦，化气行水，则水逆自降。

更有大病瘥后，口燥欲饮，饮而过量，以致水停于内者，此调养失宜，病属新饮，如《伤寒论·太阳病中篇》原文第71条所论，其治仍不离温药和之。

《名案选录》

范中林医案：李某，男，5岁。初生不久，即患支气管炎。1~4岁时，曾先后在某中医院住院治疗。因缠绵不愈，身体益弱，经常感冒发烧，咳嗽反复加重。1978年7月来诊，按太阴证痰饮咳嗽论治，两诊痊愈。初诊：患儿咳嗽已1年多，频频发作。痰清稀，睡时可闻痰鸣声。食纳不佳，面萎黄，体瘦，舌质偏淡，苔白滑腻。触双手肌肤微冷，此为手足太阴两脏同病，水饮久留不去，上干于肺，致常年痰咳不止。法宜温化水饮，降逆止咳，以小半夏加茯苓汤主之。处方：法半夏10g，生姜10g，茯苓12g，紫菀6g，款冬花3g，甘草3g。二诊：服上方2剂，咳嗽减，痰鸣消；但仍吐清稀痰，上方损益再服。处方：法夏10g，干姜6g，茯苓12g，甘草6g。1979年5月追访，去冬今春再未复发。（引自《范中林六经辨证医案选》）

【小结】

本篇以病证分类作为开端，系统讨论了各种饮证的病因病机、脉证特征及治法方药，并及相应预后转归，内容丰富，颇切实用。

饮证据其病位，首分痰饮、悬饮、溢饮和支饮四类；次分心肝脾肺肾五脏之水。另据病证轻重及病程久暂，而有微饮、伤饮、留饮、伏饮等类别。

四饮之中，以痰饮与支饮最为常见，且临床表现相对多变。

而溢饮与悬饮相对单纯而少见。故其证治内容，详于痰饮支饮而略于悬饮溢饮。而五脏之水，据其临床表现，可分别归属于四饮之类。

饮为阴邪，最常伤于饮食不节，亦可因外湿内浸而渐停。其性易伤阳气，常遏气血，波荡走窜，无处不及，故其临床表现，既有其特殊性，亦有其多样性，错综复杂，诚难辨识。

饮证之脉，浮沉弦紧细滑迟数，甚或平脉，俱有所见，可据以辨明其病位之浅深、病程之久暂、病情之虚实、病势之缓急。

饮证预后，脉证相应者生，时令相应者生，反之则死。

饮证之治，法当以阳化阴，温化阴邪，复振阳气，故其治疗原则"当以温药和之"。

饮留胃肠，病属痰饮，以心下痞满、呕逆肠鸣、背寒如冰为其典型。随其正邪虚实不同，而有饮停心下胸胁支满目眩短气之苓桂术甘汤证（第16、17条），并及阳虚微饮短气少息之肾气丸证（第17条）。更有水停心下饮逆痞呕之小半夏汤证（第28条）及加茯苓汤证（第30、41条）、下焦饮逆吐悸巅眩之五苓散证（第31条）、饮热结实腹满口燥之已椒苈黄丸证（第29条）、留饮欲去虽利反快心下续坚之甘遂半夏汤证（第18条）。

饮滞胸胁，病属悬饮，以咳唾引痛、胸胁拘急、脉来沉弦为特征。其治必以峻药搜逐，故用十枣汤治其咳唾引痛脉沉弦（第22条）。

饮流四肢，病属溢饮，以无汗肢沉、身形如肿为表象。因邪有外透之机，故以大小青龙汤，因势利导，辛温发散，宣表去湿（第23条）。

饮停胸膈，病属支饮，以咳逆倚息、短气难卧为主症。其证亦因虚实之异，而治有不同。其饮热结聚而正虚邪实者，以喘满痞坚面色黧黑为特点，治以木防己汤或去石膏加茯苓芒硝汤（第24条）。水停膈间饮逆冒眩者，治以泽泻汤利水降逆（第

25条）。咳逆喘满而兼腹满便闭者，主以厚朴大黄汤，肺肠同治（第26条）。饮壅肺胀不得息者，治以葶苈大枣泻肺汤（第27条）。饮伏胸膈脉络不和咳逆胸痛者，治以十枣汤（第32、33条）。外寒内饮咳喘形寒者，治以小青龙汤（第35条）。

另有体虚支饮误用发散后的系列证治，治随证转，方因治变，充分体现了中医临证原则性与灵活性的有机结合。

消渴小便不利淋病脉证并治第十三

题　解

本章专稿阐论消渴、淋病及小便不利三种病证，以其多以口渴小便异常为主症，故而合篇讨论。

消渴，其义有病与证之分。作为病名，意指一种水谷精微代谢异常的特殊疾病，以多饮多食多尿消瘦尿甜、俗谓"三多一少一甜"为其主要表现。后世医家以其病机有异、症状偏颇而定"三消"之分。作为证名，意指口渴欲饮、水入则消之症状。其水之消，或因燥热消于无形，或散之于表而为汗，或渗之于下而为尿，或聚之于内而为饮。此皆消渴之外象，而得见于消渴病、热病、饮证等诸多病证内。

淋病，以小便淅沥涩痛为主的病证。因其病机及征象特点之异，而有五淋之别，曰石淋、血淋、膏淋、气淋、劳淋是矣。

小便不利，或曰小便利，诸本不同，各有所据。然毕竟多以症状定义，宛若肺痿肺痈篇、痰饮病篇之咳嗽，以此作为辨析消渴、淋病的重要依据，而非作为独立疾病讨论。夫利者，本义刀剑锋利，引申顺利、利益等。因其理解不同，故有医家将小便不利理解为小便异常，包括小便短涩不畅及小便频数量多两个方面，固有新意。然就本义而言，不利仍以不畅为妥。

原文　厥阴之为病，消渴，气上冲心，心中疼热，饥而不欲食，食即吐，下之不肯止。（1）

解读 本条论厥阴病之消渴。

本条亦见于《伤寒论·厥阴病篇》原文第326条，文字略有出入。所论外感热病后期阶段所见之消渴，其情属于征象范畴，而与杂病之消渴病，迥然有异。

厥阴性禀风木，内寄相火。上奉心火，木火相生。下根肾水，水滋木荣。中疏气机，健运脾土。是以无论外感六淫时邪，抑或内伤饮食情志，一旦病涉厥阴，多挟风之特质，虚实更替，变幻莫测。或偏上则热，或趋下则寒。若夫横逆，则以脾胃受损寒热夹杂为其常。此以脏腑阴阳生克承制之论，而辨其为病之虚实寒热是也。

故其为病，每以寒热夹杂、风火冲逆为其特点。今言消渴者，口渴欲饮，水入即消，饮不解渴是也。此木火灼津、水消于内之象，是以火势不减，其渴绝难自止。

气上冲心心中疼热者，此肝气横逆、气火冲逆、克犯中土之象。以其肝胃郁热而脾土虚寒，胃热消谷则易饥，脾寒滞运则厌食，故曰饥而不欲食。若强食之，必气逆而吐。若因上热而下之，必致重伤脾胃，下寒益甚，而下利不止。

本条消渴之症，见于热病后期，并无杂病消渴"三多一少一甜"之典型表现，且现饥而不欲食、食则吐逆等，二者病因病机显然有别。以其皆有水入则消之征象，故列此以辨。

原文 寸口脉浮而迟，浮即为虚，迟即为劳；虚则卫气不足，劳则营气竭。

跌阳脉浮而数，浮即为气，数即消谷而大坚——作紧；气盛则溲数，溲数即坚，坚数相搏，即为消渴。（2）

解读 本条借脉而论消渴病机。

寸口之脉，以肺朝百脉而变现于气口，故可主候百病之生。有以寸口候上焦而释其病理乃心肺阴虚内热、进而曰此仅论上消之成因者，似乎失之狭隘。

脉浮为阳，脉迟为阴，故以浮脉言卫，迟脉言营，以类相从是也。今曰寸口脉浮，乃卫气之虚而浮越于外，必浮而无力。曰寸口脉迟为劳，乃营血之竭而迟滞于内，必迟而空乏。论曰：脉浮而迟，表热里寒，下利清谷，四逆汤主之（《伤寒论·阳明病篇》原文第225条）。显然浮迟无力之脉，必是内外俱虚之象。

夫营卫者，气血也。营卫血气之竭乏，缘于劳伤虚损之久积。以此阴阳气血之虚，乃有消渴病证之成，故而此段文字，正是消渴病证内因基础之论，而非仅限于上消心肺阴虚内热之说。

夫消渴为病，不外缘于禀赋不足，复因外感时邪，饮食失节，情志失调，劳逸失度，如此诸因互动，内外相合，因之脏腑失调，升降违和，谷精失用，而致典型三多一少一甜之病证。

上论虚劳气血匮乏，脏腑失调，已然构成消渴为病之内在基础，所谓正虚为本是矣。再论趺阳脉浮而数，此以趺阳候胃之特殊脉法，举例说明邪实是消渴发病的另一重要机制。趺阳浮数者，气盛阳亢之脉，显然郁热已伏于中，故曰脉浮则阳气有余，热盛则脉数，脉数即消谷而便坚。阳热有余，耗气伤津之外，尚可胃热束脾，津液转输失序，偏渗膀胱，失润于肠，因之溲数而便坚。以此消谷溲数便坚俱见，故曰即为消渴。

本条从正虚邪实两个方面，分别阐述了消渴为病之机理，具有提纲挈领之意义。

原文 男子消渴，小便反多，以饮一斗，小便一斗，肾气丸主

之。_{方见脚气中。}（3）

解读 本条论肾虚消渴证治。

　　大论言男子为病者，多暗寓房劳失精伤肾；曰妇人为病者，常喻指经带胎产亏虚。此以隐笔而示病源，学者宜于无字处求义。

　　今曰消渴小便反多者，显然其渴并非燥热消津于内。此因肾气虚损，失于温化，既不能固摄州都于下、复无以蒸腾津气于上，是以真湿假燥，口渴欲饮，随饮随泄，故而饮一溲一，水消于下。此与前条津液偏渗者，似同实异。前者溲次频数，而尿量非多，且色黄气臭、沫多质秽。后者"下焦虚有寒，不能制水，故令色白"，频数清长。而舌淡苔润、脉来沉弱，自是常见之象。故治以肾气丸，温肾化气，以复津液布化之常，而口渴得除，尿多得减。

　　部分医家以寸口脉浮迟论上消、趺阳脉浮数论中消、饮一溲一论下消，所言自成其理，细思似有僵化之嫌。

　　至于肾气虚损，或小便不利，或小便利多，皆是肾气失于温化、州都失于调控之象，异象同理，不必执着。

读
金
匮
一
294

原文 **脉浮，小便不利，微热消渴者，宜利小便发汗，五苓散主之。**_{方见上。}（4）

解读 本条论饮停下焦小便不利证治。

　　前论消渴，无论或病或证，总是口渴欲饮，且伴小便异常。故此直言小便不利而渴饮，以明此之消渴，并非"三多一少"之消渴病。盖消渴之病，必渴饮而小便频数是也。

夫脉浮主表，且兼微热，更以"发汗"为治，显然其病与肌表不无关联。或风寒犯表，或水湿郁表，总是与肌腠相关。

小便不利者，无论表里上下，内外虚实，总与膀胱州都气化相关。然三焦膀胱者腠理毫毛其应，故其小便不利，与前之脉浮微热，内外相通，密切相关。以此而知，本证之消渴，仍是气化不利、水津失布之假燥于上、真湿于下。故其治曰：宜利小便。

本条文字与《伤寒论·太阳病中篇》原文第71条相较，少却外感病史，多于治法描述。揣摩其意可知，无论外感内伤，以此水停下焦之渴饮小便不利者，治之以五苓散，重在洁净腑而开鬼门。夫发其汗可畅其小便，提壶揭盖是也；而利小便未尝不可促其汗出，是气化蒸腾而玄府自开矣。故其方后云：多饮暖水汗出愈。是以杂病之消渴小便不利，无论有无外邪相兼，俱可治以五苓散，以利为主，兼予发散。

原文 **渴欲饮水，水入则吐者，名曰水逆，五苓散主之。** 方见上。
（5）

解读 本条论饮停下焦消渴证治。

本条承前条，复论饮停消渴之治，以明饮停下焦既有消渴呕逆复有小便不利之情，其治仍是治病求本。夫消渴之证，水入则消，或渗于下，或散于表，亦有水入而内停不化者。今曰渴欲饮水，水入则吐，此与前论痰饮相类，所谓先渴后呕水停心下是也。然此心下之水，源自下焦之饮，故曰水逆。

本条所论之渴呕，实为水饮停于下焦，气化失职，津液不能上蒸而渴；复因口渴而饮多，饮多而水停。如此循环相因，愈渴愈饮，愈饮愈停，愈停愈渴。究其根由，仍当责之水停，故以洁净腑而布津液为其治，主以五苓散。其义可参阅《伤寒论·太阳病中篇》原文第74条。

五苓散以恢复膀胱气化为其功，并非专为利小便而设。盖膀胱者，州都之官，禀少阴之阳而气化有度，藏泄有常。失其职者，若藏津太过而泄浊不及，则小便短少不利。反之则小便频数清长。此皆气化失司，悉以五苓散复其常，故曰化气行水。行者，据其偏颇而重新敷布之，非若单纯利水逐之是矣。

◈名案选录◈

江应宿医案：治一人，年19岁，患伤寒发热，饮食不下，少顷即尽吐，喜饮凉水，入咽亦吐，号叫不定，脉洪大浮滑，此水逆证，投五苓散而愈。猪苓12g，泽泻9g，白术12g，茯苓12g，桂枝6g。（引自《伤寒名案选新注》）

原文 渴欲饮水不止者，文蛤散主之。（6）

文蛤散方：

文蛤五两

上一味，杵为散，以沸汤五合，和服方寸匕。

解读 本条论津伤渴饮证治。

津伤无热者，燥渴欲饮，水入渴止。津伤有热者，引饮无度，而渴难止。此之渴饮难止，显然并非纯为津伤，其情必定兼有内热。其热或为外感而遗，或为五志所化。其势虽尚未至燎原，然足以暗耗精血，焦骨伤筋，是以渴饮不止。

文蛤者，海中花蛤之类，味咸性凉而入肾，善能益阴制水，以消燥热。其功仿若大论牡蛎之配栝蒌根，软坚消水而止渴烦，例如牡蛎泽泻散与柴胡桂姜汤。参酌后篇文蛤汤与《伤寒论·太阳病下篇》原文第141条之文蛤散，亦可体味其义。

原文 **淋之为病，小便如粟状，小腹弦急，痛引脐中。（7）**

解读 本条论淋病主症。

淋，以水沃也（《说文解字》）。淋病者，水流滴淌之异于常情者，意指小便排泄之异常。今曰淋之为病，小便如粟米涩滞于溺管之中，欲泄不畅，欲流反涩，情势急迫，状颇困窘。

《诸病源候论》曰肾虚则小便数，膀胱热则水下涩，数而且涩，淋漓不宣，故谓之淋。以其热灼津涸而沉渣聚积，状如结晶，阻于尿道，气滞血郁，以致小腹拘挛，痛引脐中，后世谓此曰石淋。然此溺管涩痛、脐腹弦急之症，亦可见于淋病之诸证，而非石淋所独具，唯以其更形突出耳。

原文 **趺阳脉数，胃中有热，即消谷引食，大便必坚，小便即数。（8）**

解读 本条续论胃热消渴之脉证。

本条承前第2条，续论胃热邪盛之病机。趺阳之脉以候胃，今脉来滑数，邪气壅实，胃热亢盛，阳热杀谷，故而易饥引食，食难止饥，谓之消谷善饥。脾胃升降相协，燥湿互济，今胃中燥热不降，脾家津液难升，偏渗膀胱，失润胃肠，故而大便坚结而小便反数。此以中焦燥热为主，消谷善饥为重，故后世谓之中消。

原文 淋家不可发汗，发汗则必便血。（9）

解读 本条论淋家禁汗。

　　所谓淋家，即素有淋证表现之患者。淋者，肾移热于膀胱也，每属湿热。患淋日久，曰久淋，或曰淋家。久淋每多虚实相兼，湿热久羁，津亏气耗，故而淋家固不可汗。设若兼有外感表邪须汗者，亦当小心从事，护其津气，兼予轻宣。切不可恣意发散，重伤津液，动其血气，而致尿血之变。

原文 小便不利者，有水气，其人若渴，栝蒌瞿麦丸主之。（10）
　　栝蒌瞿麦丸方：
　　栝蒌根二两　茯苓三两　薯蓣三两　附子一枚（炮）　瞿麦一两
　　上五味，末之，炼蜜丸梧子大，饮服三丸，日三服；不知，增至七八丸，以小便利、腹中温为知。

解读 本条论下寒上燥小便不利证治。

　　夫小便不利者，一者小便量次短少，常因津伤或饮停。一者排溺涩痛频数，每属淋病湿阻而气滞。今言小便不利而苦渴，曰有水气，当是小便量次短少而兼渴饮，其情似与五苓散所主相类（4条）。如此则舌白苔润、脉浮微热等，自有所见。然观本条所用方药，其方寒温并用、润利同行，则知其证非纯为饮停。

夫附子、茯苓之用，显然真武之义，而为本方奠基。是天寒地冻之际，水凝冰坚，必以暖阳消融，温而化之。其理虽与五苓散所主相类，然彼为一池秋水，决之可泄。而此为满湖寒冰，非融不流。此本条所论证情之本质，不难理解。故方后注：小便利，腹中温为知。

真武汤之所伍，尚有白术芍药生姜之用，而此则伍以薯蓣瞿麦栝蒌根，选药不同，治法自然同中有异。山药之用，既可补气扶脾，且能润燥益阴。《本草经》曰花粉苦寒，主消渴，身热，烦满，大热，补虚安中，续绝伤。而瞿麦苦寒，主关格诸癃结，小便不通，出刺，决痈肿，明目去翳，破胎堕子，下闭血。由此可知，方用山药，意在补气健脾而助附子之温化，同时与花粉协同而益阴润燥以止渴。瞿麦一味，则与茯苓相配而利水通闭。此本方配伍之大义，基本可作如是理解。然反思之，五苓真武之苓术，未尝不可利水通闭健脾渗湿，何须必以瞿麦伍之？五苓散证之口渴，又何尝必以花粉解之？故此之小便不利，并非单纯水饮蓄结量短次少之意，当有寒郁气滞涩痛难下之淋象，故以瞿麦通关决闭。而此之口渴，亦非单纯冰凝不化之假燥，似兼浮焰腾飞之虚热，故以花粉清热润燥。以此二药之用，一以润上清肃水源，一以决下疏通癃闭，因而以栝蒌瞿麦名之，以突出其与既往利水诸方之区别。

◈ 名案选录 ◈

王廷富医案：刘某，女，40岁。水肿、小便不利1年许，某院曾诊断慢性肾小球肾炎，中西医疗效不显。口渴增剧，水肿加重2月余，遂来重庆就诊。症见：全身水肿，口渴引饮，每天喝水24大瓷缸，腰冷腿软，精神萎靡，纳食每餐仅1两，小便短少，淡黄不利，但无热感，大便2～3日1次，不结燥，面色浮白，唇淡舌淡，无苔乏津，脉沉细。诊为水肿，此系肾阳不足，气化紊乱，形成上燥下寒之渴肿小便不利证，拟以润燥生津、温阳利水法主治，瓜蒌瞿麦丸改汤服用，加鹿胶填补精血：瓜蒌根30g，山药15g，瞿麦15g，制附片15g（另包，先煎2小时），鹿胶12g（蒸化兑服），2剂。后两次复诊守方各2剂，前后共服6剂，四诊时渴饮水肿消失，食饮正常，精神大有好转，但夜尿2～3次，腰腿酸软，唇淡红，无苔津润，脉沉细，再嘱服2～10剂，巩固疗效。（引自《张家礼金匮要略讲稿》）

原文 小便不利，蒲灰散主之；滑石白鱼散、茯苓戎盐汤并主之。（11）

　　　　蒲灰散方：

　　　　蒲灰七分　滑石三分

　　　　上二味，杵为散，饮服方寸匕，日三服。

　　　　滑石白鱼散方：

　　　　滑石二分　乱发二分（烧）　白鱼二分

　　　　上三味，杵为散，饮服方寸匕，日三服。

　　　　茯苓戎盐汤方：

　　　　茯苓半斤　白术二两　戎盐弹丸大一枚

　　　　上三味。

解读 本条论小便不利三种治法方药。

　　此之小便不利，每有涩痛之感，多属淋病范畴。

　　此以三方并列而论，既有鉴别区分之意，复涵求同类从之味。以其叙证过于简略，诸家皆主张以方测证而析之。

蒲灰散之滑石，味甘寒，主身热泄澼，女子乳难，癃闭，利小便。其清热通淋，利窍渗湿之效，世所公认。而蒲灰者，有蒲黄粉、香蒲烧灰、蒲席烧灰等说，皆有清利湿热、兼理血分之功。故而本方二药合用，实为下焦湿热蕴结、小便淋涩不畅之良方。

滑石白鱼散之白鱼，消瘀行血，疗淋堕胎。而乱发烧灰，今谓之血余炭，止血消瘀，主五淋及二便不通。二药伍以滑石，其清热凉血消瘀通淋之效，自不必言。此与前方相较，其凉血消瘀之功，更胜一筹。

茯苓戎盐汤之苓术，甘淡渗泄，健脾利湿。而青盐一味，性味咸寒，入肾制水，益精气而疗溺血。是以本方功擅健脾益肾、渗湿通淋。其所主者，与前证自有虚实之别。原文本方缺煎服法，据《四库备要》本：先将茯苓、白术煎成，入戎盐，再煎，分温三服。

以此而论，后世因有蒲灰散主热淋、滑石白鱼散主血淋、茯苓戎盐汤主膏淋之说，可作临床运用之参考。然本条三方，渗湿清热通淋而入血分，毕竟是其所同。故而临证徘徊之际，不妨择一而施，或复方而用，庶几可为应急之策。

◈ 名案选录 ◈

贺昌医案：文某，男，40岁。小便点滴而出，溺时痛引脐中，将及半年，脉缓，尺部细数。处方：茯苓24g，白术、鸡内金各6g，滑石18g，冬葵子9g。煎药时加入青盐3g，日1剂，日2服，8剂后痛止神爽，病证若失。（引自《江西中医药》1959年第10期）

渴欲饮水，口干舌燥者，白虎加人参汤主之。方见中暍中。
（12）

解读 本条论热盛津伤消渴证治。

此之口渴欲饮者，或见于消渴本病，或见于外感热病，或见于五志化火，其情俱属邪热亢盛而津液亏耗，以致饮水自救。若见于消渴本病者，每谓肺胃热盛之上消，以口干舌燥、饮不解渴最为突出，而消谷善饥、小便频数之症，相对较轻。其见于热病之类者，渴引不止，水入则消，而小便每见赤黄短少。无论是否属于消渴本病，皆可伴见烦躁多汗，脉来多数，舌质偏红等症，总属内热偏盛，阴津耗伤。若津伤及气者，尚可见神疲乏力、脉来虚数之象。治宜清热泻火、兼益津气，方选白虎加人参汤。参酌《伤寒论》相关条文，可助深入理解。

❦ **名案选录** ❦

消渴病验案：友人之女，方三龄，患消渴病。每夜须大饮十余次，每饮且二大杯，勿与之，则吵闹不休，小便之多亦如之，大便不行，脉数，别无所苦。时方炎夏，尝受治于某保险公司之西医，盖友人也。逐日用灌肠法，大便方下，否则不下。医诫勿与多饮，此乃事实上所绝不可能者。累治多日，迄无一效。余诊之，曰：是白虎汤证也。方与：生石膏12g，知母6g，生草4.5g，粳米一撮。加其他生津止渴之品，如洋参花粉茅根之属，5剂而病瘥。顾余热未楚，孩又不肯服药，遂止服。越五日，旧恙复发，仍与原方加减，连服十五日，方告痊愈，口不渴，而二便如常。先后计服石膏达250g

之谱。（引自《经方实验录》）

原文 脉浮发热，渴欲饮水，小便不利者，猪苓汤主之。（13）
　　猪苓汤方：
　　猪苓（去皮）　茯苓　阿胶　滑石　泽泻各一两
　　上五味，以水四升，先煮四味，取二升，去滓，内胶烊
消，温服七合，日三服。

解读 本条论饮热阴伤小便不利证治。

　　此承前续论治小便不利之另一法，而实兼淋病之治。夫淋病
之与小便不利，一病一症，关联密切。是淋病必有小便不利，而
小便不利非必淋病矣。故治小便不利诸法，多可借为淋病之治。

　　本条叙证，与前文第四条相似，然据其方药之选用，而明其
机理同中有异。此之渴欲饮水，固是饮停不布，复因郁热伤阴。
小便不利者，责之饮蓄不行。脉之浮，热之发，与外邪无关，当
咎之饮郁热浮。此杂病之所由也，多因阴分有亏，复兼气化失
职。若夫本证见于外感热病，则每因邪热伤津于先，气化失司于
后，而致余热与停饮相搏，饮热与阴伤互见。

　　无论外感内伤，毕竟饮停为主，兼及内热阴伤。病机主次
已明，则治法自有偏重，故以苓术泽泻伍以滑石，渗湿清热而利
窍，佐以阿胶，甘凉滋润以养阴分。以其滑石阿胶之滋养之功，
故而兼有利窍通淋之效。参阅拙著《读伤寒》第223、224、319条
之论，庶几有助思考。

◈ 名案选录 ◈

　　俞长荣医案：陈某，男，17岁。右下腹剧痛，小

便不利，X线腹部平片诊为先天性输尿管狭窄、肾积水。住院治疗3周，未见好转。诊见右下腹隐痛，腰痛明显，站立困难，小便频急，淋滴不畅，24小时尿量不及300mL，面部及下肢轻度浮肿，精神萎靡，唇红，舌质偏红，苔微黄，脉细弦略数。诊为溺癃，证属膀胱气滞，约而不通，水道不行。气滞则血郁络阻，故腰腹痛甚；小便不利，水无出路，溢于肌肤，而为肿胀；气滞血郁，久则化热伤阴，故唇舌均红而脉呈数象。治拟滋化源，利膀胱，佐以理气而不伤阴者，猪苓汤加减主之。处方：猪苓、阿胶各10g，滑石、川楝子、茯苓各15g，琥珀、木通各6g，2剂。二诊：小便较利，尿量较前约增一倍，腰痛减轻，但有恶心感，脉舌同前。证已少减，药颇中的。虑前阴药过多，理气不足，仍步前法，加理气镇呕之品，并宜因势利导，使无上述之虞。上方加砂仁5g，竹茹10g，瞿麦、冬葵子各15g，3剂。三诊：小便通畅，除微感腰痛外，余无不适。宜酌去通利之品，加补肾益气之药善后。处方：猪苓、阿胶、枸杞子各10g，茯苓、滑石、川楝子、生地黄、山药、冬葵子各15g，琥珀6g，砂仁5g，5剂。诸症解除，于今5年未见复发。（引自《伤寒论汇要分析》）

【小结】

本章专篇论述消渴、淋病及小便不利三种病证，盖以其俱以口渴小便异常为主症是矣。消渴，口渴欲饮，水入则消，其义有病与证之分。论中所及，病与证或兼或独，总与热盛津伤、气化失司相关，就消渴本病而言，正虚邪实常是其发病之基础，故以气血亏虚为本，而邪热郁滞为标，因谓寸口脉浮而迟，趺阳脉浮而数。上焦肺胃热盛而消者，口干舌燥，渴欲饮水，治以白虎加人参汤以清热生津。中焦胃肠热盛而消者，消谷便坚而溲数，治宜清泄胃肠热实，治以白虎承气之类。下焦肾气虚亏饮一溲一者，治以肾气丸温肾化气。更有文蛤散所主之津伤渴饮，上下同病。以此虚实异治，治病求本。

淋病，乃小便频数、淋沥涩痛之病证，其状欲泄不畅，欲流反涩，情势急迫，状颇困窘。因其病机及征象特点之异，后世因有五淋之别，曰石淋、血淋、膏淋、气淋、劳淋是矣。以其小便频数，而与消渴尿频相类。以其小便涩痛难通，而与小便不利相似。小便不利而伴口渴者，因与消渴多饮易淆。故本篇以三者并列，以为互鉴。故论小便不利者，每兼淋象。论消渴者，常及淋病。

是以五苓散所主之小便不利，据口渴而与消渴本病为辨；据小便不利而与栝蒌瞿麦丸、蒲灰散、滑石白鱼散、茯苓戎盐汤、猪苓汤等所主之证为辨。

水气病脉证并治第十四

题　解

本篇专论水气病。

夫水化为气，气凝为水，是水之与气，相互承化，而与肺脾肾三焦膀胱者密切相关。若水不化气，气不行水，水凝气郁，内积为胀，外溢为肿，谓之水气病。是以《内经》水气、水病、水肿、水胀诸名互见，或言其机，或明其因，或曰其症，异名同病是矣。

另有水气之名，类属饮邪。其病之状，非若本篇外肿内胀者，或偏居胁肋，或留滞胃肠，或伏于膈间，其病之名，每每与痰饮肺胀、奔豚呕利等病相关。

以上二者，究其病因，终属水湿为患，仅病情表现有别，故当相互参酌，以广其义。

原文 师曰：病有风水、有皮水、有正水、有石水、有黄汗。风水其脉自浮，外证骨节疼痛，恶风；皮水其脉亦浮，外证胕肿，按之没指，不恶风，其腹如鼓，不渴，当发其汗。正水其脉沉迟，外证自喘；石水其脉自沉，外证腹满不喘。黄汗其脉沉迟，身发热，胸满，四肢头面肿，久不愈，必致痈脓。（1）

本条论四水与黄汗的脉证特点。

水气为病，必以肤肿腹胀为其主要临床特征，而与痰饮肺胀等病有所区别。水饮所犯之位，自有浅深上下之异，故而以四水与黄汗之名，申明其义。

所谓风水者，风与水搏，郁于肌表。脉浮恶风而骨节疼痛者，此风邪犯表、营卫失调之象，显然病在肺卫，肺失宣肃，通调失司，水津既不能外布，复不能下畅，以致水湿风邪相搏于肌表，故而面浮肤肿。若以脏腑而论，当以肺脏为其病理重心，故而其治宜乎宣发肺卫。

所谓皮水者，水自内生，外郁皮腠，其病类于溢饮。以其脾失健运，湿溢肌腠，而为肤肿凹陷。《素问·水热穴论》曰："上下溢于皮肤，故曰胕肿。胕肿者，聚水而生病也。"水虽内生，偏溢于外，而未积聚于内，故"其腹如故而不满"（《诸病源候论》）。口和不渴者，阴邪为病。水郁肌表然非外风所为，故虽肤肿身重肢沉而脉浮，但无恶风发热头痛骨疼之表象。邪非外来，却有外透之机，故可因势利导，汗而解之。然本证毕竟脾病为本，兼及于肺，因之其治似不宜独宣肺卫，而尤应健脾制水。原文"其腹如鼓"，诸本皆以"其腹如故"作解，似更符合临床。

所谓正水者，水盛于内，内胀外肿，为水气病之典型者。脾肾阳气不足，难以温化水津，津停为饮，饮邪内积外泛，是以内为腹胀胸满，气逆喘促。外为面浮肌肿，身重难运。或大便溏泄，或小便不利，而必脉来沉迟，舌白苔滑。此脾肾阳虚，三焦失调，治宜温补脾肾，调畅三焦。

所谓石水者，水结于内，坚硬如石，乃水气病之重症是矣。水气之盛于内，责之肾元之虚于下。是阳虚而阴邪内积，阴盛则阳气更微，循环相因，水邪愈积愈盛，以致二便不利，腹坚如敦。而面白神疲、恶寒肢厥、脉沉而迟、舌淡苔滑等，自是不必尽言。至于文中言其不喘，殆非必然，意其水结偏下，上焦气息出入暂未受累而已。故喘与不喘，并非正水与石水之鉴别关键。其病本在阳虚，而水结之势尤为猖獗。治之必予标本兼顾，逐阴邪以回阳气，固本元以防厥脱。

所谓黄汗者，湿郁肌腠，蕴而化热，热蒸汗泄，色黄粘衣是矣。以其四肢头面浮肿而病源于湿，故与四水并列以辨。其病源于外湿郁于肌表，类于前文之湿病，而有化热入营之机。夫湿邪郁伏则脉沉胸满，气血瘀滞则脉来迟涩。郁而化热则身热缠绵，湿阻肌腠则四肢头面肿胀。久不愈者，热势日甚而伤及气血，故可腐化为脓。治宜透湿清热，调营和血。

观四水为病，风水皮水偏溢肌表，脉浮肤肿，因有外透之机，而宜汗解。正水石水偏积于内，脉沉腹鼓，而多疏导之势，故宜渗利。黄汗之病，水郁肌腠，虽肤肿如风水皮水状，而汗出色黄，脉沉胸满，病涉营血，性兼热化，治法预后自有不同。

原文 脉浮而洪，浮则为风，洪则为气，风气相搏，风强则为隐疹，身体为痒，痒为泄风，久为痂癞；气强则为水，难以俯仰。风气相击，身体洪肿，汗出乃愈。恶风则虚，此为风水；不恶风者，小便通利，上焦有寒，其口多涎，此为黄汗。（2）

解读 本条论风水病机及黄汗鉴别。

脉浮而洪，浮为风袭于表，洪为气郁于里。风欲外泄，而气欲内闭，故风之与气，交相搏结而为病。若风气胜者，郁于皮腠，散入营分，欲泄不得，发为痒疹，故曰风强则为瘾疹。肤痒

难耐，搔抓既久，皮损肉坼，变生疥癣痂癞。若郁气胜者，气不化津，津停为饮，故曰气强则为水。水饮内停，随其所犯，而有肿满喘促小便不利诸多见症。其逆于肺者，类属支饮，故而喘促难以俯仰。风激潮涌，泛溢肌肤，则卫虚恶风，周身皆肿，故曰风气相击身体洪肿，此为风水。风在卫表，治宜汗散；水溢肌腠，治宜宣发，故曰汗之乃愈。

如其上焦有寒者，肺脾失职，上不能摄津而口中多涎，下不能制水而小便清长。水湿郁遏肌腠，波及营分，故而汗出色黄。未兼风邪，故无恶风之象。此湿自外来，初郁未热、上焦尚寒之黄汗病，与风水之恶风小便不利等，自有所异。

原文 **寸口脉沉滑者，中有水气，面目肿大，有热，名曰风水。视人之目窠上微拥，如蚕新卧起状，其颈脉动，时时咳，按其手足上，陷而不起者，风水。（3）**

解读 本条续论风水脉证。

本条所论，全然秉承《黄帝内经》之旨。《水胀篇》曰："水始起也，目窠上微肿，如新卧起之状，其颈脉动，时咳，阴股间寒。足胫肿，腹乃大，其水已成矣。以手按其腹，随手而起，如裹水之状，此其候也。"言其水气初起之征与已盛之状，揭明水气病之发展过程。而《金匮玉函经二注》曰："《内经》脉沉曰水。脉滑曰风。面肿曰风。目肿如新卧起之状曰水。颈脉动喘咳曰水。又肾风者，面胕庞然。少气时热，其有胕肿者，亦曰本于肾。名风水。皆出《内经》也。"据经义阐明风与水为病，其脉证之多样性与矛盾性，予理解本条文义，颇有帮助。

风水者，其有外感风邪肺失宣肃而新饮初生者，更有脾肾虚弱饮邪内伏、因新感风邪而激荡外溢者，总以风激饮荡搏于肌表为特征。以其风邪为患，故有恶风骨痛等表象。脉浮者曰表，脉沉者曰里。此之沉滑，责之水盛，为风水主脉之变，所谓水聚而脉气沉伏是也，故曰中有水气。风性轻扬，水因风升，故而面目肿大。有热者，多谓之饮阻卫阳，郁而化热。然风邪在表，营卫失调，亦可恶风发热相兼而现。故以郁阳化热作解，似有蛇足之嫌。

视其目胞微肿，如蚕之卧而欲起、体屈色莹之状；颈旁人迎之脉搏动明显。时闻咳逆，手足按之陷而不起者，此以望闻切之诊法，察知肺脾肾诸脏失调，而为水气之病。盖脾主目胞，肺主呼吸，人迎候胃，当风扬水升、饮气上逆之际，脾虚则水聚目胞而肿，肺弱则水饮射肺而咳，饮邪冲逆则人迎脉动。脏气内虚，饮邪外溢，故而手足肿胀，按之水散，难以猝聚，故陷而不起。此以里虚饮伏为本，因新感风邪之激荡引动，风气相搏于肌表，四肢面目浮肿为主而兼表象，故亦谓之风水。若夫风去饮留，腹满肤胀，则属正水之类。

原文　太阳病，脉浮而紧，法当骨节疼痛，反不疼，身体反重而痠，其人不渴，汗出即愈，此为风水。恶寒者，此为极虚发汗得之。

渴而不恶寒者，此为皮水。

身肿而冷，状如周痹。胸中窒，不能食，反聚痛，暮躁不得眠，此为黄汗。痛在骨节。

咳而喘，不渴者，此为脾胀，其状如肿，发汗即愈。

然诸病此者，渴而下利，小便数者，皆不可发汗。（4）

解读 本条再论水气病之辨别及治法。

太阳伤寒，病属外感，风寒束表，卫闭营郁，脉浮而紧、发热恶寒之外，法当身疼骨痛，头疼腰痛，以其寒主收引，气血郁滞，故而身痛骨疼明显。今骨节不痛，身重酸胀，此寒邪不显、湿气尤胜之象，其辨颇类痛痹与着痹之异，寒与湿之偏胜是矣。虽发热恶风、脉浮而紧，以其身重不痛，而知病为风水，非伤寒矣。此乃以寒与湿性质之不同，而以骨痛与身重作鉴别。然前言风水恶风而骨节疼痛，此曰身重酸楚而其人不渴，一者水邪流滞骨节，一者水邪偏着肌肉，俱是风水之外象，而必当辨明水饮之存在。故目窠微肿、气短时咳、舌白苔滑等，总有所见，而与寒邪主病之伤寒，同中有异。《湿病篇》相关内容，可资借鉴。

此乃水气病之初发，风水外肿之势尚未显露，而以身重难运揭其水困之机。其治宜乎防微杜渐，宣散水气，汗之即愈。然体虚者汗之宜慎，若大汗之，或风去湿存，或阳气大伤，肿势不退，而恶寒肢厥、神疲脉弱等，必难幸免。故曰：恶寒者，此以极虚发汗得之。极虚之人患风水者，似可参照后文22条"风水脉浮身重，汗出恶风"，主以防己黄芪汤，以渗利为主，兼予固表扶卫，以防其脱。

风水与皮水，一者风夹水邪郁于肌表，风自外来，故而恶风。一者水邪外溢郁于肌腠。水自内溢，无风相兼，故不恶寒。至于口渴之辨，有常变之道。不渴者，水邪为患，其性属阴，此为水气病之常。渴者，气不化津，津凝不布，此乃水气病之变。以皮水肺脾失职，运布失调，故而可见口渴之象。然须结合表证之有无，方可辨明风水皮水之异。故曰渴而不恶寒者，此为皮水。反言之，不渴而恶风者，则为风水。若夫身重而酸、脉浮而紧，则可为风水皮水之共见脉证，且与太阳伤寒相似而异。

黄汗之病，湿郁皮腠，气血滞流，故肤肿而冷，痛历关节，状如周痹。湿滞上焦，故胸中窒塞。湿遏中焦，故不能食。湿郁气滞，故心胸痞结挛痛。以其湿阻阳郁而日暮尤甚，故暮躁不得眠。此以肤肿骨痛，而得与伤寒、风水、皮水之病，互为鉴别。

《灵枢》曰："脾胀者，善哕，四肢烦悗，体重不能胜衣，卧不安。"而本论则曰咳而喘，不渴者，此为脾胀。其论与《灵枢》脾胀之义，颇难吻合，反与其肺胀之论，若合符节。经曰：肺胀者，气满而喘咳。且本论肺痿肺痈篇曰：咳而上气，此为肺胀。故此，多数医家认为脾胀当是肺胀之误，殆属合理之论。

肺胀之因，缘于肺气之膹郁，咳逆上气而喘，是其候也，以其宣肃失职，水道失调，津停为饮，或壅于肺，或溢于表，故或咳或喘或肿。曰肺胀其状如肿者，意在揭其与水气为病异同之辨是矣。肺胀之病，偏于肺气失宣者，汗之可矣。偏于肃降失常者，泄降可矣。今曰汗之即愈，意其咳喘形肿之机，宜乎责之肺气失宣。

本条以太阳伤寒为发端，层层剥析，鉴别风水、皮水、黄汗、肺胀之情状异同，文法缜密，辨析入微。所论五种病证，病机俱与肌表肺卫相关，故多治以汗散之法。然汗法之用，亦须严谨，凡气血阴阳虚亏者，皆当慎之，此于《伤寒论·太阳病中篇》，辨之甚详。而本条则以渴而下利小便数，例示阴津亏损者，不宜径予汗法。

 里水者，一身面目黄肿，其脉沉，小便不利，故令病水。假如小便自利，此亡津液，故令渴也，越婢加术汤主之。方见下。
（5）

解读 本条论皮水郁热证治。

里者，表之对也。里水之名，当是遵循第1条四水之义，引申而来。可汗者水在表，风水皮水是也。可利者水在里，正水石水是也。

然本条里水之状，一身面目浮肿，而无满喘之象，显然水邪偏渗肌腠，且治以越婢之发散，观后文23条即知，其情类于风水皮水。以其并无恶风骨痛，似以归属皮水为是。《脉经》注曰"一云皮水"，自是持论有据。

故知本条所论里水，水自里来，偏渗肌腠，正是皮水发病之典型，类于溢饮之情，而有发散之治。以其水邪偏盛，外无表邪，故其脉反沉，而无恶风口渴之象。小便短少不畅者，既是水自内生之由，亦是饮停气郁之征，责之肺脾功能之失调。故曰：小便不利者，故令病水。假如小便自利、清长量多，且兼口渴欲饮者，此阳不制水，阴伤于下，其病不当病水，或虽病水而身肿面浮，仍不宜纯予发散之品，参阅第4条。

前论皮水脉浮口渴，此言脉沉不渴，乃异象同理，责之水郁肌腠，俱属皮水外象。文曰黄肿者，有谓脾色之露，故肿而色黄。有谓"洪肿"之误，各有所据，可资互鉴。

越婢汤，大青龙之变制，麻黄发散水气，石膏清泄郁热，姜枣草调和营卫，培土扶中。诸药协同，共奏宣发肺卫、兼清郁热之功。皮水当予汗解，故以此汤主之，例与23条治风水相同，其在表者，汗而散之，发越水气是也。前文曾论大青龙汤用治溢饮，理致无异。唯本证水自内生，必以健脾，以固堤防，故加白术。以其水郁阳遏，而有热化之象，故而可见心烦口渴、溺少色黄、舌红苔水、脉沉而滑等。

◈ 名案选录 ◈

赵守真医案：陈修孟，男，25岁，缝纫业。途中猝逢暴雨，衣履尽湿，归即浴身换衣，未介意也。三日后，发热恶寒，头疼身痛，行动沉重。医与发散药，得微汗，表未尽解，即停药。未数日，竟全身浮肿，按处凹陷，久而始复，恶风身疼无汗。前医又与苏杏五皮饮，肿未轻减，改服五苓散，病如故。医邀吾会诊，详询病因及服药经过，认为风水停留肌腠所构成。虽前方有苏、桂之升发，但不敌渗利药之量大，一张一弛，效故不显。然则古人对风水之治法，有开鬼门及腰以上肿者宜发汗之阐说，而尤以《金匮》风水证治载述为详。……本案先由寒湿而起，皮肤之表未解，郁发水肿。诊脉浮紧，恶风无汗，身沉重，口舌干燥，有湿郁化热现象。既非防己黄芪汤之虚证，亦非麻黄加术汤之表实证，乃一外寒湿而内郁热之越婢加术汤证，宜解表与清里同治，使寒湿与热，均从汗解，其肿自消，所谓因势利导也。方中重用麻黄（两半），直解表邪，苍术（四钱）燥湿，姜皮（三钱）走表行气，资助麻黄发散之力而大其用，石膏（一两）清理内热；并制抑麻黄之辛而合力疏表，大枣、甘草（各三钱）和中扶正，调停其间。温服一剂，卧厚覆，汗出如洗，易衣数次，肿消大半。再剂汗仍大，身肿全消，竟此霍然。风水为寒湿郁热肤表之证，然非大量麻黄不能发大汗开闭结，肿之速消以此，经验屡效。若仅寻常外邪，则又以小量微汗为宜，否则漏汗虚阳，是又不可不知者。（引自《治验回忆录》）

读金匮

314

原文　跌阳脉当伏，今反紧，本自有寒，疝瘕，腹中痛，医反下之，下之即胸满短气。（6）

解读　本条论跌阳沉紧主病及治禁。

跌阳之脉，以候胃气。故《辨脉篇》云：跌阳脉迟而缓，胃气如经也。其脉之来，从容和缓，乃胃气如常之象。

今水邪为病，土气被遏，水病脉沉，故曰跌阳脉当伏。此以水气为病，而论跌阳常见之脉形。反紧者，乃水脉不显、而寒脉偏旺之象。盖其人素有寒疝、聚瘕、腹痛等病，是寒邪内积，而复兼水停。治之必予温化，以求阳复阴散。若医者不察，反以腹痛疝瘕等象为邪气积聚，而误用攻伐，寒水未消，更复损阳，以致有胸满短气之变。

原文　跌阳脉当伏，今反数，本自有热，消谷，小便数，今反不利，此欲作水。（7）

解读　本条论跌阳脉数病水之征。

水气为病，跌阳脉伏，反见数脉者，乃水形未著、而郁热偏显之脉象。跌阳脉数，胃热偏旺，约束脾气，脾失转运之职，水津敷布反常，胃肠热盛而消谷善饥。津液偏渗膀胱、失润于肠，则溲数便结。此胃热束脾之象，而本条乃水气与郁热并存，是以水停不化，以致小便反涩。水热互搏，纠结难解，愈积愈甚。是以内停为胀，外溢为肿，终是难以避免之情势，故曰此欲作水。欲作者，水已停而形未显也。

上述两条，以水病趺阳脉伏为前提，而论兼寒兼热之不同变化，以示其常变之道，明其辨证之妙。

原文 寸口脉浮而迟，浮脉则热，迟脉则潜，热潜相搏，名曰沉。趺阳脉浮而数，浮脉即热，数脉即止，热止相搏，名曰伏。沉伏相搏，名曰水。沉则络脉虚，伏则小便难，虚难相搏，水走皮肤，即为水矣。（8）

解读 本条借脉言理而论水气之成。

寸口脉浮而迟，浮为阳主表主热主升；迟为阴主里主寒主降。故曰浮脉则热，迟脉则潜。大论曰脉浮而迟，表热里寒（《伤寒论·阳明病篇》原文第225条），以此可知，本条所谓热潜相搏，当是元气不足、虚阳上浮之机，故曰此乃元气沉潜不升之象，名曰沉。

同理，趺阳脉浮而数，浮为热，数为阳。数脉之止，意其阳郁不伸。热止相搏者，热郁气滞而不行，故曰伏。伏者，阳气深伏而难展也。

夫气之与水，互为制化。湿化为气，气凝为水。津液之运布敷陈，必赖阳气之蒸化推动，乃得滋养天地万物，泽润脏腑百骸。今或以元气之虚，或以阳气之郁，以致水津无以蒸化，难以运布，停而为水，聚而为饮，故曰沉伏相搏，名曰水。

元气虚而难升，则无以蒸化津液，灌溉脉络，故曰沉则络脉虚。阳气郁而不展，则无以运布水津，下输膀胱，故曰伏则小便难。因其气虚失升，气滞不运，故曰虚难相搏，水气停蓄，外溢肌腠，所谓水走皮肤，即为水矣。

此承前条后半段，从水病兼热入手，论述气陷水停夹热及气郁水停兼热两种病理机制，揭示了水病辨证之阴阳虚实观。

原文 寸口脉弦而紧，弦则卫气不行，即恶寒，水不沾流，走于肠间。

　　少阴脉紧而沉，紧则为痛，沉则为水，小便即难。（9）

解读 本条续论水病机理。

　　夫脉之诊，古有头手足三部九候遍诊法、人迎寸口趺阳三部诊法及独取寸口诊法之别。前以寸口与趺阳相对，此以寸口与少阴相对，皆属人迎寸口趺阳三部诊法之类。脉气流经，脉朝百脉，而变现于寸口，故寸口之脉，以寸关尺分部，而候脏腑百脉之变，此独取寸口之法。而寸口之脉位属肺经，故可以候手太阴肺，而与人迎趺阳候足阳明胃、太溪候足少阴肾，并列以辨，是为狭义之三部诊法。

　　今言寸口脉弦而紧，盖寸口候肺，弦紧同类，俱属阴脉，以此而知肺寒不宣，卫气失煦，故曰弦则卫气不行即恶寒。经曰形寒饮冷则伤肺，故知肺寒或缘于外感，或责之内伤。肺寒而治节失权，三焦因之不调，以致水津运布失常，而留滞肠间，曰水不沾流，走于肠间。

　　少阴脉以候肾，位取太溪。其脉沉者，盖以肾中阳气不足，无以化气行水，故而小便不利，水聚脉伏。其脉紧者，寒气盛也。缘由水寒不化、外渗肌骨而气血失畅，故曰紧则为痛。经曰肾者胃之关，关门不利，故聚水而从其类也。外舍上下溢于皮肤，故为胕肿（《水热穴论》）。以此而知，水寒不化，内聚病水，并可外溢为肿。

　　《气厥论》曰：肺移寒于肾，为涌水，涌水者，按腹不坚，水气客于大肠，疾行则鸣濯濯如囊裹浆，水之病也。其论肺肾病水之相关性，兼论水病肺肠表里之相应。而前文痰饮之水走肠间、沥沥有声者，则主要责之脾胃之失。是肠间之饮，其成因与肺脾肾三脏功能失调，密不可分，而此三脏功能之失调，亦水病之根由矣。故经云肾为胃关，更曰其本在肾，其末在肺，皆积水也（《水热穴论》）。

原文 **脉得诸沉，当责有水，身体肿重。水病脉出者死。（10）**

解读 本条论水病主症主脉及预后。

本篇水气之病，与痰饮湿病咳嗽黄疸呕利诸病，同源异流，以湿气之偏，而有诸象之变。然湿气之偏，有清浊动静之分，故而以水饮痰湿，为其分类之名也。言水气者，湿盛而以外肿内胀为其特征是矣。若夫身痛骨疼为主者，湿病也。或咳喘或呕利或痞满或胁肋引痛，湿气偏着一方者，总言痰饮为病是矣。其例大体如是，以其变多端，而难以尽言，学者可举一反三，探其辨治之理。

今言脉沉当责有水，意其病水者，其病以里为本，而水性属阴，水聚气伏，脉得诸沉，故以沉脉为水病之主脉。此在水邪外渗肌腠之际，尤为突出。而水气之病，面目四肢肿胀，则是其最为典型之外象，其初起之时，水邪始聚，未必便现明显浮肿，而以肢体沉困、身重难运为其特点。故曰：身体肿重而脉沉，当责有水。

已然病水，肿势尤甚，反见沉伏之脉暴然而出，浮泛无根，此内盛之阴逼阳外越，乃阳脱之兆，预后不良。论曰白通证服汤脉暴出者死微续者生，与此同理。

本条主论水病脉沉之常，而前文则论风水皮水浮脉之变，如此常变并举，示人临证需当知常达变，不可拘泥。

原文 **夫水病人，目下有卧蚕，面目鲜泽，脉伏，其人消渴。病水腹大，小便不利，其脉沉绝者，有水，可下之。（11）**

解读 本条论水病宜下脉证。

水气之病，终由水积于内、复渗于外，而以内胀外肿为其常态。

目下有卧蚕、面目鲜泽之象，与前文目窠下微拥而中有水气、色鲜明有留饮者，辞义相类，俱是水饮之明征。故知其脉伏腹大而小便不利，当属水邪内积已盛。

两言病水者，意其脉沉伏而见腹胀消渴，并非阳明燥结内实之象。盖燥结可见脉来沉伏，燥热可致消渴腹满，此与水气之积，颇相类似。然水积之胀，腹筋曲现，小便不利，大便或利或闭，面白而浮，身重或肿，舌白苔滑。或渴或不渴，气不化津矣。此水积内壅，故曰可下之，下者，或渗利或泄下，逐水从二便出矣。《痰饮病篇》之甘遂半夏汤、十枣汤、葶苈大枣泻肺汤、木防己去石膏加茯苓芒硝汤、己椒苈黄丸、五苓散等，皆可酌情选用。然毕竟水病阳微，是以二便通利、水势顿挫之时，即宜顾护阳气，防其厥脱。

原文 **问曰：病下利后，渴饮水，小便不利，腹满因肿者，何也？
答曰：此法当病水，若小便自利及汗出者，自当愈。（12）**

下利之证，或寒或热，或虚或实。因于实热者，自是热灼津伤。因于虚寒者，利后津液暂亏。是以无论寒热，利后多欲饮水自救。然应少量适度，胃润即可。大论曰：欲得饮水者，少少与饮之，令胃气和则愈（《伤寒论·太阳病中篇》原文第71条）。本论更曰：夫病人饮水多，必暴喘满。食少饮多，水停心下，甚者则悸，微者短气。此皆论渴饮自救之宜忌，而使医者临证有所指归。

今言下利后渴饮，自是利后津伤自救之局，未可厚非。然脾胃之气，或素虚于前，或新损于后，是以恣饮之水，量多难化，随饮随停，三焦不畅，气机失调，故而小便不利而腹满。水气外泛，因而胕肿。曰法当病水者，言其渴饮而小便不利，水病之机已成、而肿满之形未显也。于此宜乎防微杜渐，或因溲难而洁净府，或因身重而开鬼门，渗化宣散，法当去其水津之余，则外肿内满难现其形。

读金匮

—
320

原文 **心水者，其身重而少气，不得卧，烦而躁，其人阴肿。（13）**

解读 本条论心水。

以下五条，从脏腑角度阐论水病形成之机理及征象。

心水者，心病而水停为患也。夫心主血脉，离火居位。若君火式微，难化寒水，是以水停饮伏。其水逆于上者，倚息少气，心悸怔忡，烦躁难卧。水蓄于下者，腹满阴肿。水泛于外者，微则身重，甚则胕肿。此皆责之心阳虚馁，水火失济，而致肾水泛滥。

此与《痰饮病篇》第3条所论之水在心者，基本同义，然论述角度有异。前论水在心，意在水凌而心病。此论心水，意指心病而水停。无论何者，终成心阳不足与水邪停蓄并存之局，此其同也。

原文 肝水者，其腹大，不能自转侧，胁下腹痛，时时津液微生，小便续通。（14）

解读 本条论肝水。

肝水者，肝病而水停是矣。夫肝主疏泄，性喜条达，直接影响诸脏诸腑气机升降出入。若肝失疏泄，则诸脏失用。三焦不畅，脾土失运，水停于中则腹胀满大，湿滞于外则身重难以转侧；气机阻滞，肝络不和，则胁腹相引而拘挛掣痛。气郁有暂通之时，则停水有复运之机，因而口燥时润，溲涩时畅。故曰：时时津液微生，小便续通。

参阅《痰饮病篇》第6条之论水在肝，并仿前条心水与水在心之辨，与本条勘之。

原文 肺水者，其身肿，小便难，时时鸭溏。（15）

解读 本条论肺水。

肺水者，肺病而水停不布是矣。肺主治节，职司宣肃。若肺失宣肃，三焦失调，则水津难以四布，五经不能并行，津液不渗膀胱，偏走胃肠，是以小便短少而难出，大便稀溏如鸭粪。卫气不行，水郁肌腠，故而身肿。

参阅《痰饮病篇》第4条之论水在肺。

原文 脾水者，其腹大，四肢苦重，津液不生，但苦少气，小便难。（16）

解读 本条论脾水。

脾水者，脾病而水停也。脾主运化，湿土之脏，转输精微。若脾土失运，水精难以转输运布，反滞于中，是为水邪。水邪内积，气机郁滞，是以腹满胀大。脾主四肢，水泛其地，是以四肢苦重。津液不生者，口燥之义，缘由气不化津，敷布不及。湿郁中焦，以致上失宣肃，下失决渎，故苦少气而小便难。此上下同体、三焦同病之理，毋庸赘言。

参阅《痰饮病篇》第5条水在脾之论。

原文 肾水者，其腹大，脐肿腰痛，不得溺，阴下湿如牛鼻上汗，其足逆冷，面反瘦。（17）

解读 本条论肾水。

肾水者，肾病而病水也。肾为水脏，命火之源。若夫肾阳不足，则水寒不化，先犯其府，而有脐肿腰痛、溲溺艰涩、阴湿如渗之状。以其阳虚不温，故而足冷如冰。以其肾虚不荣，并兼湿气下流，因之面形不浮而反瘦。腹大者，湿气中阻，责之肾阳不足，脾土失运。

上述五条，论五脏失调而病水之状，可与《痰饮病篇》之相关条文对勘，而明其因果主次之别。

原文 师曰：诸有水者，腰以下肿，当利小便；腰以上肿，当发汗乃愈。（18）

解读 本条论水病治疗原则。

上下表里，阴阳分部。在上者偏表，在下者偏里。腰者，人身之上下中枢分界。水气为病，偏聚下部者，依肝肾沉潜之性，宜从渗利，故曰腰以下肿，当利小便。若水气偏着上部者，遂心肺宣敷之性，宜从表散，故曰腰以上肿，当发汗乃愈。此引邪而出、因势利导之法，百邪皆然，而非仅为治水之道，祛邪之常法矣。然三焦同体，上下一气，故有利之不下、而宣其上者。有汗之不散、而运其中者，诸般不同，皆寓整体观之原理，此又祛邪之变法是矣。观大论所言五苓散之多饮暖水汗出愈、柴胡汤之胃气和而濈然汗出等例，可悟其理。

原文 师曰：寸口脉沉而迟，沉则为水，迟则为寒，寒水相搏。跌阳脉伏，水谷不化，脾气衰则鹜溏，胃气衰则身肿。少阳脉卑，少阴脉细，男子则小便不利，妇人则经水不通；经为血，血不利则为水，名曰血分。（19）

解读 本条以脉象论水病之机。

此以寸口、跌阳、少阳、少阴诸脉并举，论水病形成之理。夫寸口以候上焦心肺，其脉沉而迟，显然阳气不足，宣敷不及，津液不布，停而为水，故曰沉则为水，迟则为寒，寒水相搏。

跌阳以候中焦阳明，其脉伏者，或邪热深伏，或气虚难鼓。

邪热深伏者，肢厥腹热，神昏便闭。气虚不运者，腹满溲清，水谷不化。是故脾阳不升则鹜溏，胃气不敷则身肿，此以脾胃阴阳内外之别，而论其下利与身肿之形成机理。

少阳以候三焦，少阴以候肾元。卑者，低而微也。少阳脉卑者，意其沉弱无力。而三焦者，元气之别使，水谷之道路，故此沉弱之脉，自是上中下诸脏阳气之虚使然，而以少阴命火衰微为其根本。少阴脉细者，咸谓咎之营血虚少。然营血虚少者，毕竟难以轻言血郁而水停，以其血少难壅而易行是也。可知此处少阳脉卑与少阴脉细并列，当是互文见义，微细并显，复词偏义，而以脉微为其重心。是以少阳少阴微细之脉，责之三焦阳气不足，而三焦阳气之虚，源于少阴命火之微。故此病在男子，则火微不温而小便不利，小便不利者，水病之兆也，当属气分。在女子则阳虚寒凝而经水不通。血滞水郁，故为病水，名曰血分。此亦互文见义之例，盖男子可因血脉瘀滞而病水，女子亦可因气化不利而病水。故气分血分之别，当审证而辨，不必拘于男女。

本条以脉论病，阐述三焦失调病水之机理。诚如《类经·藏象类》所言："上焦不治，则水泛高原；中焦不治，则水留中脘；下焦不治，则水乱二便。"故知三焦失调之于水病，关联甚密。

原文 问曰：病有血分水分，何也？师曰：经水前断，后病水，名曰血分，此病难治；先病水，后经水断，名曰水分，此病易治。何以故？去水，其经自下。（20）

解读 本条论水病血分水分之辨。

中焦受气取汁，变化而赤是谓血。故血之与液，同源异形。

而血周于经脉之中，液行于脉之内外。血脉瘀滞，逼液外渗，郁于脉外则病水，此名血分。本论曰经水前断后病水，谓之血分，殆以妇人月事而例之，非必血分仅限于妇人矣，故前条曰血不利即为水。以其血浓于水，易滞难行，故而血病及水者，其水难治。

若水郁在先，或涌于脉中，或迫于脉外，渐及于血，而致血滞不行者，名曰水分。以水清血浊，水行犹易而血畅甚难。故曰其病易治者，是水病及血，其血易通。何以故？去其水，则经血自下。

此以水分血分之辨，论其气血阴阳因果先后，于临证治疗方案之选择，具有重要指导意义。

原文　问曰：病者苦水，面目身体四肢皆肿，小便不利，脉之，不言水，反言胸中痛，气上冲咽，状如炙肉，当微咳喘，审如师言，其脉何类？

师曰：寸口脉沉而紧，沉为水，紧为寒，沉紧相搏，结在关元。始时尚微，年盛不觉，阳衰之后，营卫相干，阳损阴盛，结寒微动，肾气上冲，喉咽塞噎，胁下急痛。医以为留饮而大下之，气击不去，其病不除。后重吐之，胃家虚烦，咽燥欲饮水，小便不利，水谷不化，面目手足浮肿。又与葶苈丸下水，当时如小差，食饮过度，肿复如前，胸胁苦痛，象若奔豚，其水扬溢，则浮咳喘逆。当先攻击冲气，令止，乃治咳；咳止，其喘自差。先治新病，病当在后。

（21）

解读 本条论水气误治变证救逆之法。

夫痰饮水气，异名同类，而各具临床特征。大略水气以内胀外肿为据，痰饮以偏着某处为主。然因其性类同，故每有相兼而见者，仅以主次偏重而别之。

今言面目身体四肢皆肿而小便不利，自属水气为患，治当例循前文，或汗或利，去其水气。然面目身肿之外，尚兼气逆咳喘、胸中窒痛、咽噎如脔诸象，则属饮气上冲之类，乃水气之兼变，当审其因，以明其治。

此以独取寸口之法，结合病史源流，而论其病水之机理。脉沉者，主内主下且主水；脉紧者，主阴主寒且主痛。沉紧相搏，意其阴寒水饮内结于下，故曰结在关元，类于大论冷结膀胱关元之义，俱是下焦之属。

邪气初结下焦之际，以其年盛阳旺，水寒尚微，故无所显，是以不觉。而至年老体衰之时，营卫违和，阳损阴盛，蓄势已久之寒水，无阳以制，终有发动之机，因夹下焦肾气冲逆而上，随其所过而与正气相搏，故而胸中胁下拘急疼痛，喉咽塞噎，其情其状，与寒气奔豚之桂枝加桂汤证及饮逆气冲苓桂味甘汤证，颇相类同。此当治以温降，不得误为深伏之留饮，而以半夏甘遂汤、己椒苈黄丸之类，恣意攻伐，病必不除，而反重伤正气。

误下之后，以其胸痛窒塞、咽噎气逆未除，更以寒痰宿食为病而视之，复吐之以瓜蒂散之类，此属再误，以致阴阳俱损、津气两伤，故而虚烦不安，咽燥欲饮，小便不利，下利清谷。水气外泛，故而面目手足皆肿，终显水病之象。

此阴阳俱损之病水，不宜独任攻伐。医者治以葶苈丸之类，泻其心肺膈间之水，顾此失彼，是水气虽得暂退，而正气更形虚微，偶因食饮过度，正虚不运，水邪复聚，故而肿复如前，而胸胁急痛、咽噎气冲、浮喘咳逆等象，势必死灰复燃。

本条水气之病，因误而变证百出，而以冲气、咳喘、浮肿为其突出证情。临证宜乎审其因果，辨其主次，其治当明其标本缓急，故曰先降冲气，复平咳喘，终去其水。何以故？盖气冲、咳喘，皆属水病之变，情属新病。而水寒结聚，则是痼疾。本论开篇即曰：夫病痼疾加以卒病，当先治其卒病，后乃治其痼疾也。

原文 风水，脉浮身重，汗出恶风者，防己黄芪汤主之。腹痛加芍药。（22）

防己黄芪汤方：方见《湿病》中。

解读 本条论风水表虚证治。

此与《痉湿暍病篇》第22条，文义基本相同。前言风湿，此论风水，俱见脉浮身重汗出恶风，而主以防己黄芪汤。

盖水之与湿，异名同类，水有形而湿无迹，故湿清而水浊。然湿性黏滞，水流常变，此又阴阳清浊之异也。水气之病，风与水搏，郁于肌腠，其轻者身重肢困，与风湿相类。其重者水势泛滥，故身肿面浮。就水湿之性质及为病而论，风湿之与风水，以痹痛与身肿之主症为辨，殆非无据。故而本条之与《湿病篇》相较，并无本质之别。

风与水搏，郁于肌腠，乱于营卫，故有营卫失调之见症。其卫虚不固者，恶风汗出，自是必然之象。若风邪为患而汗出恶风者，自宜疏风调卫为治，桂枝汤之属。而此风湿（水）并存，若治以疏风为主，恐风去湿（水）存，病必不除。宜乎风湿（水）俱去，乃为上策。故治以防己黄芪汤，散湿利水为主，而兼托里固卫。方义之解，可参阅《痉湿暍病篇》。

《名案选录》

岳美中医案：傅某，男，40岁。患风水证，久而不愈。诉下肢沉重，胫部浮肿，累及足跟痛，汗出恶风，切其脉浮虚而数，视其舌质淡白，有齿痕，认为是"风水"。尿蛋白（4+），红白细胞（+），诊断属慢性肾炎。下肢沉重，是寒湿下注；浮肿，为水湿停滞；汗出恶风，是卫气虚风伤肌腠；脉浮虚数，是患病日久，体虚表虚脉亦虚的现象，选用防己黄芪汤。汉防己18g，生黄芪24g，白术9g，炙甘草9g，生姜9g，大枣4枚（擘）。水煎服，嘱长期坚持服用。1年后复诊，坚持服前方10个月，检查尿蛋白（+），又持续2个月，蛋白尿基本消失，症状全消。唯体力未复，可疏补卫阳，护肝阴，兼利水湿，用：黄芪30g，白芍12g，桂枝9g，茯苓24g。以巩固疗效。（引自《岳美中医案集》）

原文 风水恶风，一身悉肿，脉浮不渴，续自汗出，无大热，越婢汤主之。（23）

越婢汤方：

麻黄六两　石膏半斤　生姜三两　大枣十五枚　甘草二两

上五味，以水六升，先煮麻黄，去上沫，内诸药，煮取三升，分温三服。恶风者加附子一枚炮；风水加术四两。《古今录验》。

解读 本条论风水表郁挟热证治。

言风水，例当脉浮身肿，汗出恶风，甚则骨节疼痛。此风水相搏，郁于肌腠，乱于营卫所致。前以防己黄芪汤主之，表虚无热故也。今以越婢汤主之，表郁挟热是矣。

挟热者，自应口渴，热盛津伤是也。然水之为病，或水郁不达，或津溢于上，也有渴与不渴之异象。故本条之脉浮不渴，自属其常。而后世医家有疑为脉浮而渴者，亦属有据。因此，本证口渴与否，不必纠结。而小便不利、苔白水滑，当属其常。

此之汗出，尤宜深思。盖汗出表虚，例禁麻黄。然细品本条文意，知其恶风身肿骨痛脉浮，并无汗出之症，显然表郁在先。风寒水气相搏于肌腠，郁而化热，仿若太阳伤寒，久郁化热，而成表寒里热之变局。曰续自汗出而无大热者，里热渐生而外透，津液随泄是矣。唯其表郁仍重，是以透而不达，泄而不畅，故身无大热而汗出不畅，或头面汗出，或胸背微润，或手足湿冷，必非前证身汗淋漓之象。《金匮悬解》曰"表郁作热，热蒸于内，风泄于外，是以汗出而泄之未透，故外无大热"，可谓精辟入微。

越婢汤之方义，参见本篇第5条。其方后注恶风加附子、风水加白术者，此皆随证化裁、灵活加减之例。

❦ 名案选录 ❦

秦伯未医案：朱某，男，24岁。头面四肢浮肿反复发作2年。近1年来，用过健脾滋肾中成药，浮肿未能控制。旋因肿势又起，请秦老会诊。诊见浮肿上半身偏重，尤其以头面及胸部明显，伴见胸闷烦热，咳嗽，不能平卧，口渴食少，两手皮肤干燥如泡碱水，小便短黄，脉象沉弦而数，舌净质淡。证系脾失运化，肺失清肃。治以越婢汤加减：炙麻黄3g，光杏仁9g，紫苏5g，生石膏24g，赤茯苓12g，通草3g。服药1剂后，咳嗽较繁，咯吐黏痰。此为肺气宣通之佳兆。再服药2剂，咳稀，胸次舒畅。又服药2剂，烦热除，小便增多；最后改五皮饮合小分清饮，用桑白皮、陈皮、茯苓皮、大腹皮、枳壳、米仁、杏仁等调理而愈。（引自《名老中医学术经验整理与继承》）

原文 皮水为病，四肢肿，水气在皮肤中，四肢聂聂动者，防己茯苓汤主之。（24）

防己茯苓汤方：

防己三两　黄芪三两　桂枝三两　茯苓六两　甘草二两

上五味，以水六升，煮取二升，分温三服。

解读 本条论皮水表虚证治。

前言皮水为病，外证胕肿，小便不利，不恶风，视水邪盛衰，其脉或浮或沉。因气化所及，其口或润或渴。然其水郁肌腠，与风水相类，唯无风有水而已，故大法皆宜汗散之。前文（第5条）越婢加术汤所治里水，即属其例。

今曰皮水为病，而以"水气在皮肤中"阐明其机理，显然病位表浅。其轻者，四肢手足浮肿。其重者，一身面目洪肿。邪滞皮中，气郁欲行，水波荡漾，鼓伏于皮下肌腠间，故而四肢肌肉微微瞤动。此与《伤寒论·太阳病中篇》原文第82条真武汤证之身瞤动，差相仿佛。

邪在皮者，汗而发之。然汗散之法，有虚实之道，必宜慎辨。风水宜汗，越婢之类，恰如前条所论。然亦有风水宜渗者，防己黄芪之类，诚如22条所言。以此可知，风水皮水，其邪在皮，汗散为常，渗利属变，而以卫气之强弱为据。卫实表固者宜汗，卫虚表疏者宜渗。无论宣散渗利，皆以去水护正为目的。

本条以防己茯苓汤主之，其义同于防己黄芪汤之治风水表虚，渗利为主，而兼托里实卫。故而汗出神疲脉弱甚或恶风之象，多有所见。以其汗出恶风，而与风水表虚相类。然风水乃风与水搏，起病急骤，每多身痛骨疼。皮水为水自内生，起病较缓，多无身痛头疼。其恶风者，非因外风，实缘卫虚。

防己茯苓汤，重用茯苓防己，渗利之功非比寻常。桂枝之用，一则协同黄芪温固卫阳，一则协同茯苓，温化水气。而防己黄芪之配，并走表里，以为本方之奠基。其方较之防己黄芪汤，少却姜枣调和营卫之功，而增苓桂化气利湿之力。

◈名案选录◈

秦伯未医案：王某，28岁。浮肿1年，时轻时重，历经中西医治疗，健脾、温肾、发汗、利尿，诸法罔效。诊时全身浮肿，腹大腰粗，小便短黄，脉象弦滑，舌质嫩红，苔薄白，没有脾肾阳虚征象。且腹大按之不坚，叩之不实，胸膈不闷，能食，食后不作胀，大便每天1次，很少矢气，说明水不在里而在肌表。思及《金匮要略》"风水"和"皮水"，两证都是水在肌表，但风水有外感风寒证状，皮水则否。因不拟采用麻黄加术汤和越婢加术汤发汗，而用防己茯苓汤行气利尿。诚然，皮水也可用发汗法，但久病已经用过发汗，不宜再伤卫气。处方：汉防己、生黄芪、带皮茯苓各15g，桂枝6g，炙甘草3g，生姜2片，红枣3枚。用黄芪协助防己，桂枝协助茯苓，甘草、姜、枣调和营卫，一同走表，通阳气以行水，使之仍从小便排出。服2剂后，小便渐增，即以原方加减，约半个月症状全消。（引自《谦斋医学讲稿》）

里水，越婢加术汤主之，甘草麻黄汤亦主之。（25）

越婢加术汤： _{见上。于内加白术四两，又见脚气中。}

甘草麻黄汤方：

甘草二两　麻黄四两

上二味，以水五升，先煮麻黄，去上沫，内甘草，煮取三升，温服一升，重覆汗出，不汗，再服。慎风寒。

解读 本条论皮水表实证治。

里水之名，已论于前，本为水气壅盛于里之证，多属正水石水之类，治宜渗利为其常。然此里水，治以越婢麻黄之属，显然水壅肌腠，乃有发散之治。以其水自里来，故曰里水，而其证情，实为皮水之病。

皮水之病，无风自涌，水泛肌腠，面浮身重手足肿，多有小便不利、苔白水滑之常情。本条仅以里水之名而出其治，是省文之笔法，而上述之证情，必当得而见之。

前条皮水宜渗不宜汗，乃因卫虚而表疏。此条治以汗散之方，故知其肌表之营卫，因水郁而闭塞，无汗身重而肿胀，类于外感之表实。若表郁化热者，可见汗出口渴，常出而不畅，饮而不多。

表实夹热者，辛温汗散之际，必佐辛凉宣透之品，故以越婢汤透散，加白术以渗湿。若表实无热者，治以甘草麻黄汤，麻黄温散，甘草甘缓，使水气缓去而正气无伤，乃麻黄汤之小制是也。

读金匮

原文 水之为病，其脉沉小，属少阴；浮者为风，无水虚胀者，为气。水，发其汗即已。脉沉者宜麻黄附子汤；浮者宜杏子汤。（26）

麻黄附子汤方：

麻黄三两　甘草二两　附子一枚，炮

上三味，以水七升，先煮麻黄，去上沫，内诸药，煮取二升半，温服八分，日三服。

杏子汤方：未见，恐是麻黄杏仁甘草石膏汤。

解读 本条论水病不同证治及鉴别。

水气为病，视其所累，而有四水之别。大凡风水皮水，病位偏表偏上，重在肺脾。正水石水，病位偏里偏下，关乎脾肾。故本论曰风水皮水宜汗，腰以上肿宜汗；亦曰腰以下肿宜利小便。正水石水虽未明言其治，因其脉沉腹满，自当利其小便。此因势利导之策略，不言自明。

然病有虚实之异，治有常变之策。故而风水皮水，常法宜汗，亦有表虚不任发散而以渗利为主者，盖三焦得以调畅，则玄府开阖有度是也。

今言水之为病，其脉沉小，属少阴，显然正水之类，其证腹满而胀，如囊裹水，或喘促倚息，或阴肿如球，必是阳虚阴盛之局。以其水淫于内，势盛而外溢，故有肢肿面浮之外象。经云从内之外而盛于外者，先调其内而后治其外。此曰发其汗即已，意在顺势而为，发越水气。然以里虚不任攻伐，故主以麻黄附子汤，表里双调，扶阳气而助散水邪，开鬼门以求洁净腑，水气消而阳自复，实乃经旨活用之典范。

若夫病水而脉浮，必属水气之偏表者，故曰浮者为风。其证胕肿恶风而骨节疼痛，风水相搏是矣。此以风水为例，意其浮者在外，病水则宜乎宣散。此与上述正水治以宣散之变局，确有鉴别之必要。然风水皮水之证，病在肌腠，里气尚支，急去其在表之水，即可护其阳，故以麻杏之类，宣发肺卫，透散水气。杏子汤者，诸说不一，大约不离麻杏石甘汤、麻杏苡甘汤、甘草麻黄加杏子之类。

更有或腹满或身胀或肢肿，按之陷而即复者，此为气胀，非水病也，故曰虚胀，言其气聚无形是矣。既非水郁肌腠，仅属无形气聚，故其治不宜汗散。

❊名案选录❊

吴鞠通医案：陈某，32岁。经谓病始于下而盛于上者，先治其下，后治其上；病始于上而盛于下，先治其上，后治其下。此证始于上肿，当发其汗，与《金匮》麻黄附子甘草汤。麻黄二两，熟附子一两六钱，炙甘草一两二钱。煮成五碗，先服半碗，得汗止后服，不汗再服，以得汗为度。此方前医曾用过，无效，吴曰：前医恐麻黄发阳，用八分。附子护阳，用一钱以监制麻黄；又恐麻黄附子皆慓悍药也，甘草平，遂用一钱二分，又监制麻黄、附子。如何能效？吴则将附子少于麻黄四钱，让麻黄出头；甘草又少附子四钱，让麻黄、附子出头，甘草但坐镇中州而已，用之果效。（引自《吴鞠通医案》）

原文 厥而皮水者，蒲灰散主之。方见消渴中。（27）

解读 本条论皮水阳郁证治。

厥者，手足逆冷者是矣。责之阴阳气不相顺接，而因由多端。或阳虚，或阴亏，或热郁，或寒凝，或血滞，或水停，故其治也，必当审证求因，审因论治。

今手足厥冷而见于皮水之证，显然其厥因于水停阳郁，故《金匮要略心典》谓其"水邪外盛，隔其身中之阳，不行于四肢也"。《伤寒论·厥阴病篇》原文第356条曰："伤寒厥而心下悸，宜先治水，当服茯苓甘草汤，却治其厥。不尔，水渍入胃，必作利也。"其义自是审因论治，化饮利水以治病求本。本条既因水郁皮腠，阳郁不达于四末，去其水则厥自回。

然皮水之治，有表虚之渗利，表实之发散，例如前述。本条治以蒲灰散，是皮腠水郁而兼湿热内壅之状，而与越婢所主，同中有异。盖越婢类方，发散为先，寒温并用；而蒲灰散方，渗利为主，独任清利。以此可知，本证之里热湿滞，较之表实夹热者，其情更甚。

◈名案选录◈

王一仁医案：钱姓男子。腹如鼓，股大如五斗瓮，臂如车轴之心，头面皆肿，遍体如冰，气若不续，见者皆曰必死、一仁商于刘仲华，取药房中干菖蒲一巨捆，炽炭焚之，得灰半斤，随用滑石和研，用麻油调涂遍体，以开水调服3g，日3服、明日肿减大半，一仁见有效，益厚涂之。改服6g，日3服。3日而肿全消，饮食谈笑如常人，乃知经方之妙，不可思议也。（引自《金匮发微》）

原文 问曰：黄汗之为病，身体肿，—作重。发热汗出而渴，状如风水，汗沾衣，色正黄如柏汁，脉自沉，何从得之？师曰：以汗出入水中浴，水从汗孔入得之，宜芪芍桂酒汤主之。（28）

黄芪芍桂苦酒汤方：

黄芪五两　芍药三两　桂枝三两

上三味，以苦酒一升，水七升，相和，煮取三升，温服一升，当心烦，服至六七日乃解。若心烦不止者，以苦酒阻故也。一方用美酒醯代苦酒。

解读 本条论黄汗证治。

黄汗之病，缘自汗出肌疏，湿入腠理，营卫失调。故曰以汗出入水中浴，水从汗孔入而得之。前文论风湿为病，曰伤于汗出当风，或久伤取冷所致（《痉湿暍病篇》第21条）。是风湿或风水之与黄汗，皆是水湿郁于皮腠，而一者兼风伤卫，一者化热扰营，故二者皆有发热汗出、身重或肿、骨节疼痛等征象。此言状如风水，意其身肿发热，是其同也。而黄汗之病，毕竟热蒸营卫，故而口渴汗出而色黄沾衣。湿郁肌腠，脉气屈伏而难浮，是以脉沉。此则黄汗为病之特点，而得与风湿风水相异也。

芪芍桂酒汤，方用桂芍调和营卫，黄芪走表实卫而去水湿，苦酒酸温入营而泄郁热。药仅四味，方义严谨。火郁发之治以温，汗泄敛之治以酸。本经谓苦酒消痈肿，散水气而杀邪毒，故以治湿热蕴结之黄汗，有其独特之效。药后心烦者，酸苦涌泄，湿滞难宣，故而烦闷不适。待药力渐积渐厚，乃得一宣而散。故方后注曰：当心烦，服至六七日，乃解。

名案选录

谢鼎苏医案：谢某，男，15岁，学生。1983年寒假初诊。周身汗出色黄已几年，近来增剧。询其病史，乃因少年时暑季汗出而经常到河中洗澡，久则出现黄汗。汗出过多时觉得疲乏。诊其脉沉。乃思《金匮要略·水气病》篇有"……汗沾衣，色正黄如柏汁，脉自沉……以汗出入水中浴，水从汗孔入得之，宜芪芍桂酒汤主之"。遂书以原方：黄芪30g，白芍20g，桂枝20g，苦酒（以自作甜酒水贮之以变成有酸苦味者代之）200mL，加水与苦酒同煎三药，每日1剂，早晚分服，嘱服5剂。服完5剂后，病者告知效果不显，乃嘱其原方再服5剂，并向患者说明原方后有"服至六七日乃解"的医嘱，再服5剂后以观效果。2年后遇见其父得知，服药10剂后，黄汗渐减，直至完全停止，至今未再复发。（引自《湖南中医学院学报》1987年第1期）

原文 黄汗之病，两胫自冷；假令发热，此属历节。食已汗出，又身常暮盗汗出者，此劳气也。若汗出已反发热者，久久其身必甲错，发热不止者，必生恶疮。

若身重，汗出已辄轻者，久久必身瞤，瞤即胸中痛，又从腰以上必汗出，下无汗，腰髋弛痛，如有物在皮中状，剧者不能食，身疼重，烦躁，小便不利，此为黄汗，桂枝加黄芪汤主之。（29）

桂枝加黄芪汤方：

桂枝　芍药各三两　甘草二两　生姜三两　大枣十二枚　黄芪二两

上六味，以水八升，煮取三升，温服一升，须臾饮热稀

粥一升余，以助药力，温服取微汗；若不汗，更服。

解读　本条续论黄汗证治。

本条先论黄汗、历节与劳气三病之鉴别，再论黄汗重证之治。

黄汗之病，发热汗出而色黄，因其湿流骨节，气血痹阻，故而痛历关节，状如周痹。以其湿郁阳遏，气不下达，故两胫自冷。若两胫发热者，则属湿热下注，病属历节。然历节之与黄汗，一者关节疼痛为主，一者汗出色黄为重，随阳气之郁遏或宣达，虽有两胫冷热之不同，毕竟不是鉴别关键，又不可不知也。

劳气者，因劳伤而虚损者，其病象多端，而与黄汗有类似者。食已汗出、日暮盗汗或发热，与黄汗发热暮躁相类而非。盖黄汗热蒸汗出色正黄，湿郁暮躁不得眠，此皆邪阻之义，故汗出即发热减而身轻快。而劳气者。食已汗出，暮晚盗汗，此气血俱虚而营卫不和之外象，汗虽出，而其热不减，以其发热缘于气血虚亏也。

然黄汗之病，亦有汗出后热不退而缠绵迁延，曰反发热。此营血内亏，卫阳浮越。气血日耗，肌肤失养而甲错。热久不止者，血气腐败，蓄结为脓，则为恶疮。第1条曾言黄汗久不愈必致痈脓，其义一也。

黄汗之病，湿郁为本，热化为标。汗出湿散，身重即轻，若其汗出不止者，日久气耗，水湿反留，则肌肉瞤动。阳虚寒聚，故胸中窒痛。湿邪为患，上下流窜，居无定所。湿郁腰际，气血难周，故腰髋弛缓无力且如虫行皮下，麻木疼痛。湿寒流下，湿热蒸上，则腰上汗出而腰下无汗。湿盛病剧，内伤脾胃，外困肌腠，上扰心神，故身重而不欲食，烦躁不安。气化不利，州都失职，则小便不利。此黄汗为病复杂难辨之证象，总以湿邪内伤外郁为其根本，而兼气虚阳郁之标。治以桂枝加黄芪汤，调营卫以行气血，益卫表而散水湿。

胡希恕医案：韩某，女，41岁，以肝硬化来门诊求治。其人面色黧黑，胸胁串痛，肝脾肿大，腰胯痛重，行动困难，必有人扶持，苔白腻，脉沉细。黄疸指数、胆红素皆无异常，皮肤、巩膜无黄染。曾经多年服中西药不效，特来京求治。初因未注意黄汗，数与舒肝和血药不效。后见其衣领黄染。细问乃知其患病以来即不断汗出恶风，内衣每日更换，每日黄染。遂以调和营卫、益气固表以止汗祛黄为法，与桂枝加黄芪汤治之。桂枝10g，白芍10g，炙甘草6g，生姜10g，大枣4枚，生黄芪10g。嘱其温服之，并饮热稀粥，盖被取微汗。上药服3剂，汗出身痛减，服6剂汗止，能自己行走，继以转治肝病乃逐渐恢复健康，返回原籍。2年后特来告知仍如常人。（引自《北京中医》1983年第4期）

一 水气病脉证并治第十四

原文 师曰：寸口脉迟而涩，迟则为寒，涩为血不足。趺阳脉微而迟，微则为气，迟则为寒。寒气不足，则手足逆冷；手足逆冷，则营卫不利；营卫不利，则腹满胁鸣相逐，气转膀胱；营卫俱劳，阳气不通即身冷，阴气不通即骨疼；阳前通则恶寒，阴前通则痹不仁；阴阳相得，其气乃行，大气一转，其气乃散；实则失气，虚则遗尿，名曰气分。（30）

解读 本条论水病缘于气分之机理。

前有水分血分之辨，言先病水后病血者，名水分。先病血后病水者，名血分。其论之实质，乃是阐论水气病与血分病之因果关系。今言气分者，仍仿前例，论述气分病与水气病之因果。或因气分之虚而不化，或因气分之滞而不行，水湿停聚，内积外泛而为病，则为气分病而致水气病，名之气分。故此可知，水气之病，与气分血分之生理病理状态密切相关，互为因果。

本条寸口与趺阳并列，意其以寸口候上焦心肺，以趺阳候中焦脾胃，而论与水气发病之关系。今二脉俱迟，以知肺脾俱寒，殆非疑义。寸口脉涩，则知心血之不足。趺阳脉微，而有脾阳之虚衰。二脉互参，则气血虚衰，寒气内盛，不必多言。故曰寒者阳气不足，则手足逆冷。

大论曰厥者责之阴阳气不相顺接，其外者营卫不调，其内者气血失和，俱属阴阳之气不相顺接。故外之营卫不利，手足逆冷。内之气滞水停，是以腹满胁鸣相逐而气转膀胱，胁腹间肠鸣交替更作，辗转下趋少腹是也。

此肺脾俱虚，水湿内停，外溢肌腠，可见腹满肠鸣溲短胕肿等水病之象。以其营卫俱劳，水邪停滞，卫阳虚而不通，则身冷肢厥。营血少而不畅，则骨节疼痛。若卫阳欲振而先通，然营阴不继难以顺接，则恶寒厥冷依然。若营血欲行而先畅，但卫气无力协同宣达，则痹痛不仁如故。

是以人身气机，必得阴阳和调，营卫谐行，乃得生生不息，环周不休。如此身中大气周流和畅，则水湿之气自然宣散，而水病乃愈。然气分病而致病水者，亦当辨其虚实。大凡气实者，腹满矢气。气虚者，溲频遗尿。是以欲求大气之转，仍当虚实异治。

原文　气分，心下坚，大如盘，边如旋杯，水饮所作，桂枝去芍药加麻辛附子汤主之。（31）

桂枝去芍药加麻黄细辛附子汤方：

桂枝三两　生姜三两　甘草二两　大枣十二枚　麻黄二两　细辛二两　附子一枚炮

上七味，以水七升，煮麻黄，去上沫，内诸药，煮取二升，分温三服，当汗出，如虫行皮中，即愈。

解读　本条论气分病阳虚阴凝证治。

气分病，因气虚不化或气滞不行而病水是也。其状例如前述，身冷恶寒、骨痛身痹、腹满肠鸣、溲短胕肿，舌白苔滑，诸般征象，当有所见。

本条更言心下坚大如盘、边如旋杯者，乃气郁水凝，结于心下胃脘之部，故心下坚硬，凸如覆杯，环边手滑，中空外实。此以阳气先虚，阴水乃凝，虽曰水饮所作，实乃源自气分，故治以桂枝去芍药加麻辛附子汤，复阳消阴，内外兼顾，俾大气一转，则水气自散。

341

◈名案选录◈

朱良春医案：一妪，61岁，夙患肺源性心脏病。3个月前，因咳喘、心悸、腹水而住院治疗月余，几已平复。近因受寒劳累，诸恙复作，咳喘较剧，夜难平卧，心下坚满，按之如盘如杯，腹大如鼓，下肢浮肿，小便不多，面色灰滞。舌质黯紫，苔薄，脉沉细。心阳不振，大气不运，水邪停聚不化。予桂枝去芍药加麻黄附子细辛汤原方。连进5剂，咳喘遂平，心下坚满已软，腹水稍退，但下肢依然浮肿。继予原方加黄芪、防己、椒目。连进8剂，腹水退净，下肢浮肿亦消十之七八。再以温阳益气、调补心肾之剂以善其后。（引自《江苏中医杂志》1982年第5期）

原文 心下坚，大如盘，边如旋盘，水饮所作，枳术汤主之。（32）

枳术汤方：

枳实七枚　白术二两

上二味，以水五升，煮取三升，分温三服，腹中软即当散也。

解读 本条论气分病脾虚气滞证治。

本条与前条所述相类，皆有心下痞坚结聚之症。然此以脾虚气滞而致水饮内停为主，与前条所论心肾阳气不足，自有所异。前条以恶寒肢冷身肿为主，本条以胃痞纳呆腹胀为重。病位表里不同，征象特点有别，因之治法方药，理应各有侧重。

枳术汤方重用枳实，显然重在理气化浊，轻用白术，辅以健脾化湿。此与厚朴生姜半夏甘草人参汤，大同小异。枳术汤偏擅散痞于心下，朴姜汤重在消胀于大腹。

《名案选录》

李鲤医案：冯某某，女，50岁。心下坚满如大盘已4年。视其局部皮色不变，而略高于四周腹壁，触之聂聂而动，面无病色，月经尚正常，脉沉滑。脉沉主里，滑为水气内停。据脉证拟用《金匮要略》枳术汤，行气散结，健脾消水。处方：炒枳实12g，白术12g。4剂。复诊已觉心下舒软，与四周腹壁平。继服上方4剂，病瘥。（引自《河南中医》1982年第1期）

【附方】

原文 《外台》防己黄芪汤：治风水，脉浮为在表，其人或头汗出，表无他病，病者但下重，从腰以上为和，腰以下当肿及阴，难以屈伸。方见风湿中。

解读 本条论风水水盛于下证治。

风水之证，风与水搏，激荡泛滥，而有身重恶风汗出脉浮之象，甚则面目身体四肢皆肿。其水涌情急，肿势迅速，此皆因风性之所为。故而疏风以散湿，实乃风水之正治。

今曰风水，复言表无他病者，显然水盛风弱。风水浮越于外故脉气应之而浮，风性上扬则头面汗出。腰以上自和者，微风难以荡水于上，反因水性流下，则但觉腰腿下部困重，屈伸不利，腰以下及阴肿。

大要风水皮水，以其水邪偏表，故宜汗之。而本条所言风水，仍是意在强调水邪偏表，唯以风势不猛，湿性流下而下肿为甚，故而治以因势利导，主以防己黄芪汤，参阅前文第22条。

《外台秘要》卷二十风水门所载深师木防己汤，主治与此相同，方后注云本为《伤寒论》方。其药味与本论《痉湿暍病篇》防己黄芪汤相同，唯剂量明显加大。

【小结】

本篇所论，水凝气郁，内积为胀，外溢为肿，故名水气病，与肺脾肾三焦膀胱者密切相关，总以面目身体四肢浮肿为其特征。

夫人身之气血水津三者，相互为助而彼此制约。水气之病，因其先后因果之关系，而有水分、气分与血分之别。因气而病水者，名气分。因血而病水者，名血分。因水而病血者，名之水分。

以其水停部位不一，累及脏腑各异，因据其病证特点，另有四水与五脏水之名谓。更有黄汗之病，仍因水湿而起，可见身肿之象，然以汗出色黄之典型特征，别之于四水。

水气病之治疗，不外因势利导，去其水气，以消其肿。偏外偏上者，多宜汗之；偏里偏下者，常宜利之。邪气盛实于里者，利之不去，乃可攻逐之。因气而病水者，调气为主；因血而病水者，和血为重。风水皮水，病位偏表，水郁肌腠而里气尚和，故以汗散为常。正水石水，病位偏里，水聚于里而外泛肌表，故以渗利为主。

风水为病，风与水搏，其势迅急。跗肿脉浮，汗出恶风，不渴骨痛，是其候也。治宜宣散，故以越婢汤、杏子汤为主。然其表虚汗多者，宜乎防己黄芪汤，利水固表，变其制矣。

皮水为病，无风水涌，湿自里出。外证肢肿面浮，脉浮不渴，身无寒热。表实无汗者当予宣散，治以越婢加术汤或甘草麻黄汤。表虚汗多宜乎渗利，治以防己茯苓汤。若兼湿热内蕴，可予蒲灰散清利之。

正水为病，正气已虚，水邪内聚。外证腹胀脉沉而自喘。其身肿面浮者，自在言外。其治常法宜利，而扶正之义，必不可少。若外肿明显者，亦可权变处理，而暂予宣散之剂，例如麻黄附子汤之类。

石水为病，正虚邪结，水势深重。外证腹满不喘，其脉自沉。以其水邪痼结，治之必以攻逐，而又须防其正脱。

黄汗为病，湿郁肌腠，每常热化，伤及营血。外证汗出色黄，发热身肿，胸满不食，腰髋弛痛，其脉沉迟。汗出而渴者，治以芪芍桂酒汤。腰以上汗而腰以下冷者，治以桂枝加黄芪汤。

气分为病，气郁水停，聚于心下，则心下坚满，状如杯盘之覆，外实中空。水泛于外，则可有身重肢沉、面目虚浮等症。以其阳虚阴凝者，内外阳气俱亏，阴邪水饮停蓄，因气而病水，故以桂枝去芍加麻辛附子汤，益气通阳，化其阴凝。若因脾虚气滞、水湿内停者，则以枳术汤治之，理气化浊，消痞散结。

黄疸病脉证并治第十五

原文　寸口脉浮而缓，浮则为风，缓则为痹。痹非中风，四肢苦烦，脾色必黄，瘀热以行。（1）

解读　本条论发黄病机。

　　今曰脉浮而缓，脉浮为阳，而风之与热，皆属于阳。缓类于迟，故脉缓为阴，而湿之与寒，皆属于阴。痹者，闭也，阻滞不通之义。四肢苦烦者，气血不畅，痹之义也。大论曰太阴中风，四肢烦疼，乃言太阴脾家感受风邪而为痹。今之痹者，非风所为，实为太阴湿气所致。以脾家主湿，湿郁化热而胶滞，谓之瘀热，逼迫脾色外露，故以浮缓之脉，揭示湿热郁滞，熏蒸脾色于外，因而发黄。大论曾言：伤寒脉浮而缓，手足自温者，系在太阴。太阴当发身黄，若小便自利者，不能发黄（《伤寒论·太阴病篇》原文第278条）。以此可知，太阴脾家之湿气郁滞，实乃发黄之根源。

有形易聚，无形则散。瘀者，淤也。瘀热者，邪热伴有形诸邪而郁，故湿热痰热血热之类，皆可谓之瘀热。又瘀者，积血也（《说文解字》）。则瘀热当是仅指血分郁热之义。如此，则黄疸病机，无论何因所致，皆以血分瘀热为其基本病机。而后文曰黄家所得从湿得之，则又表明，疸病之血分瘀热，多源于气分之湿热胶滞。以此而知，脾主湿，肝藏血，实为脾湿胃热而致肝经血滞、胆热液泄之病理生理基础。

原文　跌阳脉紧而数，数则为热，热则消谷，紧则为寒，食即为满。尺脉浮为伤肾，跌阳脉紧为伤脾。风寒相搏，食谷即眩，谷气不消，胃中苦浊，浊气下流，小便不通，阴被其寒，热流膀胱，身体尽黄，名曰谷疸。

额上黑，微汗出，手足中热，薄暮即发，膀胱急，小便自利，名曰女劳疸；腹如水状不治。

心中懊憹而热，不能食，时欲吐，名曰酒疸。（2）

解读　本条论黄疸分类。

跌阳脉候中焦脾胃，寒热者，阴阳也，风热属阳，寒湿属阴。故曰跌阳脉数者，阳土胃家邪热偏盛，热则消谷，多食易饥。跌阳脉紧者，阴土脾家寒湿偏盛，湿胜则滞，食即腹满。湿热相搏，谷气难消，阻滞于中，以致清阳不升，浊阴难降，故曰食谷即眩，胃中苦浊。苦浊者，痞闷不舒也。曰阴被其寒热流膀胱者，此脾湿胃热之胶结，湿热浊气下流膀胱，碍其气化，水湿难运而小便不利，瘀热以行则身体尽黄。以其病起于谷气之郁滞，故名谷疸。

跌阳脉紧者，寒湿困脾。此与寸口尺脉现浮虚者，机理大不相同。盖尺以候肾，脉浮虚软者，阴亏而阳浮无根是也，故曰尺脉浮为伤肾。其病起于房劳过度，肾元亏耗，虚热上攻，故见额上黑而微汗出。《灵枢》曰："肾病者，颧与颜黑。"肾色外露，色黑为劳是也。手足中热者，五心烦热之义。薄暮即发者，阴阳转化之时，阴不涵阳，阳不入阴，故而诸症始发或转甚。阴精亏虚，经脉失养，是以少腹拘急。肾者水脏，虚而不摄，故而小便自利。此与湿邪为患之谷疸酒疸小便短少不利者，颇为不同。以其颜面色黑，源自房劳，故名女劳疸。若病久肾病及脾，脾肾两败，阴虚而复水停，腹大如鼓者，其病难治。

酒为谷浆，性热而体滑。酒家终日浸淫其中，以致湿热内蕴，酒毒蓄积于中，上熏于心，则神志不宁，心中懊恼，烦热不安。内蓄于胃，则升降失常，欲呕不食。旁郁肝胆，则胆热液泄，身目为黄。以其病起于过饮酒浆，故名酒疸。

原文　阳明病，脉迟者，食难用饱，饱则发烦头眩，小便必难，此欲作谷疸。虽下之，腹满如故，所以然者，脉迟故也。（3）

解读　本条论谷疸欲作之病机。

本条亦见于《伤寒论·阳明病篇》原文第195条，文字略有

所异。

谷疸之病，因水谷郁滞、肝胆失疏而致。因其寒热所化不同，而有湿热、寒湿分证之异。阳明脉迟，不尽属寒。脉来有力而与潮热谵语、腹满硬痛、不大便等并见者，腑实而气血郁滞故也。若脉来迟缓无力，胃痞不运，则属胃阳不足，阳明中寒。是脉迟虽同，而主证各异。

阳明中寒，受纳腐熟无权，故多食则滞，水谷不化，湿浊内郁，升降无序。清阳不升则头眩，浊阴不降则烦满。寒湿郁阻则小便难。黄家所得从湿得之，今湿浊内郁，疸势已成，故曰谷疸欲作。

此时治宜温中散寒除湿，脾阳健运，寒湿得去，则疸黄不发，可投以理中、吴萸、术附汤之类。设若误下，必致中阳更衰，寒湿愈甚，不仅腹满如故，而黄疸之发必不能免。

原文　**夫病酒黄疸，必小便不利，其候心中热，足下热，是其证也。（4）**

解读　本条续论酒疸证象。

前曰酒疸心中懊憹而热，不能食，时欲吐，言其性热而已。本条则以"必小便不利"一语，揭其湿邪为患之特质。是以酒疸为病，性属湿热，而与谷疸为病寒热皆有之性，固有所异。大论曾曰小便不利者身必发黄，小便自利者不能发黄，足可引以为注。

心中热者，既是胸中烦热不安，亦可胃中灼热嘈杂，观后文心中如啖蒜齑状即知。足下热者，湿热下注之象。《伤寒论·太阳病中篇》原文第110条曰足心必热责之谷气下流，其义与此相类。

湿热酒毒内蓄为患，其身目俱黄，小便短少，色如柏汁。而口渴脉滑、舌红苔腻，皆可得而见之。

原文 **酒黄疸者，或无热，靖言了了，腹满欲吐，鼻燥；其脉浮者先吐之；沉弦者先下之。（5）**

解读 本条论酒疸证治先后。

此借酒疸为例，论疸病治疗之因势利导。酒毒湿热，上熏于心，则胸中烦热不安，甚或多言错语。今曰或无热、靖言了了者，心中清宁，言辞有序，俨然无热之状。然腹满欲吐而鼻燥者，乃胃肠积热，内滞上攻，仅未及心神而已。若湿热上攻，脉浮而胸脘痞闷，欲得吐而后快者，邪势趋上，可吐之。欲湿热内蓄，脉沉而弦，腹满胀大，欲得利而方舒者，邪势趋下，可下之。此因势利导之策，祛邪为要。

然其文曰先吐先下者，暗寓先后缓急之法，意其吐下之后，仍当回归治黄之正途，后文曰诸病黄家，但当利其小便。盖湿性缠绵，终非吐下之法可尽去之，必当继以化湿利湿之法是也。

原文 **酒疸，心中热，欲呕者，吐之愈。（6）**

解读 本条续论酒疸证治。

前条言或无热，此条言心中热，意在揭明酒疸湿热为患，其临床表现的多样性。以其邪之所及，而有不同的表现。

今心中烦热，自有懊恼不宁之象，胃中嘈杂欲呕，湿热有上出之势，故仍治以吐法，引邪上越。邪越之后，继以奠中运湿之法，方属固本之途。

原文 酒疸下之，久久为黑疸，目青面黑，心中如嗽蒜齑状，大便正黑，皮肤爪之不仁，其脉浮弱，虽黑微黄，故知之。（7）

解读 本条论酒疸变证。

疸，黄病也，以身目小便俱黄为特征。其有面目色黑者，谓之黑疸，多责之气血虚损，如前文之女劳疸。

因酒积而黄者，名曰酒疸。以其湿热内蕴，腹满便闭者，自可导而下之。若无可下之征而误下，或应下而太过，必致脾胃衰败，气血虚亏，而湿热仍羁，血分瘀滞，是以目青面黑，大便正黑，心胸烦热，胃中嘈杂，如饮蒜汁。以其血气不荣，故而肌肤麻木不知痛痒冷暖。脉浮者，邪热外熏；脉弱者，气血虚乏。

此久病黄疸而误下，气血伤损，迁延时日，以致疸色晦暗而渐黑，曰虽黑微黄者，揭其先后因果之关系也。故知黑疸为酒疸误治之变，实为症状之属，而非黄疸一型。《诸病源候论》曾曰黄疸、酒疸、女劳疸，久久变成黑疸。更言黑疸之状，苦小腹满，身体尽黄，额上反黑，足下热，大便黑是也。此与女劳疸之初病即黑、其色纯黑者，毕竟不同。

原文 师曰：病黄疸，发热烦喘，胸满口燥者，以病发时火劫其汗，两热所得。然黄家所得，从湿得之。一身尽发热而黄，肚热，热在里，当下之。（8）

<blockquote>
解读 本条论热病误火致黄。
</blockquote>

　　本条所论，着眼点在于邪热为患。病发时以火劫发汗，而曰两热所得者，显然其初时病热，复以灸火温针熨烫诸法治之，以热济热，邪热更炽，热迫血分，胆热液泄，因而身目俱黄，发热心烦，胸满喘促，唇口干燥。此与《伤寒论·太阳病中篇》原文第111条所论，义理相近，文曰：太阳病中风，以火劫发汗，邪风被火热，血气流溢，失其常度，两阳相熏灼，其身发黄。

　　以其两热相合，邪势猖獗，故以一身尽热、肚热、热在里，三语递进，突出其邪热在黄疸发病中的重要意义，此其一也。其二，肚热与热在里二语相接，以明邪热内聚，难以外散，必予内下之理，故曰当下之。是以本证所见，当有胸腹灼热、腹满便闭、苔黄脉实等症。

　　须特别申明者，黄疸之病，固然不离邪热，而湿邪尤为关键，故曰黄家所得，从湿得之。是湿邪与寒热诸邪相搏，郁滞肝胆，扰及血分，实乃黄疸发病之基本病机。仲景于万千热象之中，以一"然"字转折，以一"湿"字点睛，奇峰突起，意味深长。

<blockquote>
原文 脉沉，渴欲饮水，小便不利者，皆发黄。（9）
</blockquote>

<blockquote>
解读 本条论湿热发黄脉症。
</blockquote>

　　口渴者，或热盛津伤，必多引饮。或阴分有热，漱水不咽。或津凝失布，但欲饮热。种种证情，所兼各异，辨之宜细。而小便不利者，一者因于津亏，一者因于水停。因于津亏者，饮水以救则自畅；因于水停者，口和不渴，或渴饮而小便仍涩，胸闷腹

满喘促呕逆诸象，渐次而生。

本条文字，颇类《伤寒论·太阳病中篇》原文第71条之"小便不利，微热消渴"，然后者脉浮，邪气有外散之机，故五苓散服后，多饮暖水而汗出愈。今曰渴欲饮水者，责之邪热。小便不利者，既是内湿之成因，水无去路是也。也是湿蕴之外象，湿阻气郁是也。以其脉沉，显然湿热之邪互搏于里，绝难外散，或为结胸，或为痞利，或为发黄，每视患者之体质、邪正之进退、脏腑之所累，而为病各异。此曰皆发黄者，自然肝胆受累，血分郁滞，乃得身目俱黄而为病疸。

原文　**腹满，舌痿黄，燥不得睡，属黄家。**舌痿疑作身痿。（10）

解读　本条论寒湿发黄证象。

此与前条虚实阴阳并列，互对而论。腹者，背之对，阴也。痿者，强之对，阴也。此之燥（应为躁之误），烦之对，阴也。诸阴之合，其黄必阴，故属后世之阴黄。更以黄家名之，汗家、衄家、亡血家之类，病程反复日久是矣，亦阴之属。

腹满者，湿邪内阻，大腹胀满之义。然此之满，必与阳明腑实腹满硬痛判若霄壤，阴寒之性，喜温喜按是也。至于便闭之有无，当视其寒湿积滞之程度，而作相应判识。

舌痿黄，有作身萎黄者，义亦可从。然疸病之作，身目尽黄，而舌体呈现脾色者，亦属情理之中。故舌萎黄者，可视为舌色黄晦、暗淡无泽是也。以此而论，则身目之黄，亦晦而无泽是也。

燥不得睡，《医统》本作"躁不得睡"，义当从之。躁者，手足躁扰、肢体不宁之状，与心中烦乱、懊恼不安之状，阴阳相对。以其有形可察，故而属阴。今以寒湿内盛，胃家失和，手足躁动；阴阳失交，夜不能寐，故曰躁不得睡。

凡此诸般征象，与前条湿热为患之黄，自是同中有异，须当明辨。

原文 **黄疸之病，当以十八日为期，治之十日以上瘥，反剧为难治。（11）**

解读 本条论黄疸预后。

论曰黄家所得，从湿得之。而太阴脾土，喜燥恶湿，而为湿气之制。今湿气为患而病黄，则每视脾气之旺衰，而定其病情之进退。曰其十八日为期者，据四季脾气之旺时而言矣。是以疸病治之十日以上而渐退者，正胜邪却之势已成，故曰瘥。若时过十日而反剧者，则属邪进而正退，其病难愈。《金匮要略心典》因曰："土无定位。寄王于四季之末各十八日。黄者土气也。内伤于脾。故即以土王之数，为黄病之期。盖谓十八日脾气至而虚者当复。即实者亦当通也。治之十日以上瘥者。邪浅而正胜之，则易治。否则邪反胜正而增剧。所谓病胜脏者也，故难治。"其论于理殊达，而临床则当遵其"有病早治、久病难愈"之主旨，而不宜拘泥于具体时日。

原文 **疸而渴者，其疸难治；疸而不渴者，其疸可治。发于阴部，其人必呕；阳部，其人振寒而发热也。（12）**

解读 本条续论黄疸预后。

疸病之发，每缘于湿。或与热搏，或与寒结，阻滞肝胆，内迫营血，胆液外泄，故而发黄。《临证指南医案》曰："黄疸之发与不发，在于小便之利与不利。疸之易治难治，在于口之渴与不渴。"明确指出黄疸发病预后，与湿邪盛衰、津液存亡之关联密切。

其渴者，或津伤，或湿阻，总是关乎正虚或邪盛。津伤而渴，饮以自救，然饮而不消，以致湿热胶滞难解，虚者愈虚，实者愈实，故曰难治。湿阻而渴，仍求饮以自润，然阳虚不化，水入自停，湿阻气郁，营血复瘀，故疸黄难治。

疸病不渴者，或津液未伤，或湿郁不甚，邪气尚微，正气尤安，治之得宜，多可痊愈，故曰其疸可治。

然亦有寒湿发黄之不渴而变渴者，其病转佳。或湿胜阳微之疸病不渴者，其病多凶。是以疸病之治，并非仅凭渴否而论其预后之吉凶。临证必当举一反三，小心审辨，庶可判其生死之分。

阴阳分部，表里上下经络脏腑是也。呕逆者，胃肠之里，故曰发于阴部，意其疸病之发，始于脾胃饮食之伤。寒热者，肌腠之表，故曰发于阳部，意其疸病之发，始于肌表外邪之伤。

原文 谷疸之为病，寒热不食，食即头眩，心胸不安，久久发黄为谷疸，茵陈蒿汤主之。（13）

茵陈蒿汤方：

茵陈蒿六两　栀子十四枚　大黄二两

上三味，以水一斗，先煮茵陈，减六升，内二味，煮取三升，去滓，分温三服。小便当利，尿如皂角汁状，色正赤，一宿腹减，黄从小便去也。

谷疸者，病起于谷气之郁。谷气者，水谷所化，食浊之气也。得脾胃之运，而能归心化血，入肺化气，布散脏腑内外而为津液。若脾胃失运，谷气内聚而为湿浊之邪，其郁滞肝胆、扰及营血者，多为病疸。其未化热者，自属寒湿之性，或曰湿胜，阴也。其郁而热者，当属湿热之类，或曰热胜，阳也。其疸色或晦暗或鲜明，其脉象或沉迟或滑数，其舌苔或淡白或赤黄……此谷疸阴阳之候，不可不辨。

无论寒热阴阳，谷入气滞，升降失常，脘痞纳呆，食即头眩，则是谷疸之共性，以此而别之于酒疸或女劳疸。

本条所论之证，治以茵陈蒿汤，故知其病源于谷气，而性属湿热。湿热交蒸于中焦，上下失畅，内外不调，则营卫自难谐和，因或寒热并发，或时休时作，或身热不扬，总属寒热之象，而非外邪所致。

以其升降失常，胃纳无权，故而不欲饮食，强食则滞，气郁不畅则心胸不安，清阳不升则头目眩冒。久郁不解而热扰肝胆营血之分，气蒸液泄而身目俱染，黄如鲜橘。此谷疸属热之候，自有头汗腹满小便不利等湿阻之象，相兼而见。治以茵陈蒿汤者，茵陈清热利湿退黄，独任重责，其量故大。大黄导下，栀子清热，则属臣辅之职。方后注曰小便当利而一宿腹减，意其导浊出之二便，不必言也。本条证治，可参阅《读伤寒》第236条及第260条之解读。

读金匮

356

❧ 名案选录 ❧

刘渡舟医案：孙某，男，55岁。3年前因浴后汗出为多，食橘两个，突感胸腹之中灼热不堪，从此不能吃面食及鸡鸭鱼肉等荤菜，甚则也不能饮热水，如有触犯，则胸腹之中顿发灼热，令人烦扰为苦，须饮冷水乃安，虽属数九隆冬，只能饮凉而不能饮热。各项指标未见异常，多方医治无效，刘老诊之，素日口干咽燥，腹胀，小便短黄，大便干，数日一行。视其舌质红绛苔白腻，切其脉弦而滑。据脉证特点，辨为瘅热之病，《金匮》则谓谷瘅。乃脾胃湿热蕴郁，影响肝胆疏通代谢之能而为病。治法：清热利湿，以通六腑，疏利肝胆，以助疏泄。疏方：柴胡15g，黄芩10g，茵陈15g，栀子10g，大黄4g。服药7剂，胃中舒适，大便所下秽浊为多，腹中胀满减半。口渴欲饮冷水，舌红苔白腻，脉滑数等症未去，此乃湿热交蒸之邪，仍未驱尽，转方用芳香化浊、苦寒清热之法：佩兰12g，黄芩10g，黄连10g，黄柏10g，栀子10g。连服7剂，口渴饮冷已解，舌脉复常，胃开能食，食后不作胸腹灼热烦闷，瘅病从此而愈。（引自《刘渡舟临证验案精选》）

原文　黄家日晡所发热，而反恶寒，此为女劳得之；膀胱急，少腹满，身尽黄，额上黑，足下热，因作黑疸，其腹胀如水状，大便必黑，时溏，此女劳之病，非水也。腹满者难治。硝石矾石散主之。（14）

硝石矾石散方：

硝石　矾石（烧）等分

上二味，为散，以大麦粥汁和服方寸匕，日三服。病随大小便去，小便正黄，大便正黑，是候也。

本条论女劳疸兼瘀热证治。

　　女劳之疸，源自房劳之伤，肾元亏耗，阴虚热扰，肾色上泛，以额上黑而小便自利为特征。其有复兼瘀热而累及肝胆者，胆热液泄，故见身目俱黄小便黄。暮热反寒且兼足下热者，颇类阳明湿热日晡潮热。然阳明潮热无寒但热，此阴损及阳，瘀热互结，营卫失调，故而寒热间作于日暮之时。膀胱急者，肾精空乏，经脉失养是也。少腹胀满、大便色黑易溏者，胃肠瘀热之兼也。

　　本条疸病之发，虽因房劳之伤，复有瘀热之兼，并非单纯虚候。然毕竟非水湿之邪为患，故而小便自利，而得以与谷疸、酒疸相区别。

読金匱
一
358

　　本证虚实相兼，仲景立祛邪之方，治标为主。方以硝石活血消瘀，矾石和血化浊，更以大麦粥汁和服，养胃而护其正气。如此则攻而不伤，使瘀热从二便而出。"病随大小便去，小便正黄，大便正黑，是候也。"待瘀热得泄，则补肾益阴、扶正养元之法，必宜继之，此又不可不知。若药后瘀热虽去而腹满不消者，此脾肾俱败，故曰难治。

　　本篇所论，疸有五名，黄疸、黑疸、谷疸、酒疸，女劳疸是也。黄疸、黑疸以色泽而分，后三者则以病因而类。然《说文解字》曰疸者黄病也，则疸病必以身目俱黄为特征，故而黄疸之名，当为疸病之总称。而黑疸之名，则为疸病之变，虽黑必黄。谷疸、酒疸、女劳疸为疸病之因，言其源也。

　　疸病之黄，后世责之胆液外泄。究其源由，或因血病火化土色，或因湿郁脾色外露，总属湿郁血坏之类。故有湿热寒湿之因，血虚血瘀之由，虽病偏气分血分，身现萎黄橘黄，种种不一，概莫能外。

　　女劳疸源于肾伤，病初额上虽黑然身目必黄，论中未及者，承疸义而省言也。以其气血之虚，色黄晦暗，必然之义。其黄之发，与湿无关，故当责之肾虚内热，肝胆受熏，胆热液泄，此与谷疸、酒疸之病涉湿邪者，自然有别，故有小便利与不利之异。

黑疸之与女劳疸，皆颜面色黑而身目俱黄。然黑疸见于疸病后期，女劳疸见于疸病之初。黑疸源于诸疸之变，多先实而后虚，其疸由黄渐黑，虽黑微黄，小便或利或不利。女劳疸源自房室之伤，病初即虚，可因虚致实，相兼而见，其疸颜黑身黄，虽黄必晦，小便自利。然黑疸因血分瘀热，故有肌肤不仁、大便正黑，此乃诸疸之不具者。诸疸之辨，大略如是。

⊛名案选录 ⊛

张璐玉医案：有伶人黑疸，投以硝石矾石散作丸，晨夕各进5丸。服至4日，少腹攻绞，小便先下瘀水，大便继下溏黑，至11日瘀尽。次与桂苓归芍之类，调理半月而安。（引自《张氏医通》）

原文 酒黄疸，心中懊憹或热痛，栀子大黄汤主之。（15）

栀子大黄汤方：

栀子十四枚　大黄一两　枳实五枚　豉一升

上四味，以水六升，煮取二升，分温三服。

解读 本条论酒疸证治。

酒毒积胃，上熏下流，无处不祟。上扰心神，则心中懊恼，烦热不安。其热郁气窒者，必胸中热痛。此与《伤寒论·太阳病中篇》第77、第78条所言懊恼而胸中窒心中结痛者，理义无异。旁迫肝胆，自然身目俱黄，名之酒疸。而前文腹满不食欲呕、足热、小便不利诸症，并脉滑、舌红、苔黄腻等，自是不必多言。

如此湿热酒毒为患，治以栀子大黄汤，清上泄下，与茵陈蒿汤相较，清热之力胜，而利湿之力弱。方以栀子、豆豉清热除烦，以宁上焦。大黄、枳实清热泄下，以浚下焦。

◈名案选录◈

秦书礼医案：吴某，男，45岁，工人。心中懊恼，发热身黄已2周。自述25年来嗜酒成癖，酒后少食或不食。上月中旬，酒后心中烦扰热闷，小便不爽。次日身热瘙痒，腹满，恶心，继而发现全身微黄，诊断为急性传染性肝炎（黄疸期）。因西药过敏而求助中药治疗。现症：巩膜、周身皮肤黄染如橘子色，大便秘结，小便不利；舌红苔黄腻，脉沉弦。体温38.2℃，肝功能和黄疸指数均明显改变。诊为酒疸，治以清泄实热，方用栀子大黄汤加味：栀子15g，大黄10g，枳实15g，豆豉10g，黄芩15g，葛花5g。服上方17剂，大便通，小便利，热降黄退，思食神安。继以上方加减服用35剂，诸症悉除，肝功能基本恢复正常。嘱其断酒自养。（引自《江苏中医杂志》1987年第2期）

读金匮

原文 诸病黄家，但利其小便。假令脉浮，当以汗解之，宜桂枝加黄芪汤主之。 方见水气病中。（16）

解读 本条论黄疸治则及疸病表虚证治。

黄家所得，从湿得之，故而去湿之治，自为治黄之大法。而湿邪属阴，性喜下注，故去湿之法，每以渗利为常，因势利导，

故曰但利其小便。

然病有常变，治有权宜。其有湿热壅胃者，可吐之；湿热滞肠者，可下之，此亦因势利导祛邪之法，不可偏废。

若病疸而湿气偏表者，亦可宣而散之。其证每因内湿郁遏肝胆，而外兼风寒之邪，例如《伤寒论·阳明病篇》原文第262条麻黄连轺赤小豆汤所治之湿热内蕴而风寒外束。今曰脉浮当以汗解之，而治以桂枝加黄芪汤者，则是内有湿蒸液泄，外见营卫失和。其营卫失和者，或为风寒，或因湿滞，总是肌腠不密，汗出恶风而脉浮。其湿蒸液泄者，湿邪虽滞，而热势未兴，故身目虽黄而口和不渴。故以桂枝调和营卫，黄芪固表散湿，此与黄汗之治，义理相近。然其表和之后，仍当运中化湿，以杜其黄。

此论疸病从湿而治之原则，固是临床之常理。而疸病无关于湿者，如女劳疸、虚黄、燥结发黄等，则不可拘于此法，而应审因论治。

原文 诸黄，猪膏发煎主之。（17）

　　猪膏发煎方：

　　猪膏半斤　乱发如鸡子大三枚

　　上二味，和膏中煎之，发消药成，分再服。病从小便出。

解读 本条论燥结发黄证治。

诸黄者，各种疸病之谓，意指无论谷疸、酒疸、女劳疸，皆属其类。主以猪膏发煎者，润燥祛瘀，通利二便是也。以方测证，而知此乃诸黄之变，胃肠燥结而血分瘀滞。夫谷疸酒疸，湿热为患，日久化燥伤阴，病机已然大变、而女劳疸，本属肾亏内热，日久胃肠燥结，证情虚中夹实。故其疸黄，必然色晦不泽。胃肠失润，升降无序，故而腹满不食，便燥难出，小便赤涩。而脉细而涩，舌瘦而光等，多有所见。

猪为水畜，膏乃精髓，故能填精补髓，润燥滑肠。乱发血余，功能祛瘀和血，通利小便。二者相合，润燥祛瘀，通利二便。

◈ **名案选录** ◈

徐彬医案：予友骆天游。黄疸，腹大如鼓，百药不效，用猪膏120g，发灰120g。1剂而愈。（引自《金匮要略论注》）

原文 黄疸病，茵陈五苓散主之。一本云：茵陈汤及五苓散并主之。（18）

茵陈五苓散方：

茵陈蒿末十分　五苓散五分方见痰饮中

上二物和，先食饮方寸匕，日三服。

解读 本条论黄疸湿胜热微证治。

黄家从湿得之，意其疸病之源，每与湿邪密切相关。而脾湿胃热轻重相合，以成疸病之阴阳。若胃热重而脾湿轻，性偏阳热，前文栀子大黄汤（第15条）或栀子柏皮汤之治（《伤寒论·阳明病篇》原文第261条）。若脾湿胃热俱重者，茵陈蒿汤之治（《伤寒论·阳明病篇》原文第260条）。更有寒湿在里不解之证（《伤寒论·阳明病篇》原文第259条），性偏阴寒。此大论所言，自有湿热阴阳之分。

今曰黄疸病，而以茵陈五苓散主之。以方测证析之，五苓散所治水饮为患，性属阴寒，不必赘言。而茵陈一味，清热祛湿，利胆退黄。全方寒温并用，以茵陈利胆退黄，取五苓化气利湿。故知本证湿气为胜，而邪热偏微，与前文栀子大黄汤所治酒疸证情，构成阴阳偏胜之局。此湿胜热微之证，寒热不食，腹胀呕恶，身重肢倦，口淡不渴，便溏不爽，溲黄不利，苔腻脉缓，是其候也。然热微并非阳虚，故与后世茵陈术附汤所治，亦有不同。

◈ 名案选录 ◈

叶天士医案：某，59岁。舌白目黄，口渴溺赤，脉象呆钝，此属湿郁。绵茵陈9g，生白术3g，寒水石9g，飞滑石9g，桂枝木3g，茯苓皮9g，木猪苓9g，泽泻3g。（引自《临证指南医案》）

原文 黄疸腹满，小便不利而赤，自汗出，此为表和里实，当下之，宜大黄硝石汤。（19）

大黄硝石汤方：

大黄　黄柏　硝石各四两　栀子十五枚

上四味，以水六升，煮取二升，去滓，内硝，更煮取一升，顿服。

解读 本条论黄疸热盛里实证治。

本条证情关键在于"表和里实"一语。表和者，虽汗出而表无邪也。其汗之出，或气虚不摄，或热蒸液泄，总是咎之于里。里实者，湿郁痰阻血瘀热结，皆属其类。今曰腹满，小便不利而赤，显然邪热亢盛，郁蒸于内，逼液于外，故而自汗漐然。其小便不利而赤者，既是热盛津伤之义，复有湿郁气阻之机。腹满者，诸气膹郁，责之湿热，而便结难行。气焰飞腾，必蒸营分，而瘀热互搏。此皆表和里实之机，而有二便闭结之候。治以大黄硝石汤，黄柏、栀子，清利三焦；大黄、硝石，通下瘀热。药简效宏，而以轻重、上下之偏，得与栀子大黄汤相殊。

 名案选录

　　片仓鹤陵医案：某，患黄疸。更数医，累月不见效，发黄益甚，周身如橘子色，无光泽，带黯黑，眼黄如金色，小便短少，色如黄柏汁，呼吸迫促，起居不安，求治于予。以指按胸肋上，黄气不散，此为疸证之极重者，仍用茵陈蒿汤合大黄硝石汤，做大剂，日服三、四剂。30日许，黄色始散，小便清利而痊愈。（引自《皇汉医学》）

读金匮

原文 黄疸病，小便色不变，欲自利，腹满而喘，不可除热，热除必哕。哕者，小半夏汤主之。方见痰饮中。（20）

解读 本条论黄疸变证救逆。

　　疸病多湿热相兼，身目俱黄且小便黄。其小便黄者，多责之热，故有"小便色白者，下焦虚有寒，不能制水"之语（《伤寒论·少阴病篇》原文第282条），与前文"小便不利而赤"相对。

　　湿热为疸，身目小便俱黄，或便溏不爽，或便结不通，每有腹满气促之状，治之总以清热除湿为法。然此证之黄，证属脾湿，性为虚寒。以其脾色外泛，故而身目为黄。因其性寒无热，是以小便色白。腹满欲利者，脾虚湿滞也。气短而促者，湿郁气逆也。凡此诸象，虽黄似热而无热，故曰不可除热，若除其热，必伤其胃，轻者气逆呕哕（《伤寒论·阳明病篇》原文第194条），重者胃败除中（《伤寒论·厥阴病篇》原文第333条），可不虑乎？

今以寒治寒，伤其胃阳，哕声不断，而声低难续，治之先宜小半夏汤，温中和胃，降逆止哕。待其哕逆止而胃纳复常，乃继以茵陈术附汤之类，温阳除湿而退黄。

原文 **诸黄，腹痛而呕者，宜柴胡汤。**必小柴胡汤，方见呕吐中。（21）

解读 本条论黄疸病属少阳热郁证治。

诸黄，治以柴胡汤，必属热实，而非虚寒，此谷疸酒疸之谓，而女劳疸或虚疸阴黄之类，不得因诸黄之名而类属之。

热实之疸，或湿热郁滞中焦，或瘀热阻于胃肠，多以清利湿热、通下二便为治，如茵陈蒿汤、硝石矾石散、栀子大黄汤、大黄硝石汤之类。今以胃肠之湿热，影响肝胆之疏泄，土壅木郁，气机失畅，故而腹痛呕逆、胸胁满胀、口苦脉弦，甚或寒热起伏，休作不定。此病因中焦湿热，而致肝胆失和，疏木和土，调畅三焦，是其治也，故曰宜柴胡汤。其邪滞较轻者，可选小柴胡汤。而邪滞较甚者，则宜大柴胡汤。贵在审时度势，灵活用方。

365

◈ **名案选录** ◈

邹孟城医案：治陈媪，曾患无黄疸型肝炎，经西医治后因症状消失，遂不介意。越数年忽发黄疸，全身色黄如染柏汁，急送某医院，入院仅数日即通知出院。于是转入专科医院，化验血清胆红素为567μmol／L，GPT150u／ml（其余化验数据不详），诊断为阻塞性黄疸肝炎。经用多种最新高效药物及激素，黄疸持续不下。佣工为其擦身，盆水色呈深黄，家属深为忧虑，到处奔走求治。余勉为尽力，未许必效。诊见患者全身肤色金黄，神疲乏力，愠愠泛恶，胃纳尚可而脘腹不舒，头痛心烦，右胁痞满，大便数日一行，情绪压抑，畏恐特甚。左脉大而兼迟涩，右脉按之软，舌淡苔白而干，中心至舌根呈灰黑色。肝胆湿热蕴结，疏泄之令不行，以致肝郁气滞，犯胃则脘胀便秘，侵脾则中气消损，运化失健。治法当疏肝清热、利湿消黄、兼益气扶中、健脾化浊。拟大柴胡汤加减：生黄芪15g，太子参9g，柴胡9g，生大黄6g（后下），赤芍9g，炒枳实9g，姜半夏9g，郁金9g，茵陈30g，厚朴6g，黄芩9g，白英30g。上方服6剂后血清胆红素降至480，皮肤黄染明显消退，眼结膜黄色消退过半。胃纳转佳，精神愉悦，舌上灰黑之苔亦除。唯上下腹胀满不适。上方加入莱菔子、苏梗、山豆根等，服7剂后胆红素降至203。但见两手震颤难以持物，于原方中减山豆根，震颤即止。后随症加减而瘥。（引自《邹孟城三十年临证经验集》）

原文 男子黄，小便自利，当与虚劳小建中汤。方见虚劳中。（22）

解读 本条论黄疸病属脾胃虚弱证治。

身目俱黄而小便不利，显然谷疸、酒疸之类，因湿而病。疸病非湿而小便自利者，女劳疸是也，因虚而病。

前言疸病之黄，或因血病火化土色，或因湿郁脾色外露，总属湿郁血坏之类。故女劳疸之黄，阴虚血病而火化土色。谷酒之疸，湿郁热蒸而脾色外露。今曰疸黄而小便自利，类于女劳疸而主以小建中汤者，虚者自虚，而非同女劳疸，脾虚气血不足是也。其黄之由，固非火化土色，实属脾色外露。因其虚乏，血色败坏，故其泽萎晦。更有气短神疲、懒言少食、脉弱舌淡，诸般虚象，相偕而现。其病之源，大要不离久病、失血、虚损、经产，无论男女，皆可为之。

女劳疸，与本条所论，因虚而同，因位而异，此其一也。本证气血俱虚，女劳疸阴虚内热，此其二也。以此辨之，其治可明。故以小建中汤，建中益源，补养气血，禀虚劳证论之旨，全黄疸辨治之策。

❧ 名案选录 ❧

刘渡舟医案：李某，男，37岁。患慢性肝炎，肝区作痛，周身无力。服活血通络药无效。舌淡而脉弦，按之则无力。此乃脾虚不能培木，肝血无以自养而作痛。经云："肝苦急。急食甘以缓之。"治以甜为法，乃疏小建中汤方，服3剂而痛瘳。（引自《伤寒挈要》）

【附方】

原文 **瓜蒂汤：治诸黄。** 方见暍病中。

解读 本条论瓜蒂治疸。

黄家从湿得之，每多湿热交蒸，例如谷疸、酒疸之类。其治去湿清热，故曰诸病黄家，但当利其小便。

瓜蒂性味苦寒，主大水，去身面四肢浮肿，故古法以之疗诸黄，殆非无据。然性烈有毒，易伤胃气，故今时少用此法。

原文 《千金》麻黄醇酒汤：治黄疸。

麻黄三两

上一味，以美清酒五升，煮取二升半，顿服尽。冬月用酒，春月用水煮之。

解读 本条论黄疸汗散之治。

疸病之源，每责于湿。而湿邪之来，或自外入，或由内生，更有内外相合者。其湿郁脾色外露，自是身目俱黄。而兼寒湿困表者，必然身疼而重，恶寒无汗。其治或先予发散，继以运脾化湿，先表后里之法。或发散而兼渗利，则是表里同治之法。《伤寒论·阳明病篇》原文第262条之麻黄连轺赤小豆汤法，类属表里同治之例。而本条以醇酒煮麻黄，显然发越水气于外，则是治从汗散入手，其后继以运化之法，自在不言之中。诸如麻黄加术汤、越婢加术汤之类，重于表散而兼化湿，亦可仿其例而用之。

【小结】

疸病之征，目黄身黄小便黄。疸病之源，每咎于湿。疸病之位，脾胃中焦。故曰脾色以黄瘀热以行，而以脾湿胃热为其病机关键。后世胆热液泄之认识，与此存在因果关联，而构成现时黄疸病辨证论治之病理生理基础。

疸病分类，有黄疸、谷疸、酒疸、女劳疸、黑疸之名，谓之五疸。其谷疸、酒疸、女劳疸者，以病因而类；黄疸、黑疸者，以色泽而类。

谷疸者，谷郁气滞，升降失常，脘痞纳呆，食即头眩，是其候也。偏寒者，食难用饱而脉迟苔白；偏热者，口渴脉数而苔黄。

酒疸者，湿热酒毒，蓄积于中，懊憹热痛，腹满欲呕，乃其征也。其证总以邪实为主，性属阳热。

女劳疸者，房劳伤肾，阴虚内热，暮发寒热，额黑溲清，因虚而病，不夹湿邪，可因久虚而致瘀，形成虚实相兼之证。

黑疸者，疸病日久之变，或因实至虚，或因虚夹实，湿热瘀滞，气血败坏，以致脾肾之色交错，尽现于外，是以身面黑中微黄，肌肤不仁而大便正黑。

疸病之治，祛湿为常，故曰诸病黄家，但利其小便。然应视具体病症之因果先后及兼夹，而有汗吐下和温清消补诸法之联用。

湿邪内郁，或与热合，或从寒化，故有湿胜、热盛、湿热并重之不同。故疸病利湿之法，各不相同，谷疸治以茵陈蒿汤，湿热并重也；酒疸治以大黄硝石汤或栀子大黄汤，热重于湿也；黄疸治以茵陈五苓散，湿胜热微也。

疸病固以湿邪为常，亦有营血瘀滞、气血衰败、阴虚肾亏、肝胆热毒等，或火化土色，或脾色外露，或胆热液泄，而致身目俱黄。此类证情，每以小便利否而与湿郁之证，互为鉴别。其治则当审证求因，审因论治。是以脾胃不足气血虚亏者，治以小建中汤。女劳疸肾虚夹瘀热者，先以硝石矾石散化瘀泄热，后以补肾滋阴之品调养。肝胆郁热者，可投以大小柴胡汤。疸病兼外感表虚者，桂枝加黄芪汤。兼表实者，《千金方》麻黄醇酒汤。疸病兼阴虚瘀滞者，猪膏发煎化瘀润燥。疸病兼中虚呕逆者，小半夏汤和胃降逆。此皆随证以治之例，充分体现了辨证论治之精神。

惊悸吐衄下血胸满瘀血病脉证治第十六

题 解

本篇专论心神血脉相关病证，同中求异，明其证治。

夫惊之与悸，皆属心神不宁之类。惊，马骇也。悸，心动也（《说文解字》）。有所触而恐惧者谓之惊，因于外。无所触而心动者谓之悸，因于内。然惊者必悸，悸者易惊，故临证每多惊悸并见。

吐衄下血，血证之类。以其所出之道有别，而有吐血、衄血、便血、尿血诸名，责之营血不守、脉府失束。

瘀血者，脉络不畅，血行滞涩，乃至瘀结不通，是为瘀血之证。因其所瘀之地有别，而有不同外象。然满闷胀痛，乃其常情。故以胸满一症，并列于篇，以资佐鉴。

原文 寸口脉动而弱，动即为惊，弱则为悸。（1）

解读 本条平脉辨证讨论惊悸病机。

脉动者，厥厥动摇，跳跃如豆，难安其位。此乃脉气突变由静转躁之象，每因忽逢惊吓，心神猝失其守，脉气因之而乱，故曰动即为惊。

脉弱者，虚濡无力，指下绵软，难鼓其势。此乃气血不足，脉府空乏，而心主失养，难舍其神，虚浮飘摇，悸动不宁，故曰弱则为悸。

以其内虚，易触而惊。以其惊恐，必发悸动。故而惊之与悸，常常互为因果，相偕而现。

原文 师曰：夫脉浮，目睛晕黄，衄未止。晕黄去，目睛慧了，知衄今止。（2）

解读 本条讨论衄血预后。

衄，鼻出血也（《说文解字》）。《素问》亦曰鼻衄，又曰脾移热于肝则为惊衄。此衄之本义，意为鼻血，殆无疑矣。后世其义有所扩展，泛指非外伤所致之血溢于外诸证，如眼衄、耳衄、鼻衄、齿衄、舌衄、肌衄等，以鼻衄最为多见。而血出于胃肠、膀胱者，则另有吐血便血与尿血之名。

"夫脉浮"者，另本有"尺脉浮"之说，似更近于本条文义。盖尺以候肾，故尺脉浮为伤肾（《黄疸病篇》），浮而虚软是也。肾水不足，肝木失涵，木郁化火而刑金伤络，以致血出肺窍，而为鼻衄。

目者，肝之所主。目睛晕黄者，一则白睛晕黄不匀，似疸非疸。一则视物昏黄不清，似蒙非蒙。白睛属肺，其上色黄浓淡不一者，肝经瘀热上冲，血热络赤，血瘀睛黄是也。《医宗金鉴》曰诸脉络于目，而血热则赤，血瘀则黄。故知白睛晕黄似疸非疸者，肝经瘀热未退，则其衄不止。反之，若衄血之际，视其白睛黄晕渐散，询之视物黑白分明者，此乃相火归位，肺金已宁，则衄血可止。

此论下虚上盛、木火刑金之衄。

又曰：从春至夏衄者太阳，从秋至冬衄者阳明。（3）

解读 本条论衄血表里分部及与四时阴阳之关系。

春夏者，阳气升发于外；秋冬者，阳气潜藏于内。此四时阴阳之常态，人身之阴阳气血，必与之相应而出入升降。

夫太阳主表而应升发，阳明主里而应潜藏。而衄血之发，每因阳热扰于营分，破络而出。若衄发于春夏阳升之时，多属外受风寒，卫阳闭郁，郁热伤络；或外感温邪，肺卫风热，伤及血络，故曰"从春至夏衄者，太阳"。《伤寒论·太阳病中篇》原文第46条、第47条、第55条、第56条诸条红汗之论，可资佐证。

若衄发于秋冬阳藏之时，多属寒闭阳伏，内热蓄积，郁而勃发，破络而出，故曰"从秋至冬衄者，阳明"。《伤寒论·阳明病篇》原文第202条曰："阳明病，口燥，但欲漱水不欲咽者，此必衄。"此之例也。

此以四时阴阳升降出入而论衄血表里之辨，宜乎循其理而不可泥其辞。盖春夏之衄非必发于太阳，而秋冬之衄亦不必发于阳明是也。

读金匮
—
372

原文 衄家不可汗，汗出必额上陷脉紧急，直视不能眴，不得眠。（4）

解读 本条论衄家禁汗。

本条亦见于《伤寒论·太阳病中篇》原文第86条。此言衄家，即平素多有鼻衄、肌衄、耳衄之人。因其长期慢性失血，阴分自然亏虚。营血不足，虽新感外邪，亦不宜汗。盖血之与汗，异名同源，设若误汗，更伤阴血，而有动风之虞。两额之上陷脉急紧者，血不荣而失其柔。目睛直视、心烦不眠者，阴气亡而阳独胜也。此阴伤风动之情，可与《伤寒论·阳明病篇》原文第252条合参。

原文 **病人面无色，无寒热。脉沉弦者，衄；浮弱，手按之绝者，下血；烦咳者，必吐血。（5）**

解读 本条论血证之不同脉症。

血脱者，色白，夭然不泽（《灵枢》）。此言面无色者，面白不泽之谓。或因于衄血，或缘于暗耗，俱属阴血不足之象。无寒热者，殆意指此之衄血，非外感所致，当咎之内伤。脉沉曰肾，脉弦主肝，此肝肾不足，阳亢气逆，木火刑金，而为衄血。是以本证内损在先，血衄于后，故其面白无泽，可见于衄前，而甚于衄后。以其血虚夹热，则或见颧红心烦之象。

脉来浮弱，按之欲绝者，显然阴血匮乏，脉府不盈，气失血丽，阳浮于外，阳不摄阴而下血不止。其证或气虚不摄在先，或血虚失丽于前，终至气血双亏，阴阳俱损。若阳浮于上，虚热内攻，而见心烦咳逆者，则或吐血或咯血，随其所伤而见之。

此论内伤血出之情，多缘于脏腑阴阳虚损，《虚劳病篇》第4条、第5条，可为佐证。然亦有五志化火、血瘀外溢诸般证情，则属实证之范畴，不可不知。

另须申明者，沉弦者衄血，浮弱者下血吐血，此乃互文见义之笔法。则知脉沉弦者亦可见吐血下血，脉浮弱者亦可见衄血，如此方能知常达变。

原文 夫吐血，咳逆上气，其脉数而有热，不得卧者，死。（6）

解读 本条论吐血预后。

肺胃相关，其气以降为顺。吐血者，血出于胃；咳逆者，气逆于肺。因吐而咳，因咳而呕，如此肺胃俱逆，互为因果，狼狈为奸，其势实难扭转，终至阴阳俱损，阴不敛阳，虚阳浮越，而见脉数无力，身热燥扰，虚烦不眠。以其虚热上攻，伤胃吐血，伤肺咯血，所见非一，然阴虚阳浮，肺胃同逆，是其同也。日久必致气血俱脱，阴阳离绝，故曰死。

原文 夫酒客咳者，必致吐血，此因极饮过度所致也。（7）

解读 本条论酒客咳逆吐血之因。

酒客者，嗜酒好饮之人。夫酒浆源于五谷，久饮则易湿聚热蕴，蓄积胃中，上熏心肺，下注膀胱，旁及肝胆，虽无明显之病象，实伏难免之祸端。

若酒客因于外感内伤，肺金失其宣肃，发为咳喘。肺气之逆，必然影响胃气之降。胃气随之上逆，内蓄之湿热酒毒，因之而躁动，窜入血络，扰及营血，以致血涌而出，发为吐血。究其根源，此因极饮过度所致也。

原文 寸口脉弦而大，弦则为减，大则为芤，减则为寒，芤则为虚，寒虚相击，此名曰革，妇人则半产漏下，男子则亡血。（8）

解读 本条论血虚阳浮之脉象。

本条亦见于《虚劳病篇》第12条，文字略有所异。前论虚劳，此论失血，着眼不同，然病机无异。

弦大之脉，其义多实，而芤革之脉，其义常虚。然芤革之脉，其形与弦大相似，而以脉力之强弱为辨。若浮大之脉按之中空边实，则为芤脉。芤脉之缘，实而弦劲，则为革脉。曰寒虚相击名曰革，盖寒脉紧弦、虚形微弱是矣。此以津血之耗伤，脉内空虚，阳气浮急，而有中空边急芤革之象。因而见此脉者，妇人主半产漏下，男子主亡血失精。

原文 **亡血不可发其表，汗出即寒栗而振。**（9）

解读 本条论失血者禁汗。

本条亦见于《伤寒论·太阳病中篇》原文第87条。亡血者，阴血津液极度虚匮，自然不任攻伐，故而汗吐下诸法，皆当为禁。若阴血不足而兼外感者，其有不得不汗之由，亦宜补散结合，扶正解表。若罔顾其虚，恣意汗解，恐汗出伤阴之外，而有阳随液泄之虑，故曰寒栗而振。

原文 **病人胸满，唇痿舌青，口燥，但欲漱水不欲咽，无寒热，脉微大来迟，腹不满，其人言我满，为有瘀血。**（10）

本条论瘀血脉症。

瘀血者，血积也。滞而不行，痞而不通，故身形之虚空处，每有满闷之感。其壅实处，常多癥痼之形。

今患者胸满痞结息短气闷者，显然血脉瘀滞，心肺失宣。盖心主血，肺主气，心血不畅，肺气闭郁是也。腹不满胀而其人自觉满闷不舒者，胃肠之气未滞，故腹形不胀；脉络之气失畅，故自觉满闷。以其血郁气滞，九窍百骸皆失其养。唇口失濡，则唇形干萎而色青紫，口燥喜润而不欲咽。脉形大而迟涩，血郁气痞于脉府之中，行而不利，壅则形大。无寒热者，胸满口燥诸般征象，非为外感，实由内瘀。此言寒热者，有为下条所论伏笔之意。

此从望诊入手，询其症情，切其脉形，而断以瘀血之证，诚为四诊合参之示范。

病者如热状，烦满，口干燥而渴，其脉反无热，此为阴伏，是瘀血也，当下之。（11）

本条论瘀血阴伏之证。

此言瘀血日久、郁而化热、热伏阴分之证情。

瘀血为病，本有胸满短气腹满痞闷之症，血瘀气滞是也。也有唇口干燥喜润不欲咽之象，血滞津涩是也。然血滞时久，阳郁不宣，渐行热化，可谓因瘀而热，位涉营分，瘀热伏里。

热瘀于营，扰及心神，故而烦乱，身形无热而自烦热，故曰如热状。血瘀热伏，脉来欲速而不得，反见迟涩之象，是谓其脉反无热。

此之瘀热，非由外感，与温邪热陷营血者，大不相同，其病也渐，其势也缓，谓之阴伏。阴者，营血之分；伏者，郁滞之机。

病瘀血者，视其所在而攻之，逐其瘀则热自散。

原文　火邪者，桂枝去芍药加蜀漆牡蛎龙骨救逆汤主之。（12）

桂枝救逆汤方：

桂枝三两（去皮）　甘草二两（炙）　生姜三两　牡蛎五两（熬）　龙骨四两　大枣十二枚　蜀漆三两（洗去腥）

上为末，以水一斗二升，先煮蜀漆，减二升，内诸药，煮取三升，去滓，温服一升。

解读　本条论火逆致惊证治。

所谓火邪者，此火法误用之义。熏蒸、熨烫、温针、燔针、艾灸等治疗措施，咸谓之火法。火法用之得当，往往可收桴鼓之效；用之不当，或劫烁津液，或耗伤阳气，或撼动心志，以致神乱气浮。

今曰火邪而治以桂枝去芍药加蜀漆牡蛎龙骨救逆汤者，当以方测证，并结合《伤寒论·太阳病中篇》原文第112条所述，如此方能全面理解。

《伤寒论·太阳病中篇》原文第112条言"伤寒脉浮，医以火迫劫之，亡阳，必惊狂，卧起不安"，乃表证误用火法，过汗伤阳，心神失于温养，无以自主，或惊惕不安，或狂乱错语，不可偏执。大凡狂躁谵语多属阳证，故每多清下之治。此条另出一端，意在揭示，阳盛阴竭或阳虚阴盛，皆可致狂，不得执一而论。治以桂枝汤法，加龙牡镇惊安神，类于《虚劳病篇》之桂枝加龙骨牡蛎汤。然去芍药，意在温通阳气。更加蜀漆以涤痰，如此则知其阴邪碍阳，不能宣通，胸闷短气；脉促或沉弱，舌淡苔滑，诸症自然可见。

以此而知，本条所论，乃火法误用，导致心阳虚损，兼夹寒痰，心神不宁之惊悸证。

❧ 名案选录 ❧

　　胡希恕医案：王某，女，26岁。因惊吓，出现惊悸，心慌，失眠，头痛，纳差恶心，时有喉中痰鸣，每有声响则心惊变色，躁烦而骂人不能自控，逐渐消瘦，由两人扶持来诊。苔白腻，脉弦滑寸浮。此寒饮郁久上犯，治以温化降逆。桂枝10g，生姜10g，炙甘草6g，大枣4枚，半夏12g，茯苓12g，生牡蛎15g，生龙骨15g。服3剂，心慌，喉中痰鸣减轻。服6剂，纳增，睡眠好转。再服10剂，诸症皆消。（引自《经方传真》）

原文　心下悸者，半夏麻黄丸主之。（13）

半夏麻黄丸方：

半夏　麻黄等分

上二味，末之，炼蜜和丸小豆大，饮服三丸，日三服。

解读　本条论饮阻阳郁心下悸证治。

心下之部，位属胃脘。然胃络通心，心胃相关，故心下之悸动，或因于胃，或因于心，未可定论。《伤寒论·太阳病中篇》原文第64条之"心下悸，欲得按"，主以桂枝甘草汤，显然心阳不足之情。而《伤寒论·厥阴病篇》原文第356条之"厥而心下悸"，主以茯苓甘草汤，自是饮停中焦之证。如此互勘，可明其理。

本条之心下悸，胃脘之位悸动时作，甚则累及心神不宁。析其方药，当属痰饮中停、胃阳郁遏。盖半夏和胃化饮降逆气，麻黄理肺开郁宣阳气是也。此与苓桂剂之饮停中焦者，同中有异。以本证饮阻阳郁，正气无伤；而苓桂剂所主，多属饮停阳虚是也。《金匮要略浅注补正》曰："《伤寒论》心下悸，用桂枝以宣心阳，用茯苓以利水邪；此用半夏、麻黄，非故歧而二之也。盖水气凌心则心下悸，用桂枝者，助心中之火以敌水也；用麻黄者，通太阳之气以泄水也。彼用茯苓，是从脾利水以渗入膀胱；此用半夏，是从胃降水以抑其冲气，冲降则水随而降。方意各别，学者正宜钩考，以尽治法之变。"其论言之有据，颇具启迪之功。

据上所论，揆其证情，则本证当有心下痞悸、胸满短气、喘呕或作、舌白苔腻、脉来缓滑等症。故以半夏麻黄为方，丸以缓之，小剂徐图。

《名案选录》

何任医案：顾某，男，58岁。夙患慢性支气管炎，入冬以来，自感心窝部悸动不宁，久不减轻，心电图检查尚属正常。脉滑苔白，宜蠲饮治之。姜半夏、生麻黄各30克。上两味各研末和匀，装入胶囊中。每次服2丸，蜜糖冲水吞服，1日3次。胶丸服完后，心下悸动已瘥。又续配一方，以巩固之。（引自《浙江中医杂志》1988年第4期）

原文 吐血不止者，柏叶汤主之。（14）

柏叶汤方：

柏叶 干姜各三两 艾三把

上三味，以水五升，取马通汁一升，合煮取一升，分温再服。

解读 本条论吐血日久不止证治。

　　前言酒客咳者必致吐血，说明吐血之暴作者，多因积热酒毒冲激，破络上涌而出。其势常急，其量常多，其色常鲜，治当泄热降气以止血，方如后文之泻心汤。

　　本条吐血不止者，时日既久，正气必虚，自然之理。其势偏缓，其量较少，其色常淡。其病每多因实而虚，渐进而来。其虚者，因血之出，而及于气，中气虚寒，无以摄血，循环相因，故而吐血难止。如是则面白神疲，舌淡苔白，脉虚浮芤等，当有所见。

　　然本方以柏叶名之，必有深意。盖侧柏叶性凉清降，本不宜于虚寒之证。然阴血耗伤而中气虚寒之际，残阴难敛虚阳，每有阳浮气逆之象，故呕血时作，烦喘不安，颧红游移。此浮阳虚火，仍宜清降，否则吐血难止。后世以童便替代马通汁，取其咸寒之性，清降浮火，其义亦见于《伤寒论·少阴病篇》原文第315条之白通加猪胆汁汤。故知本方以柏叶之清降，治其浮火之标；以干姜艾叶之温摄，救其虚寒之本；马通汁微温而引血下行，共奏温中降气摄血之功。后世以诸药为炭入剂，止血之功更佳。

读
金
匮
—
380

　　◈ 名案选录 ◈

　　蒲辅周医案：段某，男，38岁，干部。旧有胃溃疡病，并有胃出血史。前20日大便检查隐血阳性，近因过度疲劳，加之逢雨受冷，饮葡萄酒1杯后，突然发生吐血不止，精神萎靡，急送某医院检查为胃出血，经住院

治疗2日，大口吐血仍不止，恐导致胃穿孔，决定立即
施行手术，迟则将失去手术机会。而患者家属不同意，
半夜后请蒲老处一方止血。蒲老曰：吐血已两昼夜，若
未穿孔，尚可以服药止之。询其原因由受寒饮酒致血上
溢，未可以凉药止血，宜用《金匮要略》侧柏叶汤，温
通胃阳，消瘀止血。处方：侧柏叶9g，炮干姜5g，艾叶
6g。浓煎取汁，兑童便60mL，频频服之。吐血渐止，再
经调养后恢复健康。（引自《蒲辅周医案》）

原文　下血，先便后血，此远血也，黄土汤主之。（15）
　　黄土汤方：亦主吐血衄血。

　　甘草　干地黄　白术　附子（炮）　阿胶　黄芩各三
两　灶中黄土半斤

　　上七味，以水八升，煮取三升，分温二服。

解读　本条论虚寒便血证治。

　　此言下血者，便血是也。血见于便后，谓之远血。盖其血来
自小肠，其道远，故曰远血。

　　《温病条辨》"先便后血，小肠寒湿，黄土汤主之"之语，
即是对此条病位病性的明确解释。

　　《金匮要略心典》则以"脾虚气寒，失其统摄之权"，阐明
其下血之机理，可谓切中窍要。何以知之？以方药温摄之功，而
知其病虚寒之性。

　　黄土汤方，以灶心黄土为君，显然秉承火土之性，温中涩
肠止血，其功与赤石脂相类，而尤切于胃肠之寒伤。术附甘草温
中益气，培其脾土之本，可谓之臣；地黄阿胶阴柔养血，填其已

伤之精，可谓之佐。更以黄芩苦寒反佐，以制辛燥，防其动血之弊。若为炭用，其用更妙。全方与桃花汤功效相似，而胜在阴阳双调。

因而可知，本证便血色暗之外，当见面色萎黄或㿠白，神疲气弱，腹痛绵绵，喜温喜按，舌淡脉虚等症。其血之出，或见于便后，或现于吐衄，情状虽有不一，终属脾虚气寒所致。

❧ **名案选录** ❧

蒲辅周医案：苗某，女，58岁。大便后流鲜血，或无大便亦流大量鲜血，每次流血量约1～2茶碗之多，每日2～3次，已20余日。两少腹有隐痛，自觉头晕心慌，气短自汗，脸肿，饮食尚可，素有失眠及关节疼痛，月经已停2年，脉沉数、舌微淡无苔……治宜温养脾肾，方用黄土汤加味：熟地黄30g，白术18g，炙甘草18g，黑附子9g，黄芩6g，阿胶15g，黄土60g。开水泡黄土澄清取水煎药，服2剂。服上方病有好转，昨日大便3次，仅有1次流血，今日又便后流血1次，仍心跳气短，已无头晕及自汗，饮食尚可，眠佳；舌无苔，脉沉数。原方再服3剂，三诊便血已很少，心跳气短亦减；舌微黄薄苔，脉如前。血虽渐止，但日久伤血，中气已伤，宜益气滋阴补血以资善后。（引自《蒲辅周医案》）

原文 下血，先血后便，此近血也，赤小豆当归散主之。方见狐惑中。
（16）

解读 本条论湿热便血证治。

此言近血，先血后便是也。近血者，血出肛周，其道近，故曰近血。其肛周壅滞之血，以其努责排便，因之破络而出，先便而行，是以下血之后，乃见便出。

《金匮要略心典》曰"大肠伤于湿热，而血渗于下"，以大肠近肛，故谓近血。然大肠湿热伤络，往往血便相杂，其情类于厥阴热痢，治宜白头翁汤。故而本证之先血后便者，仍以肛周湿热疫毒为主，似更合乎临床实际。揆其证情，其所下之血，紫红色鲜，并伴口渴心烦，腹痛里急，便粘气秽；舌红苔腻，脉来滑数等症。

赤小豆当归散，见于狐惑病篇，功能清热利湿，活血解毒。湿热去，热毒清，其血自止。

原文 心气不足，吐血、衄血，泻心汤主之。（17）

　　　泻心汤方：亦治霍乱。

　　　大黄二两　黄连　黄芩各一两

　　　上三味，以水三升，煮取一升，顿服之。

解读 本条论热盛吐衄证治。

夫吐血出自胃府，衄血出自肺窍，然此血逆者，皆责火气之升，而非气虚不摄，故主以泻心汤。其火之升，或曰胃火，或曰肺热，固属正理。然南方色赤，入通于心，心主血而脉舍神，故此血涌于上之证，无不与心火亢盛相关。

心气不足者，《千金方》谓之心气不定，其说亦通。盖壮火食气，阳盛之际，气液必伤。心主失养，神思不宁。而火热扰心，其神亦乱。因之可知，曰不足者，示其火旺气耗之虚。曰不宁者，言其心神失主之局。

夫火亢气逆，逼血上涌，或破胃脉，或损肺络，无论或吐或咯或衄，其势必急，其量非少，其色多鲜。而心烦不宁、面赤口渴，舌红脉数，则是必然之象。

本证之治，止血必降气，降气必泻火，泻火必泻心，故以苦寒为方，苦入心寒胜热是也。而药用芩连大黄者，实乃借清胃而达其泻心之目的。盖此气逆血涌之证，火邪不应发越，唯宜降泄，而降泄之道，必假胃肠。况胃络通心，泄胃热则心火随降，心火静则肺金宁，如此则吐衄不用收涩而血自止。其服用之法，小异于《伤寒论》所述。顿服者，意在直折火势，救其危逆。

❁**名案选录**❁

吴鞠通医案：史某，50岁。酒客大吐狂血成盆，六脉洪数。面赤，三阳实火为病。与大黄六钱、黄连五钱、黄芩五钱，泻心汤，一剂而止，二剂脉平。后七日又发，脉如故，又二剂。（引自《吴鞠通医案》）

【小结】

本篇所论病证，皆与心神血脉相关。

惊悸之证，皆属心神不宁。本篇以脉动为惊，脉弱为悸，点明其虚实属性。然证之临床，惊非必实，而悸非必虚。故有虚中夹实之惊，治以桂枝救逆汤，更有饮阻阳郁之悸，治以半夏麻黄丸。

瘀血之证，血滞于脉，不营于外，故有胸满唇痿口燥漱水不欲咽等症，久瘀化热者，心烦口渴，名曰阴伏。其治参酌各篇相关方药。

吐衄下血，或血出于上，或血渗于下，后世名之血证。其病之发，或与时令相关，或因饮酒过度，或因虚寒不摄，种种不一，贵在辨其虚实寒热。

因脾虚气寒而吐血不止者，主以柏叶汤。因热盛气逆而暴作吐衄者，主以泻心汤。此血出于上，治有温清之异，而降气则是其同。

因阳虚不摄而先便后血者，主以黄土汤。因湿热伤络而先血后便者，主以赤小豆当归散。此血出于下，其治有补泻之别，而宁血则是其同。

血证因其伤阴损阳，故有诸般治疗禁忌，而以血汗同源，尤禁汗法。

呕吐哕下利病脉证治第十七

原文 夫呕家有痈脓，不可治呕，脓尽自愈。（1）

解读 本条讨论胃痈致呕处理原则。

本条亦见于《伤寒论·厥阴病篇》原文第376条。痈者，壅也，气血郁滞不行之谓。无论寒热痰食，致气血郁滞不行者，日久必腐化为脓。而脓毒腐血，必以排出为顺，否则内聚而反为害殃，逆乱气机，扰乱神明，而变证百出。

其壅于肌腠者，外痈之谓，尚可决以刀针；其壅于脏腑者，内痈之类，必假药石排脓解毒。其有正气尚强、逼迫痈脓自溃者，每借口鼻二阴之道而出，发为咳呕泄利脓血，此谓顺象，不宜止咳止呕止泄，以绝其外出之途。

今曰呕家有痈脓，言胃内之痈致呕是也。唯其曰呕家，可知其呕时日之久，而其内痈之病程，不言可知。夫痈者，其初多为阳热实证，日久气血腐败，证情常转虚属阴。当此之际，是脓血不得不呕而出，而呕无休止之时，正气必因之更衰。故曰不止呕，非言其不必治之。如此则补益气血，托毒排脓之法，似乎不言自明。

本条重点，意在审证求因，审因论治，治病求本。不能见呕止呕，见利止利。

原文 **先呕却渴者，此为欲解。先渴却呕者，为水停心下，此属饮家。**

呕家本渴，今反不渴者，以心下有支饮故也，此属支饮。（2）

387

解读 本条论饮呕辨证。

呕家，素常呕吐之人；饮家，饮邪久停之人。饮家常可致呕，而呕家非必因于饮。

素喜呕吐之人，每因呕逆伤津，而常多口渴，故曰呕家本渴。然呕吐因饮停者，虽呕而阴津未伤，故曰呕而不渴者，为水停心下。然停饮有多寡之别，呕逆有微甚之分。若呕逆甚而微饮去者，此虽因饮而呕，而饮却借呕而去，饮去阳复，是以口渴，故曰先呕却渴者，此为饮邪欲解之象。

若夫先渴而后呕者，其渴因于饮停不布，难以上润，以致口舌干燥，渴欲饮水，故曰属饮家。然此为宿饮之渴。另有热病将去，津伤渴饮，饮而无制，以致新饮初停者，也可影响胃气顺降，而有呕逆之作，则又不可不知，例如《伤寒论·太阳病中篇》原文第71条之论。

是以渴之与呕，每有因果之循环。而停饮之与呕渴，亦当作如是观。凡此，唯宜从整体动态观出发，辨证分析，乃知其源。可参阅《痰饮病篇》相关条文，如第28条、第30条、第41条，《伤寒论·太阳病中篇》原文第40条、第41条、第71条、第74条，以资理解。

 问曰：病人脉数，数为热，当消谷引食，而反吐者，何也？师曰：以发其汗，令阳微，膈气虚，脉乃数。数为客热，不能消谷，胃中虚冷故也。

脉弦者，虚也，胃气无余，朝食暮吐，变为胃反。寒在于上，医反下之，今脉反弦，故名曰虚。（3）

解读 本条论胃反病机。

本条前段文意也见于《伤寒论·太阳病中篇》原文第122条。

脉数为热，脉迟主寒，此为常情。故而脉数者，是胃热而可杀谷，多食而易饥也。今不欲食而反吐者，责之此前发汗不当，以致胸膈胃脘阳气虚损，故曰令阳微膈气虚。胃中寒冷，虚阳上浮，阴阳格拒，升降失常。

此之脉数，必数而无力，乃无根阳气躁动所致，故曰客热。若脉数为胃中阳实，必数而有力，而伴消谷易饥。客热者，假热也，故曰胃中虚冷，不能消谷，以其脾胃升降失常，故吐也，甚或利也。其情当兼恶寒肢冷、面白神疲、心下痞满、吐物清稀、舌淡苔白等象。

本条后段，则论误下之过。其文意承前而来，曰胃中虚冷，本宜温之，以其寒滞痞满，而反误下，虚其所虚，更伤其阳。寒积于中，其脉因弦；胃气无余，其脉因微。故其脉形，浮似弦劲，按之虚空，外强中干之象是也。胃阳衰败，无火炊之，是以食而不化，停积于中，碍其脾胃之升降，故朝食暮吐，暮食朝吐，谓之胃反，仍呕吐之类也。

原文 寸口脉微而数，微则无气，无气则营虚，营虚则血不足，血不足则胸中冷。（4）

解读 本条再论胃反脉证病机。

本条承接前条，论胃反虚寒之证的脉症特点。

前以客热为主，强调数脉之辨，阴阳格拒，虚阳躁动，故而呕吐。此以胃虚为主，强调微脉之辨，胃气无余，无火炊谷，故而胃反。

胃为水谷之海，气血生化之源。今胃气虚衰，无以腐熟水谷，谷停不下，反逆而吐，故而朝食暮吐，暮食朝吐。生化之源既绝，则气虚血少，气失血丽，血失气营，而致胸中大气不足，不唯胸膺冷啬，即四肢肌肤，莫不因之而厥寒。

原文 趺阳脉浮而涩，浮则为虚，涩则伤脾，脾伤则不磨，朝食暮吐，暮食朝吐，宿谷不化，名曰胃反。脉紧而涩，其病难治。（5）

解读 本条借趺阳脉象续论胃反病机。

趺阳之脉，专候脾胃中焦之变化。浮为阳主升，涩为阴应降。胃以降浊，反见脉浮者，胃气不降反升，是谓胃虚气逆，阳浮于上。脾以升清，反见脉涩者，脾气不升反陷，是谓脾虚气滞，阴积于下。如此阴阳格拒，升降反作，则胃腑不能腐熟水谷，脾脏失却运化精微，谷停不化，反逆而吐。故曰浮则为虚，涩则伤脾，脾伤则不磨，朝食暮吐，暮食朝吐，宿谷不化，名曰胃反。

若脉不浮而紧涩者，此久虚寒盛而阴凝于内，类于脏结，其病难治。

原文 **病人欲吐者，不可下之。**（6）

解读 本条论欲吐治禁。

欲吐者，因于邪实，其势向上，治之宜乎因势利导，不应逆势而为，经云甚者从之，此之谓也。观《伤寒论·少阴病篇》原文第324条："少阴病，饮食入口则吐，心中温温欲吐，复不能吐，始得之，手足寒，脉弦迟者，此胸中实，不可下也，当吐之。"即知顺势而为，乃祛邪外出之最佳策略。故前文之呕家因于痈脓者，不可止之，亦其义也。然若邪实所阻之位偏下，壅遏胃气，逆而作呕者，此又不得不下，盖其邪在下，引而竭之可矣。观后文之大黄甘草汤所主，即可明之。

若因于正虚，胃气反逆，治之则宜乎补虚和降，亦非攻下可为。"若膈上有寒饮，干呕者，不可吐也，当温之，宜四逆汤"（《伤寒论·少阴病篇》原文第324条），即是言其正虚为本，虽有寒饮之标，亦当补虚，不宜攻邪。

原文 **哕而腹满，视其前后，知何部不利，利之即愈。（7）**

解读 本条论实哕辨治。

本条亦见于《伤寒论·厥阴病篇》原文第381条。

腹满者，胃肠壅滞不通也。曰哕因腹满，缘于胃肠之气，应降反逆冲激作哕是也。

然腹满有虚实两端，今视其前后二窍之情状，而曰利之则愈，治取攻伐，则其腹满属实，自不待言。因知其前之不利者，必小肠泌别失职而小便不利是也。后之不通者，必大肠传化失常而大便不通是也。前闭者渗利，后闭者泄下，故而五苓承气，各有所宜。

原文 **呕而胸满者，茱萸汤主之。（8）**
　　　茱萸汤方：
　　　吴茱萸一升　人参三两　生姜六两　大枣十二枚
　　　上四味，以水五升，煮取三升，温服七合，日三服。

解读 本条论胃寒呕逆证治。

胸满者，膈上胸膺气机郁滞，积聚不散，其状每以心胸憋闷、气息不畅、短气喘息为特征。其缘于外感者，责之肺气失宣，例如《伤寒论·太阳病中篇》原文第36条"太阳与阳明合病，喘而胸满者，不可下，宜麻黄汤"。

因于内伤者，或虚或实，或寒或热，则当审证求因。经曰脏寒生满病，以寒主收引、气滞不行则满胀故也。此言满病多因虚寒而致，是其一端也。而本条所论，以方测证，殆属此类。

肺胃相关，升降相协。胃气和降以利肺金清虚，肺气肃降以助胃肠传化。今胃虚寒盛，饮停不化，逆于心胸则气滞满闷，出于口窍则发为呕吐。故以茱萸生姜温胃散寒以降逆，人参大枣甘温益气以补虚。如此可推而知，恶寒肢厥、面白神疲、苔白脉紧等症，必有所见。

本证寒饮之逆，波及心胸阳气，以致胸满窒闷，其情与胸痹阳微阴弦相类。参酌胸痹病治以人参汤方，可知证情上下相关，宜乎明辨标本，其治乃能有的放矢。

读金匮

392

原文 干呕，吐涎沫，头痛者，茱萸汤主之。方见上。（9）

解读 本条承前论肝胃寒逆证治。

本条亦见于《伤寒论·厥阴病篇》原文第378条。

前有痈脓致呕者，有虚寒而呕者，此条之呕，与前条同中有异。其同者，证属虚寒；其异者，彼为胃虚寒逆，此则肝胃同病。病位有别，征象不同，然其治疗，则是遵循异象同理而同治之原则。

干呕者，胃气上逆也，胃降则和，胃逆则反。干呕之后，其吐涎沫者，似属自主而为，并非冲逆难抑之象。意其口中涎沫淫溢，不得不吐之也。此与《伤寒论·瘥后劳复病篇》原文第396条之喜唾，义理无二，当是脾胃虚寒、津液不摄所致。

本证脾胃虚寒，治以吴茱萸汤而非理中汤者，一者胃反呕逆为主，而非脾陷下利；一者尚兼肝寒冲逆，此以方测证，推理而知。若夫平脉辨证，文中所言依据不足，面青脉弦肢厥囊缩之类，未及一症。而其头痛一症，六经皆有，不足为其定位之证。后世以巅顶为辨者，未免拘泥。盖巅顶之位，非厥阴独行之处，更有督脉太阳诸经，经营其地。

故此本证肝寒之辨，前述诸象当有所见，方可断之。而吴茱萸汤所主，或肝寒，或胃寒，或二者俱见，皆属其类，不必限于肝胃合病也。然其窍要，与理中四逆相较，寒甚虚少，呕重利轻，是其辨矣。

❀名案选录❀

赵守真医案：刘翁镜人，年古稀，体矍铄，有卢同癖，时吐清涎，每届天候转变，遂发头痛，而以巅顶为烈，服温药则愈。近因家务烦劳，头痛较增，咳剧涎多，不热不渴，畏寒特甚，杂服诸药罔效。切脉细滑，舌润无苔，口淡乏味。若从其头痛吐涎畏寒等象观测，由于阳气不振，浊阴引动肝气上逆之所致。且其年高体胖，嗜茶增湿，胃寒失化，水泛成痰，外表虽健，而内则虚寒痰凝也。治以吴茱萸汤温中补虚，降逆行痰，颇为证情适合。党参24g，吴茱萸6g，生姜15g，大枣5枚。连进3剂，头痛吐涎渐减，而小便清长，较昔为多，此缘阴寒下降，阳气上升，中焦得运，决渎复常耳。药既见效，原方再进4剂，诸证尽失。改用六君子汤加干姜、砂仁温脾益气，善后调理。（引自《治验回忆录》）

原文 **呕而肠鸣，心下痞者，半夏泻心汤主之。**（10）

半夏泻心汤方：

半夏半升（洗） 黄芩三两 干姜三两 人参三两 黄连一两 大枣十二枚 甘草三两（炙）

上七味，以水一斗，煮取六升，去滓，再煮取三升，温服一升，日三服。

解读 本条论寒热错杂胃痞兼呕证治。

脾阴属湿，喜燥恶湿；胃阳属燥，喜润恶燥。脾运化而升清，胃受纳而降浊。二者同居中焦，俱属土行，以阴阳表里之不同，而成燥湿升降之互济。

正以其位之相属，其性之相济，构成生理之密切关系，主宰人身之后天本源。或伤于食，或因外感，或缘情志，以致中焦脾胃失和，气郁不运，是以心下痞满。脾陷不升则泄利，胃逆难降而呕吐。滞气欲伸，游于水湿之中则肠鸣。脾阳不运则寒湿困，胃津失润而燥热生，以此寒热错杂于中，则胃痞而兼呕利，自是难免之情。

半夏泻心汤，辛开苦降、和胃降逆之代表方。以半夏干姜之辛温，黄芩黄连之苦寒，辛升温散，苦泄寒降，如此则寒热消，痞气散。更以参草大枣甘以补益，扶中培土，则呕利自止。

❧名案选录❧

赵守真医案：黄儿5岁，伤食吐泻，口渴尿少。医者不问病源，贸然进以温补药，企图止之，病反剧。后医又以水湿分利失常，治以五苓散，渴未减而吐利如故，因迎余治。诊视指纹淡红隐隐，心烦欲饮，水入则吐，食亦少进，舌苔黄白而腻，腹鸣下利，时呕，大便稀，淡黄有腥气，嗜睡不少动，病月余矣。综合判断，乃系肠热胃寒，食积湿困之象，既不可温，又不可凉，治宜寒温并用，处以半夏泻心汤。半夏降逆止呕，参姜益气温中，芩连清理肠热，枣草甘温和胃，枢转其间。增茯苓健脾利水，花粉生津止渴，以宏效果。服后吐泻均减，再剂病瘳。唯病久虚极，进以参苓白术散平调脾胃，10剂能行，又半月而乃健。（引自《治验回忆录》）

原文 干呕而利者，黄芩加半夏生姜汤主之。（11）

黄芩加半夏生姜汤方：

黄芩三两　甘草二两（炙）　芍药二两　半夏半升　生姜三两　大枣十二枚

上六味，以水一斗，煮取三升，去滓，温服一升，日再夜一服。

解读 本条论肠热下利兼呕证治。

大肠小肠，皆属胃家，此经言确论，自有其理。夫六腑以通为用，胃肠虚实更替，以受纳传盛化泄水谷糟粕，因之无论胃腑、小肠、大肠，皆以承顺和降为常，故而统称胃家。

然阴阳之道，一张一弛。胃肠虽以承降为顺，然亦得衡之以度。太过不及，皆属病态。如此则升降反作，或呕或利，或呕利并作，殆非异数。

今曰干呕而利者，主以黄芩加半夏生姜汤。以方测证，自是热壅呕利之局。观《伤寒论·太阳病下篇》原文第172条："太阳与少阳合病，自下利者，与黄芩汤。若呕者，黄芩加半夏生姜汤主之。"可知黄芩汤所主者，肠热之利，而与少阳厥阴相关，否则单纯阳明肠热，葛根芩连足矣。今黄芩汤主以芩芍，必以气血同病，肝胆难辞其咎。因而下利肛灼，里急下重，或夹脓血，并兼口苦目赤心烦脉弦，乃其常情。此与葛根芩连所主之阳明气热之利，虽同仍异，故后世视黄芩汤为治痢祖方，殆源于此。

肠热下利，肝胆相关，则木横胃逆，是以干呕。故以下利为重，而呕逆为兼。此病位之重心，偏重于肠而轻于胃，与前条所论，上下胃肠之呕利轻重，截然相反。因而其治，本于肠热而兼顾胃逆，故以黄芩汤清肝胆而泄肠热，以止其利。酌加半夏生姜和中州而降胃逆，以止其呕。

❀名案选录❀

刘渡舟医案：王某，男，28岁。初夏迎风取爽，而头痛身热。医用发汗解表药，热退身凉，头痛不发，意为病愈。又三日，口中甚苦，且有呕意，而大便下利粘秽，日四五次，腹中作痛，且有下坠感。切其脉弦数而滑，舌苔黄白相杂。辨为少阳胆热下注于肠，而胃气不和之证。药用黄芩10g，白芍10g，半夏10g，生姜10g，甘草6g，大枣7枚。服3剂而病痊愈。（引自《新编伤寒论类方》）

原文 诸呕吐，谷不得下者，小半夏汤主之。方见痰饮中。（12）

解读 本条论胃逆寒呕证治。

诸般呕吐，意其无论寒热虚实，凡致胃逆呕吐者，皆可以小半夏汤主之，此论其病性之泛。而谷不得下者，则意其无论呕吐哕逆，水谷少入或入口即吐，不分程度轻重形式异同，皆可主之此方。以此可知，本方降逆止呕之效，无可替代，故后世谓之止呕圣剂。

　　观本方所用之品，半夏味辛平，主伤寒寒热，心下坚，下气，咽喉肿痛，头眩，胸胀，咳逆肠鸣，止汗（《神农本草经》）。生姜味辛微温，主治伤寒头痛、鼻塞、咳逆上气，止呕吐（《名医别录》）。以此可知，两药相合，确属降逆止呕之圣品。然其性偏温，其药偏散，故长于散寒化饮以止呕，例如《痰饮病篇》第28条之支饮呕逆者。若乎湿痰热毒壅滞之呕，则非其擅，必当伍以治本之剂，乃合其机。例如前条之黄芩加半夏生姜汤之干呕，《伤寒论》大小柴胡汤所主之喜呕或呕不止者。

　　然本方之姜夏，虽皆具化饮祛痰之效，而其所止之呕，并非必因痰饮所阻，唯以和胃降逆取其功。此亦当申明之。正因如此，乃得谓之止呕圣剂。

◈ 名案选录 ◈

　　叶天士医案：王某，27岁。脉沉，短气，咳甚，呕吐饮食，便溏泻，乃寒湿幽痹渍阳明胃，营卫不运，胸痹如闭，无非阳不旋运，夜阴用事，浊泛呕吐矣。庸医治痰顺气，治肺论咳，不思《内经》胃咳之状，咳逆而呕耶！小半夏汤加姜汁。（引自《临证指南医案》）

原文 呕吐而病在膈上，后思水者，解，急与之。思水者，猪苓散主之。（13）

　　猪苓散方：

　　猪苓　茯苓　白术各等分

　　上三味，杵为散，饮服方寸匕，日三服。

膈者，胸腹之隔也。仲景每以膈上、膈间、膈下之辞，指代胸膺、心下、胃肠等位。大略病在膈上，其位居高，其势上越，故易咳呕，例如《痰饮病篇》第11条之膈上病痰满喘咳吐、《伤寒论·少阴病篇》原文第324条之膈上有寒饮干呕诸证。病在膈下者，其位居卑，其势下趋，故常泄利。《伤寒论·太阳病下篇》原文第141条三物白散方后注曰：病在膈上必吐，在膈下必利。不利，进热粥一杯；利过不止，进冷粥一杯。细品其味，即可明晓其根据病位因势利导之义。而病在膈间者，其位概指膈之上下，其势浮沉难定，故多心下痞满或咳呕泄利并现之局，例如《痰饮病篇》第24条膈间支饮之喘满痞坚、第30条膈间有水之痞呕眩悸等。

本条曰呕吐而病在膈上，言其呕因于饮停膈上，而停饮又可因呕而去，饮去则阳复，阳复则微渴，故曰后思水者为病解。此时唯宜少量频润而和胃气，不宜恣意引饮，以免新饮复停之患。

然有先渴后呕或呕渴并见者，责之饮停不化，津凝不布，故而口渴，渴饮不解，反壮饮势，以致胃逆而呕。其证胃痞溲短、苔白脉滑，所见非热。治宜化气消饮，视其证情轻重，饮停居处，而有五苓散、茯苓泽泻汤、猪苓散等不同选方。今曰病在膈上，呕渴并见，其情势尚轻，故以猪苓散淡渗之剂利水消饮为治。

故此本条之句读，似应以"后思水者，解，急与之"为插句，主句当作"呕吐而病在膈上，思水者，猪苓散主之"。

《 名案选录 》

赵志壮医案：刘某，男，26岁。忽患腹痛如刀割，腹胀如鼓，大便不通，大渴，床头用釜盛茶水，每饮一大勺，饮下不久即呕出，呕后再饮，寝室满地水。

西医诊断肠套叠，须手术治疗，病延三日，医皆束手，危在旦夕。余诊其脉沉紧而滑，首用白术、茯苓、猪苓各15g。水煎1剂，呕渴皆除，大便即通。继用附子粳米汤，腹痛、腹胀等证亦渐痊愈。（引自《湖南省老中医医案选辑·第一集》）

原文 呕而脉弱，小便复利，身有微热，见厥者，难治，四逆汤主之。（14）

四逆汤方：

附子（生用）一枚　干姜一两半　甘草二两（炙）

上三味，以水三升，煮取一升二合，去滓，分温再服。

强人可大附子一枚，干姜三两。

解读 本条论阳虚厥呕证治。

本条亦见于《伤寒论·厥阴病篇》原文第377条。

前论饮停膈上致呕，虽曰阴邪伤阳而饮盛阳微，然其证毕竟虚象不显，而以饮停为主。此条则与《伤寒论·少阴病篇》原文第324条后半段之膈上寒饮而阳虚为主者，同中见异。故一者治以猪苓散之淡渗，一者治以四逆汤之温化。

本条继前条阐论呕逆之因于虚寒者。曰呕逆而见肢厥脉弱，阳虚阴盛之象显然。小便复利者，复见小便清长通利，此下焦虚有寒不能制水之故。如此虚寒之证，若其身凉渐转微热，脉迟而转微数，口淡渐变微渴者，此皆阳复之象，必当呕逆渐止，肢末渐温。然其身虽微热而四肢仍厥，脉仍微弱，呕逆不止，显然里虚寒盛，虚阳因呕逆而浮越，其证有寒热格拒之情、阴阳相离之势，故曰难治。急当温阳散寒、降逆止呕、潜敛浮阳，主以四逆汤、白通汤之类，乃属正治。

呕而发热者，小柴胡汤主之。（15）

小柴胡汤方：

柴胡半斤　黄芩三两　人参三两　甘草三两　半夏半
斤　生姜三两　大枣十二枚

上七味，以水一斗二升，煮取六升，去滓，再煎取三
升，温服一升，日三服。

解读　本条论胆热呕逆证治。

本条亦见于《伤寒论·厥阴病篇》原文第379条。

前之所论呕逆，既有虚寒之呕，亦有实热之呕，更有寒热错
杂之呕，此以寒热虚实之病性言。若辨其位，则既有中焦脾胃之
证，亦有下焦肝肾之证；有饮停膈上者，有热壅肠胃者。是知呕
逆虽发自胃逆，而五脏六腑皆令人呕，非独胃也。以三阳三阴六
经而论，属阳者，多发于少阳阳明，而太阳肺卫失宣，亦可胃逆
而呕；属阴者，太阴少阴厥阴，以其虚寒为病，则俱多见呕。此
呕逆病位病性之辨，大略如是。

前有黄芩加半夏生姜汤所主者，以肠热下利为主，而兼呕
逆。其呕逆者，责之少阳胆热犯胃。今曰呕而发热主以小柴胡
汤，显然论其少阳胆火，横逆犯胃而致呕，透表而出则发热。如
此则脉弦口苦胁胀抑郁，必有或见，乃可谓之少阳。否则呕而发
热、口渴、心烦、汗出、脉大者，则属阳明而非少阳。

又小柴胡汤所主热型，以《伤寒论》原文第96条寒热往来为
典型，但非必然。他如原文第99条之身热恶风，原文第104条、第
229条之潮热，原文第379条、第394条之发热，皆非典型。

◈名案选录◈

　　王挚峰医案：梁某，女，14个月。患儿于5天前开始腹泻，呈蛋花样粪便，每天10次左右，量多。呕出胃内容物，小便明显减少，烦躁不安，口渴非常，饮水颇多，发热，治疗无效而入院。入院后即请中医会诊。发热，口唇干燥；苔黄，脉弦数。诊为胃肠湿热，三焦气滞，用小柴胡汤加薏苡仁、白芍、黄连治之，配合补液。服药2剂，诸症消失。（引自《新中医》1973年第1期）

原文　胃反呕吐者，大半夏汤主之。《千金》云：治胃反不受食，食入即吐。《外台》云：治呕，心下痞鞭者。（16）

　　大半夏汤方：

　　半夏二升（洗完用）　人参三两　白蜜一升

　　上三味，以水一斗二升，和蜜扬之二百四十遍，煮取二升半，温服一升，余分再服。

解读　本条论胃反证治。

　　胃反者，究其本义，乃胃之逆反也。盖胃腑以通降为顺，不降而逆，则名胃反，亦胃逆之别谓。然本篇第5条明确提出"朝食暮吐、暮食朝吐、宿谷不化"，则是言其胃气无余以致谷食久停不化而呕之病症。故而可知，胃反者，以病机言，则是胃气上逆，其象或呕或哕，或急或缓，未可一律。《诸病源候论》曰："霍乱有三名，一名胃反。"其证象必不与本篇之朝食暮吐尽然相同。以病证言，则专指中土火衰、宿食不化之呕逆者。

　　其一，本条所论胃反，一般认为此乃虚寒胃反之病，即以朝食暮吐、暮食朝吐、宿谷不化为特征。然观本方，以半夏之辛平，降逆有余而补虚不足。参蜜之甘平或微寒，则擅于补虚润燥而非温中散寒。如此则其降逆之效，奠基于补益中州，益气润燥。因知本证寒饮之象，未必重于小半夏汤所主之证，而正虚则必甚于前者。

其二，正虚非仅阳气之不足，必有阴津之耗伤，否则无以解释白蜜之用。而其阴津之伤，每责之于久呕，故知本证多属呕家。

其三，前文所言胃反，病属无火以炊，朝食暮吐，而本方以益养气阴见长，其补火燠土之力，难与吴萸、理中相提并论，是以本证殆非特指前文所言之胃反，仅以胃逆病机而论之耶？

综上，本证以胃虚为本，以气逆为标。其虚者气阴俱伤，其逆者非必兼饮。故其呕或急或缓，或朝食暮吐，或闻食即吐，其舌或淡或红，其苔或燥或滑，其面或白或苍，而神情必惫，声必低微，脉沉必弱，大便每每燥如羊粪，艰涩难出，是其候也。

❧ 名案选录 ❧

张谷才医案：王某，男，65岁。呕吐不食，食则良久吐出，夹有痰饮，大便十余日未行。口干思饮，形体消瘦，病已月余。胃肠钡剂造影，诊为不完全性幽门梗阻。诊见精神萎靡，言语无力；舌淡红而干，脉细弱。因年高久病，胃气虚弱，脾家失运，痰饮内停，肠中津枯。欲扶其正而虑助其痰，欲祛其痰而恐津更枯，欲润其燥而惧呕更著，病极棘手，拟大半夏汤试服。方用姜半夏15g，红参10g，水煎取汁，兑服白蜜60g，少量多次，频频饮服。3剂后，呕吐渐止，大便亦通，胃气复苏，肠燥得润，转危为安。继用原法调理将息，吐止便畅，体弱渐复，终获痊愈。（引自《浙江中医杂志》1990年第4期）

原文 食已即吐者，大黄甘草汤主之。《外台》方：又治吐水。（17）

大黄甘草汤方：

大黄四两　甘草一两

上二味，以水三升，煮取一升，分温再服。

解读 本条论热壅肠胃呕逆证治。

前言朝食暮吐、宿谷不化者名胃反，责之胃气无余、火不杀谷，性属虚寒之类。此论食入即吐主以大黄甘草汤，自是实热之性，盖寒迟热速是也。然前者宿食不化，本证食入即吐，其食亦自不化，以其热壅胃口，拒而不受是也。其食虽是不化，而其液腐臭，其吐势急。与前证胃反吐物无臭、吐势缓怠者，大不相同。

然胃逆属热实者，或无形邪热壅滞心下，或有形痰食郁遏胃脘。前者干呕无物，后者呕而不畅。此其邪势偏上，法当因势利导，不得轻言攻下，故有《伤寒论·阳明病篇》原文第204条"伤寒呕多，虽有阳明证，不可攻之"，与本篇第6条之"病人欲吐者，不可下之"，相互印证，以明其理。

然胃口之壅，或有缘于肠中燥结者，肠腑邪实而胃气无降，是以一遇食入，上下相迫，则反逆而呕。此际若因循顺势，治以吐法，则吐不能去其实，呕反致耗其气，所谓不明标本是也。本证与胃腑自热之痞呕者，必有所异，必见胀满拒按、腹痛便闭、舌红苔黄、脉滑有力等象，类于腑实之证，故取调胃承气意，以大黄甘草，通降泄实，肠腑通则胃气降，如此而呕自止。

◈ 名案选录 ◈

肖琢如医案：洋货店曾某，患伤寒1个月未愈，后变呕吐，食入顷刻吐无余，诸医技穷而却走。延诊时，见其满面红光，舌色红而有刺，脉洪数，大便硬，与大黄甘草汤而瘥。（引自《邅园医案》）

胃反，吐而渴欲饮水者，茯苓泽泻汤主之。（18）

茯苓泽泻汤方：《外台》云治消渴脉绝，胃反吐食之，有小麦一升

茯苓半斤　泽泻四两　甘草二两　桂枝二两　白术三两　生姜四两

上六味，以水一斗，煮取三升，内泽泻，再煮取二升半，温服八合，日三服。

解读 本条论停饮呕渴证治。

此之胃反，殆非朝食暮吐、宿谷不化之虚寒胃反，而是本于原义，胃逆而反是也。是以或吐食或呕水，或干呕无物，不必限定。其吐或急或缓，非必有晨昏之隔，而每多即时之呕。

此条呕渴之因，据其主方而得以测知，必是停饮无疑。而渴之与饮，先后因果，则不得而知。大略见于外感者，每以病后津伤渴饮而停水，类属新饮。而于内伤杂病，则多缘脏腑失调水津不布而渐蓄，类属宿饮。故而外感多因津伤而渴，因渴而饮，饮多而停，停而不布，以致循环相因，难以解困。内伤则因水停而渴，因渴而饮，以致饮蓄愈盛，进而渴饮不止。

再论其呕，必因于饮停胃逆。停饮可因呕而消，而阳复多引水自润。是以饮致呕，呕易渴，渴欲饮，水因停，因果循环，如封似闭。

故此可知，本条所论之重心，在于明辨渴、呕、饮三者之关系。执其要者，唯饮而已。以其饮停，故成呕渴之相因。从呕逆

论，则蠲饮消水，即是降逆止呕。从渴饮论，化气布津，便可止渴润燥。故以茯苓泽泻汤，重用茯苓生姜之温化，辅以桂枝甘草之温运，佐以泽泻白术之泄降，显然斡旋中州为主，而兼顾决渎之道，俾三焦复其畅运，则停水自可布化，如是则呕止而渴消。

◈名案选录◈

藤田廉造医案：一妇年二十四五，患呕吐，三四日或四五日一发，发必心下痛，如此者二三月，后至每日二三发，甚则振寒昏迷，吐后发热，诸医施呕吐之治或与驱蛔之药无效。余诊之，渴好汤水甚，因与茯苓泽泻汤，令频服少量，自其夜，病势稍缓，二十余日诸症悉退。（引自《金匮今释》）

原文 吐后，渴欲得水而贪饮者，文蛤汤主之。兼主微风，脉紧，头痛。（19）

文蛤汤方：

文蛤五两　麻黄三两　甘草三两　生姜三两　石膏五两　杏仁五十枚　大枣十二枚

上七味，以水六升，煮取二升，温服一升，汗出即愈。

解读 本条论吐后余热伤津而兼表郁证治。

本条之辨，多有歧义。李今庸先生以文蛤汤为文蛤散之误，并视"微风脉紧头痛"为衍文。《医宗金鉴》以"兼主"之"主"字为衍，且置"文蛤汤主之"于句末。

欲求本证之真，必品本方之义。其方实以麻杏石甘汤加文蛤姜枣而成，唯剂量稍异。前之《消渴病篇》曰"渴欲饮水不止者，文蛤散主之"，与《伤寒论·太阳病中篇》原文第141条"意欲饮水反不渴者，服文蛤散"，其义相类。俱用文蛤为散，益阴制水而消燥热；石膏清解肺胃，以消渴烦。是以文蛤、石膏之配伍，颇有竹叶石膏汤益阴清热之韵味。至于麻杏姜枣草，发散外邪，或寒或湿，俱属其擅，而伍之以石膏，则可透解里热于外，因蕴大青龙汤外散内清之微义。故可推知，本证烦渴贪饮而兼微风脉紧头痛，正是表寒里热而兼阴津耗伤之外象。

若深究之，其津伤之由，自与邪热相关，而更应责之于呕甚，故而强调"吐后，渴欲得水而贪饮"。再思之，若纯因热壅，以致呕甚而津伤烦渴者，则每以麦冬花粉之属主之。今方中重用文蛤，更以之名方，其意微妙。盖文蛤清热止渴之外，尤擅制水，以其味咸入肾之故。观前之文蛤散方，其用之情，莫不与水津代谢失常相关。故此似可推论，本证外寒里热之局，尚有饮邪之兼。以饮热之壅，而有呕吐之逆。因呕逆之甚，而有渴饮之情。故知外寒内热饮阻，即是本证之肇始。吐后虽饮去津伤，然渴饮不止者，未尝不成新饮复聚之虑？故重用文蛤益阴制水，两全其功，消渴烦，化余邪而防新饮。方后注云汗出即愈者，腠理开则三焦畅，寒热除而饮邪消。

《名案选录》

金学仁医案：朱某，男，50岁。1979年2月6日初诊。患糖尿病半年余，口渴多饮，咽干舌燥，心烦不安，饥而欲食，但食而不多，全身乏力，两眼视物模糊；舌尖红，苔薄黄而干，脉偏数。血糖测定：空腹血糖210mg/dl。此肺胃热盛，耗伤津液所致，治以清热解渴，宣肺布津。方用文蛤汤加减：文蛤20g，麻黄3g，生姜1片，生石膏60g，杏仁6g，大枣2枚，鲜石斛3g，麦冬10g。服20剂，诸症基本消失。化验检查，空腹血糖80mg/dl。加用补肾之品，以巩固疗效：文蛤20g，麻黄3g，生姜1片，生石膏60g，杏仁6g，大枣2枚，鲜石斛30g，麦冬10g，熟地黄30g，女贞子10g，山萸肉15g，山药20g。服30剂，体力和精神完全恢复正常。一年后复查：血糖100mg/dl。（引自《河南中医》1982年第2期）

原文 干呕，吐逆，吐涎沫，半夏干姜散主之。（20）

半夏干姜散方：

半夏　干姜等分

上二味，杵为散，取方寸匕，浆水一升半，煎取七合，顿服之。

解读 本条论中寒吐逆证治。

干呕吐逆者，胃气上逆之象，其呕其吐，皆出于胃而常难自抑。吐涎沫者，则是唾出于口，无关胃逆而每多自主。

干呕吐逆者，其性寒热皆有。而吐涎沫者，则每多属寒，本论《水气病篇》所曰"上焦有寒，其口多涎"是也。观《肺痿病篇》肺中冷吐涎沫之用甘草干姜汤、《伤寒论·瘥后劳复病篇》胸上有寒喜唾之用理中汤，即可明达其理。

故而本条所述之证，其性属寒，其位居中。以胃寒气逆而呕逆，以脾寒不摄而吐涎，总是中阳不足，寒饮难化，因致吐逆。其吐物清稀、畏寒喜暖、口淡不渴、小便清长，舌淡苔白、脉沉迟弱等，自是不言可知。

方用半夏降逆和胃止呕，干姜温中散寒化饮，浆水甘酸调中止逆。其方与小半夏汤相类，而本方偏于温补，着眼于阳气之不足；彼方偏于温散，侧重于饮邪之停蓄。而其与茱萸汤所主，亦同中有异。大略本方重在温补脾胃，而茱萸汤偏于暖肝温胃，其散寒化饮降逆之效，稍逊于茱萸汤。

❀名案选录 ❀

范中林医案：罗某，女，34岁。突感眩晕，如坐舟中，卧床不起。外院确诊"美尼尔氏综合征"，数日后转来求诊。日四天前，自觉头胀痛，眩晕甚，颇欲吐。次日上班，到厂后片刻即晕倒。呕吐频繁，吐出大量清涎，头晕似天旋地转。恶寒、咳嗽、无汗；舌质偏淡，苔微黄。此太阳证，寒邪闭阻，水饮内停而致眩晕。法宜先从温化寒饮、祛痰降逆入手，以半夏干姜散加味主之。法半夏18g，干姜18g，云苓30g，甘草3g。服药后干呕消失，头胀痛、眩晕减轻。再宜表里同治，散外寒，涤内饮，以小青龙汤加减主之。头晕咳嗽进一步好转，痰涎减。表邪未尽，阳气尚虚，继以麻黄细辛附子汤，助阳解表，加减调理数日而愈。（引自《范中林医案》）

读金匮
——
408

原文 病人胸中似喘不喘，似呕不呕，似哕不哕，彻心中愦愦然无奈者，生姜半夏汤主之。（21）

生姜半夏汤方：

半夏半升　生姜汁一升

上二味，以水三升，煮半夏，取二升，内生姜汁，煮取一升半，小冷，分四服，日三夜一服。止，停后服。

解读　本条论饮结阳郁证治。

　　本条所论，证情涉及心胃胸膺，而以胸膺气郁为甚。曰胸中似喘不喘者，胸膺间气息似粗实细，类喘而非喘，以息游饮中，虽郁未窒，故而细鸣如喘。呕哕者，胃气之逆也。今胃气欲逆未作，似呕非呕，欲哕未哕，此胃中不和，气窒难降。以其心胸胃脘气机郁遏，欲伸难畅，故而心胸愦然，懊憹烦闷，状极无奈。

　　观其所主之方，即知其气郁之由，非寒饮莫属。生姜半夏汤者，用药虽与小半夏汤相同，而剂量有别，偏重不同。今重用生姜为汁，显然意在通阳宣达，化饮散结。轻用半夏，辅以降逆。如此配伍，正与小半夏汤重降轻宣，立意迥殊。

原文　**干呕，哕，若手足厥者，橘皮汤主之。（22）**

　　　　橘皮汤方：

　　　　橘皮四两　生姜半斤

　　　　上二味，以水七升，煮取三升，温服一升，下咽即愈。

解读　本条论寒饮呕哕证治。

　　干呕者，胃气上逆作声。哕者，膈气冲激有声。二者皆无物呕出，俱责于气逆。然气逆有因于寒热之异，有因于食饮之别，必当审而明之，以定其治。今药用橘皮生姜之辛温，其性属寒，自无疑义。膈间之寒，多与脾、胃、心、肺阳气不足相关，如此则缘于正气之虚损。而本证之方，并无补虚之品，仅有温通之药，是以胃膈之寒，多源于食饮之伤。故知本证寒饮内停，痰阻气滞，是其病机关键。

　　参酌《胸痹病篇》橘枳姜汤所主，其干呕哕逆，多与胸中气塞、短气诸症，相兼而见。关于手足之厥，则可参酌《伤寒论·厥阴病篇》原文第356条，饮阻气郁，是其所因。

本方以橘皮名之，意在强调疏瀹滞气，兼以降逆；生姜既长于化饮散寒，亦擅于降逆止呕。二者相伍，确为疗治饮阻气郁之良方。

 《名案选录》

方舆倪医案：尝有一男子，暑月霍乱，吐泻虽已止，干呕未止，兼发哕，手足微厥，脉细至欲绝，更医数人，凡附子理中汤、四逆加人参汤、吴茱萸汤、参附、参姜之类，殆尽其术，一不容受。余最后至，诊之，少有所见，即作橘皮汤令煮，斟取澄清，冷热得中，细细啜之。余镇日流连于病家，再四诊视，指令服药之变，移时药达，稍安静，遂得救治。（引自《金匮今释》）

原文 哕逆者，橘皮竹茹汤主之。（23）

橘皮竹茹汤方：

橘皮二升 竹茹二升 大枣三十枚 人参一两 生姜半斤 甘草五两

上六味，以水一斗，煮取三升，温服一升，日三服。

解读 本条论胃虚夹热哕逆证治。

哕者，气激动膈、呃声逆出而难以自抑之状。总属膈间上下之心、肺、脾、胃气机不顺，而以胃气冲逆最为常见。

本条承接前条，续论哕逆证治，而以橘皮竹茹汤主之。以其文辞简约，唯宜以方测证。其方以橘皮配生姜，此与前方相同，理气化饮降逆，去其邪实。更以甘草、大枣、人参扶中土以培本源，兼理其虚，此标本虚实之辨，固属重要，而其以竹茹与橘皮并列名方者，尤宜深思。盖竹茹味甘性凉，功擅清热化痰、止呕除烦，与全方之主旨，寒热相悖，若非饮之兼热者，实不相宜。故知本证胃虚夹饮，饮阻气滞，气郁兼热，虚实相杂，寒热互混，与前条所论之证，同中见异。是饮阻气滞为其同，而胃虚夹热乃其异也。

❀ 名案选录 ❀

　　静香楼医案：胃虚气热，干呕不便，橘皮竹茹汤加芦根、粳米。胃有火邪，故呕而不食；胆有热邪，故合目自汗。橘皮竹茹汤加石斛。（引自《柳选四家医案》）

原文 夫六腑气绝于外者，手足寒，上气，脚缩；五脏气绝于内者，利不禁，下甚者，手足不仁。（24）

解读 本条论脏腑内外气绝呕利之证情。

　　夫脏腑内外之气，如环无端，连绵不绝。设非如此，生机无以延续。而脏者，藏而不泄主内；腑者，泻而不藏主外。脏腑之气虽内外有别，各有所司，而无不阴阳相贯，周而复始。

　　绝者，断丝也（《说文解字》）。因知气绝者，气之断续也。今曰六腑之气，或因于正虚，或缘于邪实，难以外达，谓之气绝。气不相续，手足失煦而厥冷，肢体失养则足缩。腑气不顺，或上气而喘息，或胃逆而呕哕。是以前文所论，诸般呕哕证情，莫不责之六腑气绝。

再论五脏之气，或因于邪痹，或咎于阳衰，失之内固，亦谓之气绝。气不封藏，下泄则利。利之甚者，气血失畅，阳失温煦，阴失濡养，则手足痹而不仁。

本条前承呕哕证治之论，而概之为腑气之绝。进而启发后文下利之论，而挈之为脏气之绝。如此承前启后，互文见义，意在突出脏腑功能失调，气机升降失常，乃是呕哕下利之关键。

原文 下利脉沉弦者，下重；脉大者，为未止；脉微弱数者，为欲自止，虽发热不死。（25）

解读 本条辨脉以论热利不同转归。

本条亦见于《伤寒论·厥阴病篇》原文第365条。从全句语意分析，所论之利，其性属热属实。

下利而后重者，气滞显然，其脉沉弦，每多兼见，参酌《伤寒论·少阴病篇》原文第318条或然证之治，即可明了其理。气滞者，阳郁也，难属虚寒范畴，此其一也。其二，与之并列者，后文言脉大为未止，大者邪盛，有寒热之异。然寒甚者脉常紧弦，热盛者脉多洪大。文末则明言下利脉微弱数为欲自止，与前之脉大相对，反映邪气之微甚，而预后有欲止未止之别。更以（脉微弱数情况下）虽发热不死，作为点睛之笔，明示其下利属热之性质。

本条笔法前后相贯，语意表里相续，辨明下利病性属热之特性，而以脉之异以喻邪微欲愈、邪甚未止之转归。

汪苓友曰此乃辨热利之脉，脉沉弦者，为里急后重，如滞下之证也。脉大者，邪热甚也，故为利未止也。脉微弱数者，阳邪之热已退，真阴之气将复，故为利自止也。下利忌发热，此脉微弱而带数，所存邪气有限，故虽发热不至死耳。其言简洁，其理可从，无愧大医眼界。

原文 下利手足厥冷，无脉者，灸之不温。若脉不还，反微喘者，死。少阴负趺阳者，为顺也。（26）

解读 本条平脉推断虚寒下利危证预后。

本条亦见于《伤寒论·厥阴病篇》原文第362条。言下利肢厥而无脉，与《伤寒论·少阴病篇》原文第315条所述，文辞相近，义理无殊，俱是阳气衰微，阴寒充斥，证情凶险。其治之途，急宜回阳救逆。而仓促之际，汤药缓不济急，故急予灸法，穴选关元、气海等，以固其欲脱之阳。若灸后肢温脉还，说明邪去正复，其愈可期。若灸后厥不回脉不复，反见短气微喘者，此肾气下竭而肺气上脱之危候，义同《伤寒论·少阴病篇》原文第299条之息高者，故曰死。

此之无脉，乃候之寸口所得。而临证之时，尚可诊察下部之脉，以助预后之推断。少阴之太溪穴，以候肾气。而趺阳之冲阳穴，以候胃气。今言少阴负趺阳，其候为顺，意指趺阳脉盛于少阴脉，肾气虽微而胃气尚存，一线生机悬而未绝，故曰顺。故而可知，重病垂危之际，脏腑衰败，百脉废弛，而一缕胃气，庶几可保汤药之施行，以续欲绝之生机。

原文 下利有微热而渴，脉弱者，今自愈。（27）

本条平脉论寒利欲愈候。

本条见于《伤寒论·厥阴病篇》原文第360条，论虚寒下利欲愈之征兆。

下利属寒者，必无热恶寒、口和不渴、肢冷脉迟。今热而微，渴亦不甚者，乃阳复阴退、胜而有度之佳兆。脉迟紧而转弱者，阴寒邪气渐衰，阳气渐回而未充之候。如此脉症之动态演化，正是正胜邪却之具象，故曰可自愈。设若恶寒转为大热渴甚，脉之迟紧反转数疾，则属阳复而太过，必是由虚转实，不得言其自愈矣。

然《伤寒论·厥阴病篇》原文第344条，论虚寒下利复发热者，反为阴盛阳脱之危候，故知寒利复热者，有阳复与阳脱之不同，阴阳殊途，必宜明辨细察，方不致误。本条为阳复佳兆，故除脉弱微热而渴之外，必见下利渐止，四肢渐温，精神渐旺等，如此乃可预言其自愈。

原文 **下利脉数，有微热，汗出，今自愈；设脉紧为未解。**（28）

解读 本条论寒利欲愈脉症。

本条见于《伤寒论·厥阴病篇》原文第361条。

本条之辨，首重脉象之阴阳。脉数为阳，脉紧为阴。言下利而得脉数，且伴微热汗出，是阳复而阴退矣。阴病得阳脉者生，故曰欲愈者，意其下利之性，自属阴证是也。脉复紧者，喻示其脉数之先，乃下利并见脉紧之局也。而与之相应者，恶寒无汗自在不言之中。

设若脉数而无微热汗出，是虚阳勉复而难于宣通畅达，振而复馁，而脉形再转紧迟，阴邪复胜是也，故曰未愈。

此之微热脉数，与前条之微热脉弱，义同一理，微续而生，暴出而死。故今之脉数，微数是也，乃较之平脉或前之迟紧而言，不必定是一息六至之谓也。其汗出者，汗出微然，如息似雾，乃阳气渐行畅通之兆。如此则与虚阳外脱之身热而躁、冷汗淋漓者，绝不相同。

原文 **下利脉数而渴者，今自愈；设不差，必圊脓血，以有热故也。（29）**

解读 本条论虚寒下利阳复自愈与太过两种转归。

本条见于《伤寒论·厥阴病篇》原文第367条。

本篇第27条下利而微热、微渴、脉弱自愈，阳复有度。第28条下利微热、微汗、脉数者，与第27条相较，阳复程度略有过之。

本条颇似第28条与第32条文意之杂糅。既曰下利脉数而渴者自愈，显然所论乃是阳复之象。阳复有度者，阴阳复衡，气血调和，病自转愈。设若病情未如前述者，即是不瘥。不瘥者，或如第28条之脉复紧，阳复不及，阴寒复盛，仍作寒利。或如第32条之尺脉沉涩，阳复太过，阴证转阳，伤及血分，而有下利脓血之变。句末"以有热故也"，实为点睛之语，乃得与少阴寒利脓血之桃花汤证相区别。

原文 **下利脉反弦，发热身汗者，自愈。（30）**

本条再论寒利欲愈转归。

———

虚寒下利，其脉多沉弱，今脉转弦长，并见发热汗出者，此寒邪渐退、阳气复旺之象，故曰自愈。

然此阳复之征，必当肢厥渐回、身形微热、汗自微出，乃属佳兆。若夫微弱之脉，突现躁疾，并见身热烦躁、大汗淋漓者，此多为阳脱之象，急当回阳固脱，不可期之自愈。

———

下利气者，当利其小便。（31）

本条讨论下利矢气治法。

———

所谓下利气者，意其下利之时，水粪与矢气并出于肛、利声频频之状。论曰："伤寒四五日，腹中痛，若转气下趋少腹者，此欲自利也。"（《伤寒论·厥阴病篇》原文第358条）以此可知，下利之证，无论阴阳盛衰，寒热虚实，莫不咎之小肠泌别失职，大肠传化太过。是以自利之先，必有腹中疼痛，或水走肠间沥沥有声，或气转趋下而鼓动起伏，继之下出于肛则利。

胃肠腑气之下趋，本属正常之传化。今气转而下，因湿饮之阻滞，鼓于饮间则肠鸣辘辘，出于肛外则利而矢气。其肠腑泌别传化功能之失调，恰因水湿痰饮之内壅。故此之治，当求其本，分其水湿于州都，则胃肠燥湿有度，而下利自止，所谓急开支河是也。故曰：当利其小便。《伤寒论·太阳病篇》原文第159条之结尾，可为互证。

———

下利，寸脉反浮数，尺中自涩者，必圊脓血。（32）

解读 本条以脉论虚寒下利预后。

本条见于《伤寒论·厥阴病篇》原文第363条。

今言寸脉反浮数者，此谓下利之脉既不当浮亦不应数，则其常脉自是沉而迟者。下利而见脉来沉迟，其证自属虚寒无疑。

虚寒之利，必清稀无臭，甚或完谷不化，腹痛绵绵，喜温喜按。寸脉反浮数，是阴证而见阳脉，阳气来复，是谓主生。然阳复有度，乃得谓之佳象，而利必自止。今寸脉浮数而见尺脉自涩者，显然阳回太过，进而复伤下焦阴络，气血郁滞，热蒸肉腐而为脓血杂下，病转热痢。此等变证，类于《伤寒论·厥阴病篇》原文第334条所述，其曰："伤寒，先厥后发热，下利必自止。而反汗出，咽中痛者，其喉为痹。发热无汗，而利必自止。若不止，必便脓血。便脓血者，其喉不痹。"治之可选黄芩汤或白头翁汤之属。

原文 **下利清谷，不可攻其表，汗出必胀满。**（33）

解读 本条论虚寒下利不可攻表。

本条见于《伤寒论·厥阴病篇》原文第364条。

下利之证，既有寒热之异，复有表里之别。其兼表者，或从表治，或从里治，或表里同治，贵在分清主次，明辨标本。如《伤寒论·太阳病篇》原文第32条葛根汤治其偏于表者，《伤寒论·太阳病篇》原文第34条葛根芩连汤、《伤寒论·太阳病篇》原文第163条桂枝人参汤治其重在里者，其例比比皆是，不胜枚举。

今言下利清谷，清谷者，完谷不化，火不杀谷，其证显然虚寒。不兼表证，自无攻表之议。即或兼表，亦当例从《伤寒论·太阳病篇》原文第91条及《伤寒论·厥阴病篇》原文第372条，先里后表，先与四逆辈，后与桂枝汤。此里虚兼表治法之常规，其变者，一者《伤寒论·太阳病篇》原文第163条桂枝人参汤重里而兼予顾表者，一者《伤寒论·太阴病篇》原文第276条桂枝汤发表而兼和里之治，关键在于里虚程度尚非危重，乃得有其变矣。

里虚误汗，其变多端，今言汗出必胀满，义与《伤寒论·太阳病篇》原文第66条同，示其发汗伤阳而气滞之变，临证不得拘泥。

 下利脉沉而迟，其人面少赤，身有微热。下利清谷者，必郁冒，汗出而解，病人必微热，所以然者，其面戴阳，下虚故也。（34）

解读 本条辨戴阳轻证。

本条亦见于《伤寒论·厥阴病篇》原文第366条，故《医统正脉》本"必微热"作"必微厥"。

下利清谷，脉沉而迟，并见四肢厥冷，显然阴邪内盛，性属虚寒。脉非微细，仅曰沉迟，意寓阴邪虽盛，而阳气尚未虚极，虽被阴邪格拒，势成戴阳，然面赤曰少，身热曰微，肢厥亦微，固是阳虚于下，而仍能勉力抗争。此时若得药力或天阳之助，未尝不可逞哀兵之举，而争病愈之机。故文曰：必郁冒汗出而解。必者，可能也，非必然之义。郁冒者，头目晕眩如蒙，阴阳相争胜负未分也。汗出者，正胜邪却是也。故此之先冒后汗，机理与战汗相类。若久冒无汗或冒而脱汗，并见诸症不轻反重者，则为邪胜正衰，预后堪虑。

此条戴阳，与白通汤所主者，证情轻重显然有别，临床必宜细辨，不可坐失救治之机。此条郁冒，与《伤寒论·太阳病篇》原文第46条之发烦目瞑，义理相近，而虚实迥异。

原文 下利后脉绝，手足厥冷，晬时脉还，手足温者生，脉不还者死。（35）

解读 本条论利后脉绝肢冷之预后。

本条见于《伤寒论·厥阴病篇》原文第368条。

大凡下利之病，有渐进者，有骤起者。其渐进者，正气渐行虚损，病势虽缓，然根本已朽。故其下利以至脉绝者，非急温固阳以护阴者，不足以救其亡，如《伤寒论·少阴病篇》原文第315条之厥逆无脉者，故必无候之晬时而脉复者。

而本条所论之利后脉绝，显然缘于暴寒直中，起病急骤，泻下剧烈，阴津骤然狂泄，阳气瞬时暴脱，以致阴阳不相顺接，脉气难于相续，故而手足厥冷，脉伏不见。揆度其理，与《伤寒论·少阴病篇》原文第317条利止脉不出及《伤寒论·霍乱病篇》原文第385条利止亡血略同。此暴病致脱，是枝叶凋零枯萎之际，根本虽已斫伤，然未至腐朽之境，是以利止周时之后，阳气尚有来复之机，如是可望肢温脉还，脱却险境。反之肢厥不回，脉伏不出，便是死候。

要知此证病势急骤，虽临深渊，尚未坠崖，急予援手，必可转危为安。不宜彷徨，坐待周时自复，而失救援之良机。而白通诸证，已是崖外急坠之局，虽援之以手，尚未敢望其必返。是以传经之证渐进而急脱，直中之证暴发而骤脱。起因不同，病势各异，预后自有其别。

下利腹胀满，身体疼痛者，先温其里，乃攻其表。温里宜四逆汤，攻表宜桂枝汤。（36）

四逆汤方：方见上。

桂枝汤方：

桂枝三两（去皮）　芍药三两　甘草二两（炙）　生姜三两　大枣十二枚

上五味，㕮咀，以水七升，微火煮取三升，去滓，适寒温服一升，服已须臾，啜稀粥一升，以助药力，温覆令一时许。遍身漐漐微似有汗者，益佳，不可令如水淋漓。若一服汗出病差，停后服。

读金匮

解读 本条论虚寒下利兼表先后治法。

本条见于《伤寒论·厥阴病篇》原文第372条。

表里同病者，于《伤寒论》论述甚详，其治例循先表后里、先里后表、表里同治三原则。大略其先后之序，一据里证之虚实盛衰，里虚者先里，里实者先表。一据证情之轻重缓急，急重者宜先，轻缓者宜后。若夫虚实缓急难以取舍，则宜表里同治。

下利自有寒热之分，腹满当有虚实之别。今下利腹胀满而兼身痛者，必有里复有表是也。如此局面，宜乎先审其里证之虚实盛衰，再察其表里之轻重缓急。条文并未明言其虚实轻重之征象，而直接明确其治法方药，先温里后攻表，四逆汤后继以桂枝汤。由此可知，本证之里证自是虚寒，其表证则为风寒。此表里俱寒而里虚，故宜温之，先实其里。四逆汤辛热之剂，温阳和里之时，尚可望其透散外寒，如此则不解表而表自解。即若里和表未解者，继以桂枝汤，即可缓汗而解。若反其道而行之，则有更虚其阳、引邪深入之忧。

本条可视作《脏腑经络先后病篇》第14条之具体示范。

原文 **下利三部脉皆平，按之心下坚者，急下之，宜大承气汤。**
（37）

解读 本条论实滞下利证治。

本条所论下利，以其主以承气汤，其性属实属热，绝非虚寒，自无疑义。

然下利之属实热，有热结旁流者，有宿食化热者，有湿热滞肠者，种种不一，情状各异。热结旁流者，燥结于腑，热迫液泄，下利青水，臭秽不爽，兼之腹满硬痛，舌红苔焦，脉沉而实，其治必以承气汤主之，急下存阴。湿热滞肠者，大便溏稀，黏滞不爽，身热腹满，舌红苔腻，脉滑濡数，其治常宜黄芩汤、葛根芩连汤之类。

至于宿食停滞者，脘上欲呕者，不可下之，因而越之。脘中痞胀者，常法消之，不宜吐下。而脘下欲利或利而不畅者，则宜因势利导，通因通用。今曰下利而按之心下坚者，颇类《腹满寒疝宿食病篇》第12条之"按之心下满痛"，其证属实。彼曰宜大柴胡汤，此曰宜大承气汤，皆是下法之例。至于心下满痛可下与否，柴胡承气可否互用，《腹满寒疝宿食病篇》第12条下论之甚详。同篇第23条曰：下利不欲食为宿食，治宜大承气汤。其理相类，亦可互为参酌。

值得注意的是，此言心下坚而三部脉平，宿食内停，可下而曰急下者，必是证情相对急重，如是则腹满腹痛、烦闷不安、口干苦渴诸般宿食化燥征象，多有所见，故急下以杜绝其变，此亦治未病思想之体现是也。

原文 下利脉迟而滑者，实也。利未欲止，急下之，宜大承气汤。（38）

解读 本条论下利脉迟辨治。

《辨脉篇》曰："凡脉大浮数动滑，此名阳也；凡脉沉涩弱弦微，此名阴也。凡阴病见阳脉者生，阳病见阴脉者死。"此论脉有阴阳之辨，而病亦有阴阳之辨。下利者，偏里趋下，其性属阴，故每多见于三阴虚寒。然亦有因于邪热者，不可不知。故下利之辨，首重阴阳。

今脉来迟滑，滑者属阳而迟者为阴，二者相兼而现，此痰食阻滞郁热内壅，脉形虽滑而滞气难运，故而迟滑相兼，与寻常脉滑而兼数者，郁滞程度更为严重，故曰急下。《伤寒论·阳明病篇》原文第256条曰："脉滑而数者，有宿食也，当下之，宜大承气汤。"与此构成迟数之对，正是理同象异之例。

此等实滞下利，每里急后重，利而不爽，粘腻难去，兼见口苦而渴，腹满胀痛，舌红苔厚等，如此乃得辨之实热滞下，而主以承气汤。

读金匮
—
422

原文 下利脉反滑者，当有所去，下乃愈，宜大承气汤。（39）

解读 本条论下利脉滑证治。

前言下利脉迟滑者为实，此曰下利脉滑当有所去，皆因实邪内阻，欲去而不畅。前条以迟滑并见，明其阳实之情，而现阴脉之象。此条则以"反"字相衬，示其下利之病，虽多阴寒，而此阳脉之形，正是辨其病性之关键。其性属实，故当有所去，通因通用，下之乃愈。

原文 下利已差，至其年月日时复发者，以病不尽故也，当下之，宜大承气汤。（40）

　　大承气汤方：见痉病中

解读 本条论宿邪未尽下利证治。

　　所谓下利已瘥者，并非病愈，实乃症象暂除而病根未拔也。宿食痰浊秽湿，深伏肠间，每因情志外感、饮食劳倦诸因诱动，转气下趋则利。其利而不爽者，邪气因利而得稍泄，然枝叶虽凋而根本犹固，此际宜乎通因通用，荡其痼积，斫其根本，如是可望痛泻之后，一劳永逸。

　　今下利之时或通利不及，或误用收涩，利虽止而邪未尽。病根未拔，每逢诸因之诱，而移时复作。虽病程久长，仍是邪实而正气未虚之局，故当下之，以去其实。

原文 下利谵语者，有燥屎也，小承气汤主之。（41）

　　小承气汤方：

　　大黄四两　厚朴二两（炙）　枳实大者三枚（炙）

　　上三味，以水四升，煮取一升二合，去滓，分温二服。得利则止。

本条亦见于《伤寒论·厥阴病篇》原文第374条。

论曰实则谵语虚则郑声，即知谵语多见于实证。而徐灵胎云谵语由便硬，便硬由胃燥，明确指出谵语之症每与胃肠腑实相关。

下利一症，自有虚实之辨。其虚寒者，每多肢厥脉微，下利清谷。其实热者，每见下利臭秽，口渴心烦等。

今下利与谵语相兼而见，且明言燥屎为其成因，主之以小承气汤。由此可见，本条下利，必有腹满硬痛，甚或潮热之征。其利虽频，而腹痛不因之而解。下利虽频而量少，且纯为青黑粪水，腹痛不因利而稍减。胸腹灼热，口秽苔焦，此燥结于中，邪热逼迫，津液旁泄所致，谓之热结旁流。燥结不因泄而下，津液复为泄而竭，循环相因，竟成困局。然其关键，仍以燥屎为根本，故与小承气汤，下其燥结，通因通用，而下利谵语自止。

读金匮

424

⟪ 名案选录 ⟫

蒲辅周医案：梁某，男，28岁。住某医院，诊断为流行性乙型脑炎。病已6日，曾连服中药清热、解毒、养阴之剂，病势有增无减。会诊时，体温高40.3℃，脉象沉数有力，腹满微硬，哕声连续，目赤不闭，无汗，手足妄动，烦躁不宁，有欲狂之势，神昏谵语，四肢微厥，昨日下利纯青黑水。此虽病邪羁踞阳明、热结旁流之象，但未至大实满，而且舌苔秽腻，色不老黄，未可与大承气汤，乃用小承气汤法微和之。服药后，哕止便通，汗出厥回，神清热退，诸证豁然，再以养阴和胃之剂调理而愈。（引自《蒲辅周医案》）

原文 下利便脓血者，桃花汤主之。（42）

　　桃花汤方：

　　赤石脂一斤（一半剉、一半筛末）　干姜一两　粳米一升

　　上三味，以水七升，煮米令熟，去滓，温服七合，内赤石脂末方寸匕，日三服；若一服愈，余勿服。

解读 本条论虚寒痢疾证治。

本条见于《伤寒论·少阴病篇》原文第306条。

下利脓血赤白，病属痢疾，多由湿热郁滞损伤肠络而致。病位虽偏于血分，然以气分湿郁为其始动之因，腹痛、后重、利脓血三症为其诊断依据。

痢多湿热，亦有虚寒之变。然本条叙证太简，仅据下利便脓血，难定其寒热之性、虚实之属。以方测证，本条治以桃花汤，如此则显非实热而属虚寒。

是证因于肾火不足，而有肠胃虚寒，本根于少阴而症现于太阴是也。所谓火不暖土，则中焦升降失常而下利。因其下利日久，肾阳愈加衰微，胃关失职而下焦不固，以致滑脱不禁。甚则由气及血，湿壅伤络，皮坼血滞，化为脓血，夹杂而下。

病属虚寒下痢，其下利脓血，必滑脱不禁。其色晦暗无泽，其气腥冷不臭，而腹痛绵绵，喜温喜按，脉来沉细等症，亦属必然。而里急后重和肛门灼热等湿热之象，必无可现之理。

本证之起，或缘于素体阳虚而感寒湿，或因于湿热下痢日久伤阳，总是火微而土衰，气病而及血。其治必予温法，而予桃花汤者，温中涩下，固敛与补益同进，既补其脾肾气虚之本，复断其利下损阳之标，可谓两全。

其方不用桂附温壮少阴，仅用姜米温补中土，而重用赤石脂温固下焦，以绝其利甚阳脱之势。是证虽属少阴虚寒，而病涉血分之伤，不宜过用辛温，防其伤阴动血。俟其中阳渐复，而根本自可徐图以固之。

≪名案选录≫

刘渡舟医案：程某，男，56岁。患肠伤寒住院治疗40余日，基本已愈。唯大便泻下脓血，血多而脓少，日行三四次，腹中时痛，屡治不效。其人面色素来不泽，手脚发凉，体疲食减；六脉弦缓，舌淡而胖大。此证为脾肾阳虚，寒伤血络，下焦失约，属少阴下利便脓血无疑。且因久利之后，不但大肠滑脱，而气血虚衰亦在所难免，治当温涩固脱保元。赤石脂30g（一半煎汤、一半研末冲服），炮姜9g，粳米9g，人参9g，黄芪9g。服3剂而血止，又服3剂大便不泻而体力转佳。转方用归脾汤加减，巩固疗效而收功。（引自《伤寒名医验案精选》）

原文　**热利下重者，白头翁汤主之。（43）**

白头翁汤方：

白头翁二两　黄连　黄柏　秦皮各三两

上四味，以水七升，煮取二升，去滓，温服一升；不愈，更服。

解读　本条论湿热痢疾证治。

本条亦见于《伤寒论·厥阴病篇》原文第371条。与前条寒热对举，虚实互衬，讨论痢疾属热之证治。今言下利属热，并兼下重，是利而不畅，乃热性疾速而湿性黏滞，互为掣肘所致，四逆散泄利下重者加薤白，通阳行气，理与此同。

病性属热之利，前文既有大承气汤所主宿食证、亦有小承气汤所主热结旁流证，此则主以白头翁汤，自是同中有异。后世多谓本证应属痢疾范畴，殆缘于以方测证乎？《神农本草经》云白头翁逐血止痛，疗金创，主治温疟寒热、癥瘕积聚；黄连主治热气、肠澼腹痛下利；秦皮除热，主治目中青翳白膜；黄柏主五脏肠胃中结热，黄疸，肠痔，止泄痢，女子漏下赤白，阴伤蚀疮。四药所主，俱与肝胆胃肠之邪热相关，且多泄痢肠澼之症。故此证利下后重，后贤多以热痢目之，殆非臆度也。

痢者，腹痛、下利赤白、里急后重，三症俱见，乃得证之。然亦有寒热虚实之异，而征象各有侧重，不可偏执。本条证属湿热，故而发热口渴，舌红苔黄厚腻、脉弦而数，自在不言之中。治之以白头翁汤，清热燥湿，凉血解毒，坚阴止利。其证其治，与寒痢之桃花汤证，虚实对应，寒热异趣，充分体现阴阳对立互根之意蕴。

❦ 名案选录 ❧

曹颖甫医案：米姓妇人，高年七十有八，而体气壮实，热利下重，两脉大，苔黄，夜不安寐，宜白头翁汤为主方。白头翁（三钱），秦皮（三钱），川连（五分），黄柏（三钱），生川军（三钱后下），枳实（一钱），桃仁泥（三钱），芒硝（二钱另冲）。老妇服此之后，得快利，得安寐。依法病后当事调理。但妇以劳师远驾，心实不安，即任之。竟复健康如中年人。（引自《经方实验录》）

原文 下利后更烦，按之心下濡者，为虚烦也，栀子豉汤主之。（44）

栀子豉汤方：

栀子十四枚　香豉四合（绵裹）

上二味，以水四升，先煮栀子，得二升半，内豉，煮取一升半，去滓，分二服，温进一服，得吐则止。

解读 本条辨热利后余热留扰胸膈的证治。

本条见于《伤寒论·厥阴病篇》原文第375条。

下利止后，心烦更甚，其意自是下利之际，亦见心烦，可见此前之利，当属热利。今利止后更烦，热邪虽已不涉胃肠，而余邪反聚胸膈，扰其心神，故烦甚于前。

然邪热有弥漫无形者，有藉实结聚者。有形者心下腹部满胀疼痛拒按，无形者虽痞满而按之濡软。今言按之心下濡，故曰虚。此之虚者，无形之义是也。与《伤寒论·阳明病篇》原文第207条有形燥结所致之烦，构成虚实对比。因其余热留扰胸膈，故以栀子豉汤主之。

此条与第41条文意相续，似有虚实对照之意。承第41条假定其利因下而止，谵语虽止而复烦者，因其燥屎已去，唯余邪留扰，故与栀子豉汤清热除烦。如此理解，则"更烦"须当作"复烦"解。此与《伤寒论·阳明病篇》原文第228条下后之治，似属同例。

《名案选录》

心烦案：袁某，男，24岁。患伤寒恶寒，发热，头痛，无汗，予麻黄汤1剂，不增减药味，服后汗出即瘥。半日许，患者即感心烦，渐渐增剧，自言心中似有万虑纠缠，意难摒弃，有时闷乱不堪，神若无主，辗转床褥，不得安眠，其妻仓皇，恐生恶变，乃复迎余，同往诊视。见其神情急躁，面容怫郁。脉微浮带数，两寸尤显，舌尖红，苔白，身无寒热，以手按其胸腹，柔软而无所苦，询其病情，曰，心乱如麻，言难表述。余曰无妨，此余热扰乱心神之候。乃书栀子豉汤1剂：栀子9g，淡豆豉9g。先煎栀子，后纳豆豉。一服烦稍安，再服病若失。（引自《湖北中医医案选集·第一辑》）

原文　下利清谷，里寒外热，汗出而厥者，通脉四逆汤主之。（45）

通脉四逆汤方：

附子大者一枚（生用）　干姜三两（强人可四两）　甘草二两（炙）

上三味，以水三升，煮取一升二合，去滓，分温再服。

解读　本条论阴盛格阳下利证治。

本条见于《伤寒论·厥阴病篇》原文第370条。

本条所辨下利，以里寒外热为眼目，而主以通脉四逆汤，当得参照《伤寒论·少阴病篇》原文第317条所论。其下利清谷四肢厥冷为其同，里之阴寒是也。而彼之身不恶寒面色赤者，曰其虚阳被格于外，故云外热。而本条亦当有此征象，乃可言之外热。唯本条之汗出，见之阳虚证情，或曰表阳不固（《伤寒论·太阳病篇》原文第20条、《伤寒论·厥阴病篇》原文第354条），或谓残阳欲脱（《伤寒论·少阴病篇》原文第300条、《伤寒论·厥阴病篇》原文第346条），病情顺逆大不相同。揆其语意，似乎当属后者，残阳欲脱是也。如此则证情之险恶，犹胜《伤寒论·少阴病篇》原文第317条所述之证，必当急予回阳救逆，敛汗固脱。方选通脉四逆汤，自不待言。临证之际，似可酌加山茱萸、五味子、肉桂、牡蛎等品，潜阳敛汗固脱。

若夫汗出身热为太阳风寒所致，当此下利清谷肢厥不温之际，仍当以救里为首务。然此等情形，《伤寒论·厥阴病篇》原文第353条已有论述，例以四逆汤主之。今者主以通脉四逆，证云里寒外热，语气略有所异，故疑以脱阳为是。

《名案选录》

赵守真医案：王新玉伤于风寒，发热怕冷，身疼汗出，服表散药未愈。转增腹痛泄泻，舌白润，口不渴；小便清利，一变而为太阳太阴并病。用时方平胃散加防风、桂枝，不唯前证未减，反益心下支结，胸胁满痛，口苦烦渴，再变而为太少二阳及太阴诸病矣。窃思证兼表里，《伤寒论》中之柴胡桂姜汤，病情颇为切合。其方柴桂发散和解，可治太少二阳之表；姜草健脾止泻，可温太阴之里；牡蛎开结住汗，有利气机之调畅；黄芩清热，蒌根生津，能清内在之烦渴。是一方而统治诸证。书方与之。否料患者又以病变时延，易医而欲速效。医不详察证情，认为表实里热而迭汗下之，遂致漏汗洞泻，息短偃卧，而势甚危殆。又复邀诊，脉微欲绝，四肢厥逆，汗泻未已，不时转侧手扰，此属阴阳垂绝之象，亟宜通脉四逆汤挽将绝之阳，配童便救将尽之阴，以策万全。附子一两，干姜两半，炙草五钱，浓煎，冲童便少许。频频灌下，自晨迄暮，尽二大剂，泻汗逐减。当子夜阳回之时，汗泻全止，身忽发热，是阴复阳回之兆。按脉浮缓无力，阴阳将和，邪气外透。乃煎桂枝汤加参续进，益气解肌，二剂热退人安。后以补脾胃和气血调理匝月复原。（引自《治验回忆录》）

原文 下利肺痛，紫参汤主之。（46）

紫参汤方：

紫参半斤　甘草三两

上二味，以水五升，先煮紫参，取二升，内甘草，煮取一升半，分温三服。疑非仲景方。

解读 本条论下利肺痛证治。

本条叙证简略，诸家争议颇大。下利者，胃肠之病。曰肺痛者，其理固然可通过脏腑表里关系予以解释。然肺痛之情，何以状之？仲景曾曰心痛、心中痛、胸中痛等，而肺痛者，胸膺未尝不痛，是知肺痛与胸痛相关。而心痛者，亦胸痛也，然心痛必与肺痛有别。则知心肺之痛，皆胸痛之属，而自有其异。以肺主呼吸，故而肺痛者，必有呼吸之异变，故咳而胸痛者，可谓肺痛，如肺痛之咳即胸中隐隐痛，是其例也。而心痛者，虽有短气喘促之兼，类于肺痛，而其心背互掣，手足青至节，朝发夕死，显然不同。

《本草经》曰：紫参味苦寒，主治心腹积聚，寒热邪气，通九窍，利大小便。今方名紫参，量用五两，显然以之为君，而通窍泄热。若肺之气窍为痰热所闭，则咳喘肺痛。假大肠欲出其邪，故下利热臭，此本痛于肺而标利于肠。反之，若肠中积热而下利，肺气因之闭郁而肺痛，则本利于肠而标痛于肺。故此，主以紫参汤，清热通窍泄邪，亦通因通用之治。

原文 气利，诃梨勒散主之。（47）

诃梨勒散方：

诃梨勒十枚（煨）

上一味，为散，粥饮和，顿服。疑非仲景方。

解读 本条论虚寒气利证治。

前之第31条曰下利气者当利小便，本条则曰气利而主以诃梨勒散，细品其义，二者征象同中有异。其同者，俱是利下与矢气并现；其异者，前者矢气随下利而出，是利而兼气。本条则是溏便随矢气而出，乃气而兼利。就其病机而论，前者水湿奔于肠间，直欲趋下而外泄，搅动胃肠腑气鸣出于肛，故奔迫下利，水粪夹杂而矢气频作，咎之邪实。本条脾虚气陷，滞气转出于肛，更因气虚不固，矢气频作之际，粪水随气而出，是不欲利而利矣，责之正虚。

诃梨勒，后世名之诃子，《本经逢原》曰："诃子，苦涩降敛，生用清金止嗽，煨熟固脾止泻，古方取苦以化痰涎，涩以固滑泄也。"今煨熟而用，并和之以粥饮，显然取其补益中州、固涩胃肠之功。其方类于桃花汤，而与赤石脂禹余粮汤，亦自同中有异。

❋名案选录❋

刘禹锡医案：予曾苦赤白下，诸药服遍，久不瘥。转为白脓。令狐将军传此法，用诃梨勒3枚，上好者2枚炮，取皮，1枚生取皮，同末之，以沸浆水一两合服之，淡水亦得。若空水痢，加一钱匕甘草末。若微有脓血，加二匕。若血多，加三匕，皆效。（引自《传信方》）

【附方】

原文　《千金翼》小承气汤：治大便不通，哕数谵语。方见上。

解读　本条论实热哕逆证治。

本篇第7条曰：哕而腹满，视其前后，知何部不利，利之则愈。《金匮要略心典》释曰：哕而腹满者，病在下而气溢于上也，与病患欲吐者不同，故当视其前后二阴，知何部不利而利之，则病从下出，而气不上逆，腹满与哕俱去矣。

本条则以大便不通而谵语之外象，明示其不利之部，责之胃肠燥结，而非膀胱湿郁，治宜通利其后窍，下其燥结，故主以小承气汤。

原文　《外台》黄芩汤：治干呕下利。

黄芩三两　人参三两　干姜三两　桂枝一两　大枣十二枚　半夏半升

上六味，以水七升，煮取三升，温分三服。

解读　本条论寒热夹杂呕利证治。

呕利者，责之胃肠升降失常。而其升降失常，无论邪实正虚，总有寒热之辨。大凡胃肠虚寒之呕利，主以理中吴茱萸之属。实热之呕利，主以葛根芩连之类。更有寒热之夹杂，或上热下寒，或上寒下热，或错杂于中，常主之半夏泻心汤、黄连汤、干姜芩连人参汤之辈。

本条呕利主以《外台》黄芩汤，与《伤寒论·太阳病篇》原文第172条所论不同。观其所用之方，黄芩清热，桂姜散寒，半夏降逆，参枣建中，融寒温一炉，汇补泻同方，其义颇类《伤寒论·太阳病篇》半夏泻心汤，辛开苦降。方名黄芩，显然意在清肠止利。而桂姜参枣，温中散寒，协同半夏降逆止呕。如此则可推知，此证寒热夹杂，多属上寒下热。理固如是，而《外台》黄芩汤所治，则非限于上寒下热，即若胃热肠寒，未尝不可用之取效。

【小结】

本篇类证鉴别，专论脾胃升降失常所致呕哕下利病证。其辨不离虚实寒热之道，其治不外求其本源，虚补实泻。

呕吐之病，总是胃气不降反逆，其有物有声逆于胃出于口者，谓之呕；有物无声者，谓之吐。究其成因，多责之胃阳之虚，饮邪之停，然亦有因于邪热犯于胃肠者。其治扶正祛邪，而总以复其胃腑之和降为目的。故有因势利导吐以止呕（第1条）、上病下取下以止吐（第17条）之变通，而与化饮和胃、温中补虚、清热降逆等诸般常法，相互映衬，充分展示中医辨治之原则性与灵活性的有机结合。

大凡胃逆呕吐者，皆以和胃降逆为法，主以小半夏汤（第12条），而其方属性偏温，功擅化饮，故多用于寒饮呕逆。其证情轻者，亦可治以猪苓散化饮降逆（第13条），或主以半夏干姜散（第20条）。饮势较重者，主以茯苓泽泻汤（第18条）。胃寒呕逆者，或兼肝逆，或仅胃寒，以其寒甚气逆，俱主以茱萸汤（第8、第9条）。阳虚呕逆而厥者，可主以四逆汤（第14条）。若胃虚食停、朝食暮吐者，主以大半夏汤（第16条）。寒热错杂胃逆呕痞者，主以半夏泻心汤（第10条）。肠热下利兼见干呕者，主以黄芩加半夏生姜汤（第11条）。胆热犯胃而呕者，主以小柴胡汤（第15条）。胃肠热结气逆致呕者，主以大黄甘草汤（第17

条）。吐后余热伤津而兼表郁者，主以文蛤汤（第19条）。

　　哕者，气出膈间，冲激难抑。或因邪阻，或缘正虚，总是气逆所致，而多与呕吐相兼而现。其因于邪阻腹满者，视其前后，治以通利（第7条）。饮结阳郁气滞，似喘非喘，似哕非哕，似呕非呕，治以生姜半夏汤（第21条）。寒饮呕哕者，治以橘皮汤（第22条）。兼气虚郁热者，主以橘皮竹茹汤（第23条）。

　　下利之病，机枢在于中焦脾胃，而久利多损肾元。其预后转归，每视邪正之消长而论。虚寒之利，则以阳气盛衰至为关键。然阳复有度，乃属佳象。若复而太过，每变热实之证。

　　下利之病，其辨仍是不离寒热虚实。虚寒下利兼表者，先以四逆汤温里，后以桂枝汤解表（第36条）。阴盛格阳下利者，治以通脉四逆汤（第45条）。食滞胃肠、郁热下利者，可治以大承气汤通因通用（第37、第38、第39、第40条）。燥结胃肠、下利谵语者，治以小承气汤（第41条）。虚寒下利脓血者，治以桃花汤（第42条）。湿热下利脓血者，治以白头翁汤（第43条）。热壅肺肠下利肺痛者，治以紫参汤（第46条）。下利而矢气者，利小便则愈（第31条）。矢气而大便滑脱不禁者，治以诃梨勒散（第47条）。利后余热留扰胸膈烦躁者，治以栀子豉汤（第44条）。

疮痈肠痈浸淫病脉证并治第十八

题　解

　　本篇主要论述外科伤科及皮肤科疾患的证治，所论虽简，但体现了外病内治的基本原则。

　　疮者，形声之词，从"疒"，从"仓"，仓亦声，本意皮肤上红肿隆起，形似仓中粟堆。又疮者，创也，伤口之义，多谓之金疮。是以疮之义，一为红肿隆起之状，一为凹陷伤损之形，随其语境不同而异。

　　痈者，《说文》肿也。《文韵》痈疽。《释名》痈，壅也。气壅否结，里而溃也。故而痈之义，本与疮之第一义相类，唯其内溃，而有疮痈之别。然痈之外溃则为疡，此又与疮之第二义相类。故而疮之与痈，每多并称。

　　肠痈者，肠腑之疮痈，与肌腠皮肉之疮痈，有内外之区别，而本质无所异，皆气血之壅滞腐败是也。

　　浸淫疮者，皮疮随其浸淫所及而易于扩散是也，每与湿热流连浸淫相关。

　　原文　诸浮数脉，应当发热，而反洒淅恶寒，若有痛处，当发其痈。（1）

解读 本条论痈肿初起脉症。

———

凡脉来大浮数动滑，皆属阳脉。故曰诸浮数之脉，浮多主表，数多主热，意其邪在肌腠。此浮数之脉，必应指有力。若乎里虚寒盛，虚阳外浮，其脉亦可浮数，然必指下虚空。

其脉浮数有力者，无论病性寒热，或伤于寒，或感于温，俱应外现发热之象，而与恶寒洒淅、头身疼痛相兼。今脉来虽见浮数，反见洒淅恶寒而无热，且身体局部疼痛不适，而非外感表证之头身俱痛，显然风热壅滞局部，营卫气血不畅，此与《肺痈病篇》"风中于卫，热过于荣"类同，为痈肿将发之征兆。故曰：脉来浮数，洒淅恶寒，痛处固定，当发痈肿。

洒淅恶寒者，邪遏卫气，不煦于表是也。无热者，邪热流连局部，而非犯及周身肌腠，故卫气未与邪气抗争于表，滞于局部，郁而未发，故而初起之时，既无身热，且痛处亦未大热是也。

———

原文 师曰：诸痈肿，欲知有脓无脓，以手掩肿上，热者为有脓，不热者为无脓。（2）

解读 本条论痈脓有无之辨。

———

前论痈肿初起无热恶寒，此论痈肿脓成与否。

《灵枢》曰："营卫稽留于经脉之中，则血泣而不行，不行则卫气从之而不通，壅遏而不得行，故热。"痈之初起，痛于局部。皮色或变或不变，扪之或热或不热，总是按之疼痛，固定不移。其色不变肤不热者，此邪毒初聚，卫气虽留而不行，然正邪相争不剧。若乎皮色转红，肤温升高者，此邪毒壅盛，正邪相争剧烈，其病恶寒而兼壮热，甚或寒战高热。以其邪热炽盛，故有肉腐成脓之机转，所谓"热胜则肉腐，肉腐则为脓"是也。

本条以痈肿之处热与不热，辨其脓之成与未成，值得临床借鉴。然脓之成否，不能执此定论，尚须参酌后世之说，综合分析，方不致误。

原文 肠痈之为病，其身甲错，腹皮急，按之濡，如肿状，腹无积聚，身无热，脉数，此为肠内有痈脓，薏苡附子败酱散主之。（3）

薏苡附子败酱散方：

薏苡仁十分　附子二分　败酱五分

上三味，杵为末，取方寸匕，以水二升，煎减半，顿服，小便当下。

解读 本条论肠痈后期证治。

肠痈者，肠腑之痈也。初起之时，气血因邪毒而郁滞，肠肉肿胀如疮，虽不能视，必可推知。初时洒淅恶寒，继而寒热交作，此邪毒与正气相争是矣。若乎病入后期，气血败坏、肉腐为脓，其邪毒因正气之争，已呈颓势。正邪两伤，无力相搏，故而身形无热，此与前文（第1条）所论之疮痈无热者，形同实异。盖前证卫郁局部，尚未及与邪毒相争于肌腠，故身形无热。本证正邪互耗之后，已然力疲，无力相争，故而无热。

毕竟邪毒性热，火气虽微，内攻有力，日久营血暗耗，肌肤失荣，经脉不柔，故而其身甲错而腹皮挛急，脉来势速。其腹皮虽绷急如革，其腹内反濡软如棉。既非痈肿初起之硬痛，亦无宿食久积之满胀。此肠腑疮痈溃败，腐肉成脓，故而按之腹内濡软。

"其身甲错"与肺痈之"胸中甲错"、虚劳之"肌肤甲错"，异曲同工，俱是气血瘀滞败坏，以致肌肤失养之外象，每与病程久长相关。

本证内痈日久，正馁毒溃，急宜扶正祛邪，排脓泄毒，故治以薏苡附子败酱散。重用薏苡仁、败酱草，苦甘寒凉，清热解毒，排脓祛瘀。佐以附子之辛热，扶正气而透邪毒，散结滞而泄瘀浊。

◎名案选录 ◎

赵明锐医案：胡某，女，60岁。患慢性阑尾炎五六年，右少腹疼痛，每遇饮食不当，或受寒劳累即加重，反复发作，缠绵不愈。运用西药青链霉素等消炎治疗，效果不佳。又建议手术治疗，因患者考虑年老体衰，而要求服中药治疗。初诊时呈慢性病容，精神欠佳，形体瘦弱，恶寒喜热，手足厥冷，右少腹阑尾点压痛明显；舌淡，苔白，脉沉弱。患者平素阳虚寒甚，患阑尾炎后，数年来更久服寒凉之药，使阳愈衰而寒愈甚，致成沉疴痼疾，困于阴寒。治宜温化为主。熟附子15g，薏苡仁30g，鲜败酱全草15根。水煎服。共服6剂，腹痛消失，随访2年，未见复发。（引自《经方发挥》）

原文 肠痈者，少腹肿痞，按之即痛如淋，小便自调，时时发热，自汗出，复恶寒。其脉迟紧者，脓未成，可下之，当有血。脉洪数者，脓已成，不可下也。大黄牡丹汤主之。（4）

大黄牡丹汤方：

大黄四两　牡丹一两　桃仁五十个　瓜子半升　芒硝三合

上五味，以水六升，煮取一升，去滓，内芒硝，再煎沸，顿服之，有脓当下；如无脓，当下血。

解读 本论肠痈早期证治。

肺痈肠痈，俱是邪毒为患，痛在脏腑，虽病位不同，各有特点，然其毒壅血滞肉腐之病理变化过程，并无本质区别。

肺痈胸满胀，咳即胸中隐隐痛；肠痈则少腹肿痞，按之疼痛。其痛虽如淋证之牵掣脐中上下，然小便自调，则知其痛非淋。发热恶寒而汗出者，无头身疼痛之兼，有迟紧洪数之脉，则知其寒热汗出非由外感，乃是毒热内聚，外累营卫，此与肺痈振寒脉数，机理相类。

肠痈为病，少腹视之肿胀，按之痞闷疼痛，寒热汗出。其脉迟紧沉实者，毒热内聚难透，气血瘀滞不行，此血虽浊而肉未腐，固知其脓未成，曰可下之，泄热活血，化瘀解毒，下物黑秽如久瘀。若其脉洪数者，瘀积已腐，毒热反溃，故脉现洪大而数，仍宜清热泄浊，排脓解毒。以其气血暗亏，不宜峻攻，故曰不可下也。

大黄牡丹汤与《肺痈病篇》千金苇茎汤上下相对，肺肠分治，共为清热活血解毒排脓之经典。

❀名案选录❀

曹颖甫医案：陆左，痛在脐右斜下一寸，西医所谓盲肠炎也。脉大而实，当下之，用仲景法。生军五钱，芒硝三钱，桃仁五钱，冬瓜仁一两，丹皮一两。二诊：痛已略缓，右足拘急，不得屈伸，伸则牵腹中痛，宜芍药甘草汤。赤、白芍各五钱，生甘草三钱，炙乳没各三钱。三诊：右足已伸，腹中剧痛如故。仍宜大黄牡丹汤

以下之。生川军一两，芒硝七钱冲，桃仁五钱，冬瓜仁一两，丹皮一两。愈。（引自《经方实验录》）

原文 问曰：寸口脉浮微而涩，法当亡血，若汗出。设不汗者云何？答曰：若身有疮，被刀斧所伤，亡血故也。（5）

解读 本条论金疮亡血脉症。

脉之来，微者无力，涩者行艰。无力者气之虚，行艰者血之滞。若乎微涩相兼，常是气血俱亏，而往来滞涩虚软。气虚无力推动，血行艰涩。血亏无以盈脉，脉气断续。

倘若阴血亏乏，虚阳失丽，浮越于外，则微涩之脉，更兼浮象。浮而弦劲，重按虚乏，则是芤革之形。《虚劳病篇》第12条曾言芤革之脉所主者，妇人半产漏下，男子亡血失精。

《虚劳病篇》第7条亦曰："男子脉浮弱而涩，为无子，精气清冷。"其精清者血虚之义，精冷者气衰之象。其无子之患，缘于气血阴阳俱损，并非独责阴精之匮乏。

故而可知，本条浮微而涩之脉，常见于亡血或多汗，盖血汗同源，亡血者无汗，汗多者亡血是也。然此之亡血，必有气虚相兼，乃气血互根之理，共荣共衰是也。设若其脉未见于汗多亡津病证，而见之身有刀剑之伤，则属金疮失血。

原文 病金疮，王不留行散主之。（6）

王不留行散方：

王不留行十分（八月八日采）　蒴藋细叶十分（七月七日采）　桑东南根白皮十分（三月三日采）　甘草十八

分　川椒三分（除目及闭口，去汗）　黄芩二分　干姜二
分　厚朴二分　芍药二分

上九味，桑根皮以上三味烧灰存性，勿令灰过；各别杵
筛，合治之为散，服方寸匕。小疮即粉之，大疮但服之，产
后亦可服。如风寒，桑根勿取之。前三物皆阴干百日。

解读　本条论金疮治方。

金疮者，刀剑之伤。初时皮肉经脉因伤而疼痛出血不止，继
而离经之血瘀滞局部，肿胀疼痛脓血淋漓。其后失血过多而亡血
耗气，疮口久溃难愈。此金疮病程之大略，而其治法大要不离止
血祛瘀、镇痛生肌。

本条曰金疮主以王不留行散，盖王不留行可主金疮，止血逐
痛（《神农本草经》）。而蒴藋行血通经，消瘀化凝（《长沙药
解》）。桑白皮续绝疗伤，消肿缓急。三药烧灰存性，活血止血
而为方中主药。更以黄芩芍药清热和血，川椒干姜温行气血，厚
朴利气行滞，甘草解毒生肌。诸药合用，外敷内服，而为疗伤止
血镇痛之良方。

读
金
匮

442

原文　排脓散方：

枳实十六枚　芍药六分　桔梗二分

上三味，杵为散，取鸡子黄一枚，以药散与鸡黄相等，
揉和令相得，饮和服之，日一服。

解读　本条论排脓散。

本条有方无论，未述证情主治，然其排脓之名，已然示之，

无论外痈内痈，脓血蕴聚，将溃初溃，正气未虚者，皆可用本方治之。枳实利气生肌，芍药活血消肿，桔梗排脓决壅。药仅三味，气血双调。更以鸡子黄相合，益阴养血。

原文　**排脓汤方：**
甘草二两　桔梗三两　生姜一两　大枣十枚
上四味，以水三升，煮取一升，温服五合，日再服。

解读　本条论排脓汤。

本条与前条相同，有方无论，仍以排脓冠名其方。
观其所用之药，甘草桔梗之配，乃《肺痈病篇》桔梗汤之义，治肺痈"咽干不渴，时出浊唾腥臭，久久吐脓如米粥者"，其排脓之效，世所公认。生姜大枣，建中培土，化生气血，调和营卫。与前方之辨，本方重在排脓解毒，故所主者脓血腐化而正气已伤；前方重在调和气血，所主者邪毒蕴结而脓血初酿。虚实之形，自不相同。

原文　**浸淫疮，从口流向四肢者，可治；从四肢流来入口者，不可治。（7）**

解读　本条论浸淫疮预后。

浸淫疮者，浅搔之蔓延长不止。搔痒者，初如疥，搔之转生汁相连者是也（《千金要方》）。其疮与金疮绝不相同，乃湿热毒邪蕴结肌肤所致，疮形小如粟米，瘙痒难耐，搔之则溃破流水，浸淫蔓延。

文曰浸淫疮从口流向四肢者可治，意其毒邪由内向外，由深转浅，有透散之机，故预后较佳。从四肢流来入口者不可治，示其毒邪由外向内，由浅转深，易内攻脏腑，腐坏气血，扰乱神明，故其预后堪虞。

此中医临床思维之基本形式，以病位之内外浅深为依据，判断疾病之预后转归，确有指导意义。然转归预后之判断，不能执偏概全，若其疮从躯干部向四肢蔓延，而中心部位之疮粒未见消散，反聚集愈密者，多属毒邪蔓延，充斥内外，如此绝非佳象。他如有无壮热神昏等，俱是预后判断之重要根据。

原文 **浸淫疮，黄连粉主之。**<small>方未见。</small>（8）

解读 本条论浸淫疮治方。

浸淫疮之发，咎之湿热邪毒。其治之方，自然不外清热祛湿解毒。黄连粉方虽未见载于册，然以黄连为主，必无疑义，"诸痛痒疮，皆属于心"（《至真要大论》）。而黄连味苦，寒，主治热气，目痛，眦伤，泣出，明目，肠澼，腹痛，下痢，妇人阴中肿痛（《神农本草经》）。可泻心经之火，除脾胃湿热，可治眼暴赤肿及诸疮。以此度之，本方黄连为粉，外用为主，然可兼以内服，以疗湿热毒疮，必获良效。

【小结】

本篇论述外科伤科及皮肤科疾患的证治，条文简略，而其重点在于肠痈辨治。

无论外疮内痈，初起每多寒热，而局部疼痛红肿，乃是诊断疮痈之重要依据（第1条）。若其肿处热感明显，则往往是化脓之征兆（第2条）。

肠痈者，肠腑之疮痈，亦自呈现毒聚、血败、肉腐之病程，而有初期、后期之辨。其初起毒聚血败者，往往少腹肿痛伴寒热之象，初时因气血郁滞而脉来迟紧，其后因血败肉腐酿脓则脉来洪数，以其邪盛而正气未衰，皆可治以大黄牡丹汤泄热、解毒、排脓（第4条）。后期肉腐脓成而正气相对不足者，肌肤甲错而腹皮外急里濡，治以薏苡附子败酱散扶正、解毒、排脓（第3条）。

金疮为刀剑所伤，经脉断绝、气血外失，日久必致亡血脱气（第5条）。故当治以止血活血、生肌镇痛，方用王不留行散（第6条）。

至于浸淫疮，病由湿热毒邪侵及肌肤，疮小如粟，瘙痒难耐，随其脓汁所过而浸淫连片，治以黄连粉清热解毒、祛湿止痒（第8条）。大凡湿热毒邪由外向内者，其病难治；由内向外者，其病易愈（第7条）。

跌蹶手指臂肿转筋阴狐疝蚘虫病脉证治第十九

题　解

　　本篇论述跌蹶、手指臂肿、转筋、阴狐疝、蚘虫五种病症，分别类属于伤科、外科和内科，以其内容相对简略，不便归类，故合篇列此。

　　跌蹶与转筋，俱类于痉病。而手指臂肿，常与痰饮瘀血相关。阴狐疝者，则是少腹前阴之阵发性肿痛。蛔虫病虫寄肠中，窜扰作痛。此五者，常多疼痛之共性，而与气血痰食阻滞相关。

原文　师曰：病跌蹶，其人但能前，不能却，刺腨入二寸，此太阳经伤也。（1）

解读　本条论跌蹶证治。

　　跌者，音义同于跗，足之外侧，即足背也。蹶者，跌而厥也，义为跌倒昏厥，《说文解字》释义为僵，即僵仆也。故而跌蹶之病，病位足背，病象僵急。其状足背强直，足跟难于着地，行走不便，只能前行，窘于后退。其病之因，咎之太阳经脉受伤，气血瘀滞。太阳之脉下贯腨内，出外踝之后，循京骨至小趾外侧（《灵枢》）。阳明行身之前，筋脉松和则能前步。太阳行身之背，筋脉柔濡则能后移（《金匮悬解》）。今太阳经伤而阳明无虞，故但能前不能却。治之宜乎疏瀹太阳气血，刺其腨内合阳、承山诸穴，可缓其急。腨者，腓肠也（《说文解字》）。

原文 病人常以手指臂肿动，此人身体𪔣𪔣者，藜芦甘草汤主之。（2）

藜芦甘草汤方_{未见}

解读 本条论手指臂肿证治。

湿性濡滞则多肿胀，风性轻扬则易变动。文曰病人时常出现手指上臂肿胀而颤动，并易牵掣身体肌肉跳动不已者，此多风助饮审，痰夹风壅，流注肢体，扰乱经气，故而肿而兼颤。陈无择谓痰涩留在胸膈上下，变生诸病，手足项背牵引钓痛，走易不定（《三因方》），正与本条所论相合。以其风痰留滞膈间胸中，是以胸闷短气、烦闷欲呕、苔腻脉滑等，当有所见。治以涌吐风痰为法，主以藜芦甘草汤。其方虽未见，然与瓜蒂散同类。后世多有变通，每以导痰汤或指迷茯苓丸治之。

❀ **名案选录** ❀

柴浩然医案：某男，年30有余，左手臂肿痛麻木，臂肌不自主抽动。他医多以疏风散寒、行血活络之法而治，诸剂不显效验。柴氏因据《金匮要略》之旨，诊断为"风痰阻络"，处以藜芦15g、甘草9g，分3次服。患者尽剂而畅吐黏液甚多，且肿势渐消，麻木渐减，终愈。（引自《内科专家卷-柴浩然-中国百年百名中医

原文 转筋之为病，其人臂脚直，脉上下行，微弦。转筋入腹者，鸡屎白散主之。（3）

鸡屎白散方：

鸡屎白

上一味，为散，取方寸匕，以水六合，和，温服。

解读 本条论转筋证治。

转筋之证，类于痉病。而痉病以项背强急、口噤不语、角弓反张为特点。转筋以肢体筋脉拘挛、强急作痛为特征。夫痉病责之风寒湿热诸邪之阻滞，或气血营卫津液之亏虚。而转筋病因，亦自与之相类。

经云：湿热不攘，大筋软短，小筋弛长，软短为拘，弛长为痿（《生气通天论》）。故知转筋之病因于邪实者，常见于湿热阻滞，筋脉失养。而另有因于阴血不足，筋急不柔者，则属正虚之局。例如《伤寒论·太阳病上篇》之足挛急者，治以芍药甘草汤（第29条）。

其因于湿热郁滞者，其状或臂腕强急，或腿脚拘挛。其甚者，下肢强急牵掣少腹拘挛疼痛，谓之转筋入腹；脉来弦直，苔色黄腻，"脉上下行，微弦"者，其脉形脉理，皆与《痉湿暍病篇》"夫痉脉，按之紧如弦，直上下行"（第9条）相同。治以鸡屎白散，清热泄浊，化湿解痉。

◈ 名案选录 ◈

腹胀案：四条堺街西近江屋总七之妻，患腹胀者一

年余，先生与之桃花汤下利，则其腹从软，利止腹胀如初。因作鸡屎白散服之，小便快利，百余日遂愈。（引自《生生堂治验》）

原文 阴狐疝气者，偏有小大，时时上下，蜘蛛散主之。（4）

蜘蛛散方：

蜘蛛十四枚（熬焦） 桂枝半两

上二味，为散，取八分一匕，饮和服，日再服。蜜丸亦可。

解读 本条论阴狐疝证治。

疝者，古有七疝之名，而狐疝乃其一。《灵枢》谓"男子色在于面王，为小腹痛，下为卵痛，其圆直为茎痛，高为本，下为首，狐疝癀阴之属也"。其病发于男子，阴囊左右偏有大小，肿物时上时下，痛引少腹，如狐性之出入无常，故曰阴狐疝气，其状与西学之腹股沟斜疝相类。

足厥阴肝脉过阴器，抵小腹，布胁肋。狐疝之发，每每责之寒凝肝经，气血失调。故其治法，不离暖肝散寒，温经止痛。蜘蛛为散，破结行气，合以桂枝通阳散寒。以其毒烈，用之宜慎。临床亦可据其病机，选用暖肝散寒利气止痛之品，如小茴、乌药、玄胡、木香、香附、当归等。

◈名案选录◈

彭履祥医案：一男童，8岁。患阴狐疝6年。阴囊肿大如小鸡蛋，其色不红，肿物时而偏左，时而偏右，患儿夜卧时肿物入于少腹，至白昼活动时肿物坠入阴囊，而且肿物时有疼痛感觉。几年来曾服疏肝解郁、利气止痛等治疝之药，但肿物依然出没无定，未见效果。患儿平素健康，饮食二便如常，余无所苦，舌苔不黄，舌质不红，脉象弦缓。诊为寒气凝结肝经之阴狐疝，治宜辛温通利，破结止痛。方选蜘蛛散原方。大黑蜘蛛（选用屋檐上牵大蛛网之大黑蜘蛛，每枚约为大拇指头大小，去其头足，若误用花蜘蛛则恐中毒）6枚，置瓷瓦上焙黄干燥为末，桂枝9g。共为散，每天用水酒1小杯，1次冲服3g，连服7天。服药3天后疼痛缓解，7天后阴囊肿大及疼痛消失，观察1年未见复发。（引自《成都中医学院学报》1981年第2期）

原文 问曰：病腹痛有虫，其脉何以别之？师曰：腹中痛，其脉当沉若弦，反洪大，故有蚘虫。（5）

解读 本条论蛔虫脉症表现。

腹痛者，其脉当沉。其言腹痛因于或寒或食或湿之阻滞。而若责之正虚者，每与脾胃阳气不足相关。以其病位偏里，气血郁滞或虚亏，故而脉气沉伏不显，其有力者偏于邪实，无力者偏于正虚。

然腹痛之因于蛔虫者，以其虫性喜动，窜扰无常，故而脉气因之而逆，或弦急，或沉紧，或洪大，多变不定。而其弦紧者无寒象之兼，洪大者无热象之夹。且腹痛时作时止，腹中痞块聚散，并见面唇虫斑、喜吐清涎、常嗜异物、睡中齘齿，甚或吐蛔利蛔等诸般异象，则虫证之情，显露无遗。

原文 蚘虫之为病，令人吐涎，心痛发作有时，毒药不止，甘草粉蜜汤主之。（6）

甘草粉蜜汤方：

甘草二两　粉一两　蜜四两

上三味，以水三升，先煮甘草，取二升，去滓，内粉、蜜，搅令和，煎如薄粥，服一升，差即止。

解读 本条论胃虚虫痛证治。

蛔性寄居胃肠，喜温恶凉，喜甘味厌酸苦。长居体内，既暗耗气血阴阳，复竭其生化之源。以其趋热避寒，寻食精微，而上下窜扰，阻碍气机，故有心腹疼痛，虫团攻冲，时作时休之典型。《灵枢·厥病》篇曰："肠中有虫瘕及蛟蛕，……心肠痛，慣作痛，肿聚，往来上下行，痛有休止，腹热喜渴涎出者，是蛟蛕也。"其涎之出，源自舌下廉泉，以"虫动则胃缓，胃缓则廉泉开，故涎下"（《灵枢·口问》）。所谓胃缓者，脾胃之气缓怠不摄，以至清涎满溢盈口。若毒药攻之而不愈，反复发作者，是逆之而无功，则宜遵循"甚则从之"之道，以甘平之剂，补益脾胃，和中安蛔，庶几可获良效。

关于方中之粉，历来有米粉、铅粉之争，各有所据。临证之际，可酌情择用。然铅粉毒烈，用时宜慎。

◈ **名案选录** ◈

曹颖甫医案：先母侍婢曾患此病，始病吐蛔，一二日后，暴厥若死，治以乌梅丸，入口即吐，予用甘草五钱，先煎去滓，以铅粉两钱，白蜜一两调饮之，半日许，下蛔虫如拇指大者九条，其病乃愈。（引自《金匮发微》）

蚘厥者，当吐蚘，令病者静而复时烦，此为脏寒，蚘上入膈，故烦。须臾复止，得食而呕。又烦者，蚘闻食臭出，其人当自吐蚘。（7）

蚘厥者，乌梅丸主之。（8）

　　乌梅丸方：

　　乌梅三百枚　细辛六两　干姜十两　黄连一斤　当归四两　附子六两（炮）　川椒四两（去汗）　桂枝六两　人参六两　黄柏六两

　　上十味，异捣筛，合治之，以苦酒渍乌梅一宿，去核，蒸之五升米下，饭熟捣成泥，和药令相得，内臼中，与蜜杵二千下，丸如梧子大，先食饮服十丸，日三服，稍加至二十丸。禁生冷滑臭等食。

此论蛔厥。

　　两条条文前后相连，文意与《伤寒论·厥阴病篇》原文第338条雷同。

　　蛔厥者，因蛔虫内扰，升降失常，气机逆乱，阳气不能外达，故脉伏肢厥。然其四肢厥冷程度较轻，必无全身肤冷之象。此为肠中虚寒，膈上有热，上热下寒，寒热混杂，升降失司，迫使蛔虫上扰，故心烦呕吐而肢冷。蛔虫暂安之际，则烦止而有静时。食则吐蛔而烦厥，其或腹痛难忍者，蛔因食气所诱，复动而審扰是也。此之脏寒者，言其肠间之寒。此之所言膈者，胆胃所处之地。蛔之习性，喜温而恶寒，因其上下寒热异性，故而蛔虫審扰不宁。治宜乌梅丸苦酸辛甘，寒热并用，和胃安蛔。

《名案选录》

尤在泾医案：一人蛔厥心痛，痛则呕吐酸水，手足厥冷，宜辛苦酸治之。桂枝、川椒、炮姜、黄连、乌梅、当归、茯苓、延胡、炒川楝子。（引自《静香楼医案》）

【小结】

本篇所论五种病证，俱与筋脉拘挛或气血郁滞相关，以局部疼痛或活动受限为其主要表现。

跌蹶与转筋，俱类于痉病，以筋脉拘挛为其基本病机。跌蹶者，但能前不能却，太阳经伤，刺其腨上之太阳经穴，可缓其急（第1条）。转筋者，臂足强急，甚或拘挛引腹而痛，脉来弦直。治宜泄热化浊，解其挛急（第3条）。

手指臂肿而颤动，并牵掣身体肌肉跳动者，多风痰流注，扰乱经气，故而肿而兼颤。治宜涌吐风痰为法，主以藜芦甘草汤（第2条）。

阴狐疝者，病发男子。阴囊偏有肿痛，时作时止，乃厥阴寒凝所致。治宜暖肝散寒，方用蜘蛛散（第4条）。

蚘虫病，乃蛔居胃肠，喜温恶寒，上下窜扰，乱其气机，心腹时有作痛，并泛吐清涎，甚或呕利蛔虫。面唇常见虫斑，肌肤每多燥屑。其重者，腹部包块起伏，心胁剧痛难忍，面青唇白，冷汗淋漓，四末冰凉，谓之蛔厥；其脉或沉伏，或弦紧，或洪大。若胃虚虫痛而毒药不效者，可以甘草粉蜜汤缓中补虚，安蛔止痛（第6条）。若蛔厥者，治以乌梅丸清上温中（第8条）。

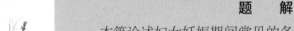

妇人妊娠病脉证并治第二十

　　本篇论述妇女妊娠期间常见的各种病症及其证治方药，具体涉及妊娠恶阻、癥病、下血、腹痛、小便难、水气、胎动不安等病证。其辨证论治的指导原则，特别是重视肝脾、有故无殒的治疗思想，对妊娠调护具有现实意义。

原文　师曰：妇人得平脉，阴脉小弱，其人渴，不能食，无寒热，名妊娠，桂枝汤主之。<small>方见下利中。</small>于法六十日当有此证，设有医治逆者，却一月加吐下者，则绝之。（1）

解读　本条论妊娠诊断及恶阻证治。

　　《说文解字》曰：妊者，孕也。娠者，女妊身动也。又《一切经音义》曰：怀胎为娠。故知妊娠之义，合言之，皆泛指胎孕。分言之，则有孕期短长之别，初孕曰妊，胎动曰娠。

　　经云：男子二八，肾气盛，天癸至，精气溢泻，阴阳和，故能有子。女子二七而天癸至，任脉通，太冲脉盛，月事以时下，故有子（《上古天真论》）。此言育龄期妇女，得男精相合，故能有妊。

夫冲为血海，任主胞胎。因知妇人身孕，必男精女血相合于胞中，而受养于冲任，乃得渐长而盛。是胎元初结之际，精血凝珠化胎，脉气因之暂亏，故寸口脉虽滑利平和，而尺脉略显细弱。阴脉者，关前为阳，关后为阴也。然此之脉象，乃借脉论理，而临证所见，其形多样，不得偏执。当须结合肥瘦壮弱、孕期短长等因素而辨。如《素问》谓妇人手少阴脉动为妊子，阴搏阳别谓之有子，则是尺滑寸弱之形，与此处脉象大异。《脉经》亦云："妊娠初时，寸微小，呼吸五至。三月而尺数也。脉滑疾，重以手按之散者，胎已三月也。脉重手按之不散，但疾不滑者，五月也。"

初妊而呕渴不能食者，谓之恶阻，西学谓之早孕反应，其证食欲减退、择食、清晨恶心及轻度呕吐。以其胎元初结于胞，太冲脉气一时失和，胃气因之而逆，故而呕恶不食。治之桂枝汤，化气调阴阳，和中降逆气。此于脾胃不足、阴阳失和者，堪为首选之方。无寒热者，意其呕恶不食非外邪所致。然亦见呕恶之余，其人似寒非寒、似热非热，或寒热倏忽交作之状，正是阴阳营卫因孕失和之表象矣。

恶阻之状，多发于妊初二月之内，三月渐止，故曰于法六十日当有此证。其轻微者，食养而已。其较重者，可辨证用药。然治若失其宜忌，其证不轻反剧者，呕恶不止，复加下利，此于胎元之长养，殊为不利，甚者或可断其化育之机，因之必予悉心调治，以杜绝危情之发生。

◈ 名案选录 ◈

余胜吾医案：刘某，24岁。月经3个月未行，四肢酸软无力，恶心呕吐，渴不欲饮，口淡无味，不思饮食，眩晕，嗜睡，形寒发热；脉滑而细，舌苔薄白。即予桂枝汤1剂。药后诸症有所减轻，脉滑而弱，舌质淡

红。续予桂枝新加汤2剂，症状消失。（引自《浙江中医杂志》1965年第8期）

妇人宿有癥病，经断未及三月，而得漏下不止，胎动在脐上者，为癥痼害。妊娠六月动者，前三月经水利时，胎也。下血者，后断三月衃也。所以血不止者，其癥不去故也，当下其癥，桂枝茯苓丸主之。（2）

桂枝茯苓丸方：

桂枝　茯苓　牡丹（去心）　芍药　桃仁（去皮尖，熬）各等分

上五味，末之，炼蜜和丸，如兔屎大，每日食前服一丸。不知，加至三丸。

读金匮
—
456

本条论癥病与妊娠的鉴别及癥病的证治。

本条言辞略感滞涩，文义似有断续，因而医家争议较多。大略而言，一论癥病腹痛，而以妊娠胎动为镜鉴。一言癥胎并见、而论癥病害胎之证治。

《中医新论汇编》言：按之实际，癥瘤既阻害于中，何得安然受孕；且胎仅三月，亦无动在脐上之理也……此节完全为胎癥对勘之文，盖仲景恐人误癥作胎，误胎作癥，故两两比较之。

据此，将"妊娠六月……后断三月衃也"视为插入语，则本条主旨实为讨论妇人癥病腹痛下血之证治。夫癥者，腹结病也（《玉篇》），责之痰湿气血久瘀腹内，凝成痞块。曰妇人有癥病，痰瘀早凝少腹胞系，势必影响冲任气血及天癸潮汐，故而经事或前或后，或多或少，或淋漓，或闭行，情状多端。今经停未及三月，忽觉腹痛悸动于脐上，并见漏下淋漓，色黑紫暗者，此

血气久积，郁而求伸，攻动衃血，是以腹痛悸动而下血，故曰为癥痼害。若下血畅利，瘀积得去，自是痛止血停。然其下血淋漓不畅，是瘀血动而难去，故以轻剂桂枝茯苓丸，缓下其癥。

以其经停三月之久，必虑受孕与否。若属妊娠，则其胞宫逐月而大，按之柔软不痛，此其一也。其二，孕及六月，可有胎动，且动在脐下。"妊娠一月始胚，二月始膏，三月始胞，四月形体成，五月能动……"（《千金方》）。其三，停经之前三月，必然经水来去有度，适时而潮，如此乃可断其妊娠胎动。若经停未及三月即下血淋漓而腹痛攻冲者，非胎实癥也，故曰："妊娠六月动者，前三月经水利时，胎也。下血者，后断三月，衃也。"

以上从癥病而论，然《医宗金鉴》有云："经断有孕，名曰妊娠。妊娠下血，则为漏下。妇人有癥痼之疾而育胎者，未及三月而得漏下，下血不止，胎动不安者，此为癥痼害之也。已及六月而得漏下，下血胎动不安者，此亦癥痼害之也。"则是从癥胎互见而论其情，其理亦通，而于临证之借鉴，别具特殊意义。

夫癥病既久，月事无定，则难以受精结胎于胞宫，此乃常情。然有癥瘕僻处，中宫尚安，如此则有暗珠之结，胚芽之萌，以致癥胎共生者，虽属少见，然亦临证之事实，不必否定。此等局势，胎珠难以撼其癥痼，而癥痼必以妨其胎珠。是以经停受孕未及三月，而有腹痛下血之征，胎气受扰，动于脐上。胎非真动，为癥痼害，气冲而已。胎动之真，动在六月，且无下血腹痛之兼，而其经停受孕之前三月，必然月事有序。

今癥胎互见，血下不能养胎，必妨胎元，而有胞阻漏下难产之虞，故当有故无殒，抑其宿癥，可望精血归元，而胎自安。药选桂枝茯苓桃仁芍药丹皮，丸以蜜，量以轻，不望癥速去，但求胎自安，和血抑癥而保胎。

◈ 名案选录 ◈

岳美中医案：赵某，女，47岁。4年前发现下腹部有一鸡蛋大肿物，4年后肿物增大使腹围较前增加17cm，如怀胎状。两天前突发下腹剧痛，冷汗淋漓。经某医院诊为"子宫肌瘤"，需即行手术。患者未允，乃请岳老诊治。诊见形体瘦弱，面色萎黄，下腹肿物按之坚硬，压痛明显；舌质暗，少苔，脉沉细而涩。经水二至三月一行，量少色黯，夹有血块。证属癥积瘀血，治以疏肝健脾，破瘀消癥：桂枝9g，茯苓9g，川芎9g，牡丹皮9g，桃仁9g，白芍21g，当归9g，泽泻21g，白术12g。10剂后，腹痛明显减轻，乃将原方改为散剂，每服9g，日服2次。服用2个月。下腹肿物日渐变小，症状大见好转。服药半年，肿物消失，经水正常，诸症悉除。7年以后，患者复因情志不舒，下腹肿物又起，逐渐增大，症状同前。经岳老诊治，仍继服原方散剂，3个月后，又获痊愈。（引自《北京中医》1985年第1期）

原文 妇人怀娠六七月，脉弦发热，其胎愈胀，腹痛恶寒者，少腹如扇，所以然者，子脏开故也，当以附子汤温其脏。方未见。
（3）

解读 本条论妊娠阳虚腹痛证治。

妊娠六七月，胎元已盛，儿形初成，气血壅实，而每多腹胀之情，谓之胎胀。然此腹胀甚于常情，谓之其胎愈胀。并见脉来沉弦，腹痛恶寒，少腹冰凉如冷风拂煽之状，此乃真阳不足，胞门不闭，失于封藏，寒气乘虚而入，阳虚宫寒，气滞不行，故而自觉胎胀更甚。其脉之弦，阳虚者弦而空乏，外强中干。寒甚者弦而强紧，浮沉俱急。发热者，非因外感，实为寒气内盛，格阳外浮，其热低微飘忽，或面烘咽干，或身燥肢凉。必口和不渴，舌淡苔白。

此与《腹满寒疝宿食病篇》第15条，所论病证虽异，而其寒凝气滞之病机相类，而另有虚实之异、胞肠之别，可以互为参详，以昭其理。

所言附子汤，未见其方，而有其名。然以附子名方，以治少腹冷痛时作，则大义已明。后世每以《伤寒论·少阴病篇》之同名方主治，不为无据。附子虽有堕胎之弊，然其温阳散寒之功，足以去病安胎，此亦有故无殒之义。

原文 师曰：妇人有漏下者，有半产后因续下血都不绝者，有妊娠下血者。假令妊娠腹中痛，为胞阻，胶艾汤主之。（4）

芎归胶艾汤方：一方加干姜一两。胡氏治妇人胞动，无干姜。

芎䓖 阿胶 甘草各二两 艾叶 当归各三两 芍药四两 干地黄

上七味，以水五升，清酒三升，合煮取三升，去滓，内胶，令消尽，温服一升，日三服。不差，更作。

解读 本条论胞阻胎漏证治。

孕妇腹痛，名为胞阻（《医宗金鉴·妇人心法要诀》）。胞者，胞宫也，胎元寄养之地，言其病位。阻者，郁滞不行也，言其病机。故胞阻者，《金匮要略心典》谓之胞脉阻滞，《医宗金鉴》谓之胞中气血不和而阻其化育也。胞宫气血之运，因身妊而自不畅，是以常有胎胀之情。若因体虚气弱，或诸邪兼夹，则其气血更难畅运，则胎胀而变胞阻矣。

本条假宾定主，言经事之漏下，半产之恶露，怀孕之胎漏，而衬托妊娠胞阻胎漏之主体。气血郁滞不行，难于归胞养元，每易离经叛道，恣意妄行。故而胞阻腹痛之时，往往伴有血漏之局。另有早孕之循月例而下血者，并无腹痛淋漓之状，谓之激经，与此胞阻胎漏之证，情形大异。

漏下者，由劳伤血气，冲任之脉虚损故也……妇人经脉调适，则月下以时；若劳伤者，以冲任之气虚损，不能制其脉经，故血非时而下，淋沥不断，谓之漏下也（《诸病源候论》）。

半产之后下血不止，与产后恶露不尽，其情相类。而胎漏多发于早妊三月，与激经相似而异。其血时出时止，或淋漓不断，常伴腰酸腹痛、小腹下坠。故知胎漏以血下为凭，而胞阻以腹痛为据，两者各有侧重，而每相兼夹。有医家据《脉经》之文将胞阻胞漏混同而论者，似欠缜密。

前条妊娠腹痛之因于阳虚寒凝者，其情亦属胞阻之类。而癥病害胎之腹痛下血，毕竟癥病时久，身妊于后，虽情状类于胞阻，而因果先后及机转仍自不同。

《虚劳病篇》曰妇人半产漏下，男子亡血失精，《金匮要略心典》曰："胞阻者，胞脉阻滞，血少而气不行也。"因知无论漏下半产，抑或胎漏胞阻，俱与冲任血气不足密切相关。前条以阳虚寒凝而阻，本条则因血气亏少而滞，故腹痛绵绵，血色暗淡；舌淡苔薄，脉沉细弱，是其常见之征象。治宜养血和血，温经暖宫，方选芎归胶艾汤。原方地黄缺剂量，有云六两者，可从。

《名案选录》

丁甘仁医案：唐右，腰为肾府，胎脉亦系于肾，肾阴不足，冲任亦亏，妊娠4月，忽然腹痛坠胀，腰酸漏红，脉细小而弦。胎气不固，营失维护，虑其胎堕，急拟胶艾四物汤养血保胎。阿胶珠6g，生白术4.5g，厚杜仲6g，大白芍4.5g，广艾炭2.4g，炒条芩4.5g，川断肉9g，苎麻根6g，当归身6g，生地黄炭12g，桑寄生6g。

（引自《丁甘仁医案》）

原文 妇人怀妊，腹中疠痛。当归芍药散主之（5）

当归芍药散方：

当归三两　芍药一斤　芎劳半斤<small>一作三两</small>　茯苓四两　白术四两　泽泻半斤

上六味，杵为散，取方寸匕，酒和，日三服。

解读 本条再论妊娠腹痛证治。

妇人妊娠，胎元结于宫中，养于冲任，而必与诸脏密切相关。今妊娠而腹痛者，胞阻之类也。胞脉不利，其由多端。前有阳虚寒凝、血亏而滞之例，此论肝郁脾虚、湿阻血滞之情。

疠，音朽，病也（《广韵》），绵绵作痛义。又《篇海》同疝。而疝者，从"疒""丩"声，古巧切，腹中急也（《说文解字》），腹中急痛义。

妊娠期间，气血归养胞胎，肝木失涵而劲急，曲直不利则土壅，土壅湿郁而气滞。又有脾胃素弱，湿浊暗伏，以致肝郁血滞者，俱在情理之中。是以少腹拘挛，绵绵作痛，此肝脾不和之表象。而神疲头晕，纳差便溏；舌淡苔滑、脉弦细滑等，必有所见。治宜化湿和血，疏肝健脾，当归芍药散主之。方中重用芍药，利湿和血，柔肝缓急。协以当归川芎，理血分而疏肝滞。配以苓术泽泻，去水湿而燠脾土。全方气血双调，水血同治，药简效宏，确属不朽之经典。

❖名案选录❖

谭日强医案：朱某，女，34岁。痛经年余，每次月经将至之时，腹痛腹泻，经来量少，过2天后，经行始畅，痛泻才止。平日胃纳较差，腰痛，有白带，脉象左弦右缓，此肝脾失调之候，宜调理肝脾为治。前医曾用逍遥散、归芍六君之类，于法颇相近似，惜少利经之药，而服药又在行经之后，故无效。乃用当归芍药散：当归10g，白芍10g，川芎5g，白术10g，茯苓10g，泽泻10g，加陈皮6g共研为末，嘱于经前服之，每日3次，白酒调下。3个月后，经行正常，白带亦止。（引自《金匮要略浅述》）

读金匮

462

原文 妊娠呕吐不止，干姜人参半夏丸主之。（6）

干姜人参半夏丸方：

干姜 人参各一两 半夏二两

上三味，末之，以生姜汁糊为丸，如梧桐子大，饮服十丸，日三服。

解读 本条论恶阻证治。

前贤有胞阻者阻胞中血、恶阻者阻胃中水之说，从一个侧面反映了胞阻与恶阻的共性及特质。妊娠呕恶，以其胎结胞宫，冲气不和，而致胃逆，是谓恶阻。其轻者，往往因胎元渐旺，冲任气和而胃逆自平，可不药而愈。若因母体素自胃虚，或宿伏饮邪，或肝胃失和，而其呕恶难止，甚或渐行加重，此于妊娠而论，乃恶阻之重。必予审证求因，审因论治，方可保全胎元母身之平安。

《呕吐哕下利病篇》曾言：诸呕吐谷不得下者小半夏汤主之（第12条），胃反呕吐者大半夏汤主之（第16条），干呕吐逆吐涎沫，半夏干姜散主之（第20条）。意其呕吐之证，多与胃虚中寒、饮阻气逆相关。今曰妊娠呕吐不止者，此恶阻之重症也。主以干姜人参半夏丸，实大小半夏汤及半夏干姜散之合方化裁，据方测证，则知其病机，仍不离胃虚中寒、饮阻气逆之本质。然人参干姜，为理中汤之半，以温中补虚为主。半夏生姜，禀半夏汤之旨，降逆止呕为要。参酌《痰饮病篇》小半夏加茯苓汤之义，则知本证仍以中虚胃寒气逆为根本，而饮邪之有无，则无关大局。是以本证之呕，或吐食糜，或呕清涎，必其气清冷，并伴恶寒肢凉、口淡纳差；舌白苔滑，脉沉缓弱等症。

值得申明者，本方干姜半夏，俱属后世所谓妊娠禁忌之品。《素问》曾言："妇人重身，毒之如何？岐伯曰：有故无殒，亦无殒也。"程钟龄因谓，有病则病当之，故毒药无损乎胎气。此辨证用药之理，为中医临证之精髓，固然无谬。然实践之中，仍应小心求证，以防万一。

◈名案选录◈

林善星医案：林某，女，26岁。停经2个月，胃纳不佳，饮食无味，倦怠嗜卧，晨起头晕恶心，干呕吐逆，口涎增多，时吐痰涎宿食。自知恶阻，未以为意。延宕近1个月，渐至水饮不入，食入则吐，所吐皆痰涎清水，稀薄澄澈，动则头晕眩掉，时时呕吐增剧。始延诊治。诊其脉虽细，但滑象明显，面色苍白，形容憔悴，赢瘦衰弱，无力以动，闭眼畏光，面里踡卧；舌色淡，苔白而滑；口中和，四末冷，胸脘痞塞不舒；

二便如常而量少。脉证合参，一派虚寒之象毕露。干姜4.5g，党参9g，法半夏4.5g。水煎，每天1剂。连服3剂，呕吐大减，略能进食稀粥和汤饮。再服3剂，呕吐俱停，但饮食尚少，继以五味异功散调理而安。7个月后顺产一男婴。（引自《中医杂志》1964年第9期）

原文 妊娠小便难，饮食如故，当归贝母苦参丸主之。（7）

当归贝母苦参丸方：男子加滑石半两。

当归　贝母　苦参各四两

上三味，末之，炼蜜丸如小豆大，饮服三丸，加至十丸。

解读 本条论妊娠小便难证治。

小便难者，小便排出困难，临床多表现为溺时或痛或涩或闭，或量短，或次少，总与正常之小便量次及排尿通畅之状相异。而其成因，或责之邪实，或咎之正虚。邪实者湿热痰瘀之阻滞，正虚者气血阴阳之匮乏。甚或二者皆见，互为因果。

今曰妊娠饮食如故，显然中焦气和，受纳转输正常。而见小便难者，其病位偏于下焦，不言自明。治以当归贝母苦参丸，则知其病性关乎湿热，而气血同病。湿热瘀阻，血亏气郁，小便淋漓不畅，甚或滞涩疼痛，而与淋病相类。其脉或细或滑，其舌或红或绛，口燥苔黄，心烦气闷，总是可见之症。方以当归养血和血，贝母利气清源，苦参泄热利湿，白蜜润燥滑利，上下同治，三焦并调，气血兼顾，而为治淋通闭另辟蹊径。与前之《消渴小便不利淋病篇》蒲灰散、滑石白鱼散相较，其清热和血利窍通闭功用虽相雷同，而独具利肺宣气、畅源达流之效。

◈ 名案选录 ◈

赵守真医案：樊氏，青年农妇。体素不健，夏伤湿热，饮食如常，而小便不利，有涩痛感。他医予服五苓散去桂加滑石不应，易服八正散亦不应，迁延半月，精神饮食减退，肢倦无力，不能再事劳作，转邀余治。切脉细滑；面色惨淡，气促不续，口干微咳，少腹胀痛，大便黄燥，小便不利而疼。此下焦湿热郁滞与上焦肺气不宣，上下失调故尿闭不通。如仅着重下焦湿热，徒利何益。因师古人上通下利之旨，用宣肺开窍诸品，佐渗利清热药为引导，当可收桴鼓之效。拟用当归贝母苦参丸（改汤）加桔梗、白蔻仁、鸡苏散等。是以桔梗、贝母、白蔻仁开提肺窍，苦参、鸡苏散入膀胱清热利水，当归滋血以补不足。2剂而小便通利，不咳，尿黄而多。更以猪苓汤加海金砂、瞿麦滋阴利水，除积清热，数剂小便清，饮食进，略为清补即安。（引自《治验回忆录》）

原文 妊娠有水气，身重，小便不利，洒淅恶寒，起即头眩，葵子茯苓散主之。（8）

葵子茯苓散方：

葵子一斤 茯苓三两

上二味，杵为散，饮服方寸匕，日三服，小便利则愈。

解读 本条论妊娠水气证治。

水气者，水邪壅盛而泛溢内外所致之病症也，而以水肿为其特征，多与肺脾肾三脏功能失调密切相关。

妇人平素病水者，例与《水气病篇》所论相同。若乎妊娠病水者，则与胎元结于胞宫、下焦气化失调相关，属后世子肿之类。

夫水津之敷化运布，宣于上，制于中，决于下。下焦肾与膀胱，化气行水，泄其浊液，升其清津，如此则使津液代谢有度，而无水邪留滞之患。今胎元结胞，碍其气化，水津运布失常，停而为患。蓄于州都者，小便不利；泛于肢体者，身重形肿；饮逆清窍者，起即头眩；湿郁营卫者，洒淅恶寒。见症多端，而以身重形肿小便不利为其审证之关键。下焦决渎之不利，则是其病机之窍要。治宜利水通阳，方用葵子茯苓散。就其方义而言，与五苓散并无本质之异。然以葵子之滑利，恐有动胎之嫌，用之宜慎。

原文 妇人妊娠，宜常服当归散主之。（9）

　　　　当归散方：

　　　　当归　黄芩　芍药　芎䓖各一斤　白术半斤

　　　　上五味，杵为散，酒饮服方寸匕，日再服。妊娠常服即易产，胎无疾苦。产后百病悉主之。

解读 本条论血虚湿热胎动不安治法。

妊娠中期，其胎自动，动而有节，缓急有度，此乃化育之旺盛，生机之萌动，实为孕期之佳兆。若乎未至即动，或动而太过，或动而复停，或至期未动，俱属胎动异常。以其化育失常，恐有不测之虞。如此宜乎审其情，辨其因，而予安养之。

今以当归散主之，药用归芎芍药，养血和血，保元安胎。黄芩清热除湿，白术健脾化湿。知其胎动不安，责之肝脾不和，血虚湿热。故其孕妇，每每形瘦性急，素有肝虚血亏之情，孕前月事不调，或曾半产漏下。孕后神疲头晕，食少体倦，烦热眠差；舌红苔腻，脉弦细滑。胎动不安，甚或腹痛漏红。以当归散调之，和血清热、调肝理脾，可望保全。其方后注语，不应拘泥。夫安胎之要，调母气之偏盛偏衰是也。若母气平和，不必药之。

《名案选录》

朱丹溪医案：一妇人三十余，或经住，或成形未具，其胎必堕。察其性急多怒，色黑气实，此相火太盛，不能生气化胎，反食气伤精故也。因令住经第二月，用黄芩、白术、当归、甘草，服至三月尽，止药，后生一子。（引自《古今医案按》）

原文 妊娠养胎，白术散主之。（10）

白术散方：见《外台》。

白术　芎䓖　蜀椒三分去汗　牡蛎

上四味，杵为散，酒服一钱匕，日三服，夜一服。但苦痛，加芍药；心下毒痛，倍加芎䓖；心烦吐痛，不能食饮，加细辛一两，半夏大者二十枚。服之后，更以醋浆水服之。若呕，以醋浆水服之；复不解者，小麦汁服之。已后渴者，大麦粥服之。病虽愈，服之勿置。

解读 本条论脾虚寒湿胎动不安证治。

人有肥瘦，质有阴阳。是以妇人怀孕，随其脏气之阴阳偏盛，而有寒热之异。其阴阳平和者，自是化育有常，母胎无虞。若形瘦偏热者，虚火动胎，则宜当归散以养血清热而安胎；若形肥多寒者，寒湿阻遏，胎动不安。并兼畏寒肢凉，食少神疲，腹痛欲呕，大便溏稀；脉沉缓弱，舌淡苔白诸象。治以白术散，所谓君以白术安胎、臣以川芎养胎、佐以蜀椒温胎、使以牡蛎固胎是也。其治以脾虚寒湿为主，而兼调肝郁，川芎蜀椒之功也。其方后注强调酒服，与前之当归散相同，突出和血调脉在安胎方面的特殊意义。原方牡蛎剂量缺，《外台秘要》载方牡蛎二分。

此与前条，以阴阳寒热之对应，揭明辨证安胎之理，颇具指导价值。

《名案选录》

朱丹溪医案：治一妇，有胎至三个月左右即坠，其脉左大无力，重取则涩，乃血少也。以其妙年，只补中气，使血自荣。时正初夏，浓取白术汤，加黄芩末一钱，服之三四两，得保全而生。（引自《古今医案按》）

原文 妇人伤胎，怀身腹满，不得小便，从腰以下重，如有水气状，怀身七月，太阴当养不养，此心气实，当刺泻劳宫及关元，小便微利则愈。见《玉函》。（11）

解读 本条论伤胎证治。

妊娠七月，其胎受养于手太阴肺。今因心气实而火刑金，肺伤而不能调气肃降，以致胎气不顺，胞系了戾，州都失节，故而少腹胀满而不得小便。下焦气机郁滞，故腰髋腿脚沉重，如水气之状。此之伤胎，实因肺伤而气血不调，气郁而胞系了戾，故曰太阴当养不养，下焦郁滞，气血失畅而胎伤。胞系者，膀胱之系也，参阅《妇人杂病篇》第19条。

其腹满之状，与胎胀相类，而成因有别。前之妊娠六七月其胎愈胀者，寒凝气滞于胞宫，胎气壅滞不畅而满（第3条）。而此条腹满，则是州都气化不利，水津难泄而胀，故曰小便微利则愈。

简言之，本条所论妊娠七月腹满小便不利，乃因心火气盛而肺伤，肺金难行清肃之职，以致下焦气化不利。故治从其本，泻心火而清上源，刺劳宫穴以泻心，刺关元穴以调气，火消金清，则上下通调，决渎复常。然劳宫、关元之穴，刺之不当，恐妨胎育，慎之。揆度其情，似可选用导赤散加桑皮茯苓杏仁之类，以药代针。

【小结】

本篇论述妇女妊娠期间常见的各种病症及其证治方药，对妊娠调护具有现实意义。

男精女血，结于胞中，育形赋神，是谓妊娠。胎元化育，有赖冲任气血。而肝为血海，脾主生化，是妊娠之始，虽源于肾中真精天癸之潮汐，而胎珠既凝，则必赖肝脾之养育，乃得化形赋神。此妇人妊娠之生理，而为妊娠病证辨治之理源。

胎元初结，太冲脉气暂失其和，而致阳明胃逆，呕恶不食，谓之恶阻。其轻者，食养调护，以待其和。不瘥者，多因脾胃不足，肝脾失调，可以桂枝汤调理肝脾，和中降逆（第1条）。其重者，每兼痰饮冲逆，主以干姜人参半夏丸（第6条）。

妊娠腹痛，或为癥胎互见，或为胞脉阻滞。癥胎互见者，抑癥保胎，桂枝茯苓丸主之。亦有癥病无胎而下血腹痛者，亦可用之（第2条）。有因子脏失闭、寒气内入、阳虚寒凝于胞者，腹痛恶寒而胎胀，主以附子汤（第3条）。有因胞阻胎漏、血虚而滞之腹痛者，主以胶艾汤（第4条）。有因肝郁脾虚、水血互滞而腹痛绵绵者，主以当归芍药散（第5条）。

妊娠小便难者，湿热瘀阻，血亏气郁，主以当归贝母苦参丸（第7条）。而形肿身重小便不利者，水停于下，泛溢于外，冲逆于上，主以葵子茯苓散（第8条）。

妊娠胎动异常，甚或腹痛漏红者，常有半产之虑。因于血虚有热、脾湿相兼者，主以当归散（第9条）。因于脾虚寒湿、肝脾不调者，主以白术散（第10条）。

更有妇人伤胎者，症见腹满不得小便，腰以下重如有水气状，其情类于胎胀或妊娠小便难，然其因机责之心火刑金，肺失清肃，下焦气郁，故以针刺劳宫关元以泻心火而顺胎气（第11条）。

本篇论治强调肝脾同调，于后世妊娠病证之辨治，具有很强的指导意义。其辨证用药、不拘于毒药伤胎之禁忌，是《黄帝内经》有故无殒治法思想的实证范例。

妇人产后病脉证治第二十一

题　解

本篇论述妇女产后常见病证的辨治。

妇人产后，冲任亏虚，气血不足而兼余瘀留滞，因之外易感风寒诸邪，而为虚人外感。内易因饮食劳伤，而致气血失调、胃肠逆乱诸证。故有产后病痉、郁冒、大便难、中风、下利、呕逆等病证，因人因时因情而异。治之仍宜辨证求因，审因论治，总以扶正为本，而祛邪为标。

原文　问曰：新产妇人有三病，一者病痉，二者病郁冒，三者大便难，何谓也？师曰：新产血虚，多汗出，喜中风，故令病痉；亡血复汗，寒多，故令郁冒；亡津液，胃燥，故大便难。（1）

解读　本条论产妇常见三证之病机。

妇人新产，气血骤虚，余瘀留滞，阴阳未平，是以常易违和。曰新产妇人有三病者，谓其痉病、郁冒、大便难，此三者，往往易见于产后是也。

痉之为病，或虚或滞，总属筋脉失养而拘挛。夫肝主筋而血濡以柔之，故筋脉和顺而张弛有度。是以阴血虚者筋急，其理不言自明。而阳气之虚，无以温煦推动，则寒凝血滞，仍是筋挛之象，阳气者，柔则养筋，此之谓也。

上论正虚致痉，而邪实者，气血郁滞，筋脉亦失其养，故仍有痉病之发。《痉湿暍病篇》论汗家疮家等因虚致痉之外，更详论刚痉、柔痉、实热痉等证治，即知邪实于痉证发病之重要意义。

今曰新产血虚，多汗易中风，是既虚且滞，筋脉易失其养，故令病痉，其治可选栝蒌桂枝汤，酌加养血柔筋之品。

郁冒者，郁为郁结而气不舒，冒为昏冒而神不清也（《伤寒明理论》）。而其机理，经云郁冒不知人，是寒热之气乱于上也（《素问·至真要大论》）。由此可知，因气郁而头目昏蒙如物所罩、神识欠清者，是谓郁冒。妇人产后，血气亏虚，营卫不和，多汗肌疏，每易招邪入中，以致气机郁滞，头目昏冒。揆其机理，可选桂枝新加汤之类，调营卫而疏风邪，补气血而宣郁滞。

大便难者，大便或溏或结或燥，必排出困难是也。或责之湿阻，或咎之气虚，或缘于热结，种种不一，而以血虚津亏便燥，于妇人产后最为多见。故曰亡津液胃燥，故大便难。其有兼虚热者，润肠通便而兼清热，内服麻仁丸、五仁丸或养血润肠丸，外用蜜煎导或猪胆汁导，俱属对证之选。若乎阳虚寒滞者，可选济川煎之类。他如柴胡、承气之类，特定情况下亦可酌情而用。总在辨证论治之原则下，灵活处理。

読金匱

472

原文　产妇郁冒，其脉微弱，呕不能食，大便反坚，但头汗出。所以然者，血虚而厥，厥而必冒。冒家欲解，必大汗出。以血虚下厥，孤阳上出，故头汗出。所以产妇喜汗出者，亡阴血虚，阳气独盛，故当汗出，阴阳乃复。大便坚，呕不能食，

小柴胡汤主之。_{方见呕吐中。}（2）

解读 本条论产后郁冒便坚证治机理。

上论郁冒之机，亡血复汗而寒多，是因虚召风，风壅于上而致冒，强调外邪之侵袭。而本条复论其理，则突出正虚之内因。亡阴血虚，阳气独盛，产后之阴阳偏颇，必汗出以损阳就阴，进而重建衡态，"故当汗出，阴阳乃复"。此产妇常自多汗之缘由，乃机能自复之征兆。

然汗出召风，风寒外束，阳不得泄；且血虚不敛，阳浮于上。故曰：血虚下厥，孤阳上出。血虚而厥，厥而必冒。厥者，气逆也。又厥者，手足逆冷者是也。

以其阳厥于上，胃气随逆，则呕不能食，阳不外达，逼津上越，则头额汗出。脉来微弱者，产后阴血之亏。大便坚结者，胃肠失润之象。

此正虚邪犯、表里同病、气机逆乱之证，治宜外散风寒，内疏郁气，故主以小柴胡汤。

《伤寒论·太阳病下篇》原文第148条曰："伤寒五六日，头汗出，微恶寒，手足冷，心下满，口不欲食，大便硬，脉细者，此为阳微结，必有表复有里也。"其治以小柴胡汤，恰与本条所论，相互发明。《伤寒论·阳明病篇》原文第230条谓"上焦得通，津液得下，胃气因和，身濈然汗出而解"，表明本方内外兼顾、扶正散邪，正是本病的对之剂。至于血虚肠燥未予阴柔者，以其呕恶气逆，恐碍胃妨气而已。待其内外宣通、三焦调畅之后，脾胃气和，则气血生化有源，而阴血之虚，则可寄望于食养自复。

解读 本条论阳明胃实证治。

本条承前，续论产后调理之法。

前之郁冒便坚，服小柴胡汤宣通内外，调畅上下，而呕止能食，便通冒开，是为佳象。此时宜乎清淡缓补，澄心静虑，以养气血来复。以产后仍虚，新瘥未复，胃肠生气虽启尚弱，若强食大补，必致病复，是谓食复。是以七八日后，因发热烦闷，腹满胀痛，大便复结，脉沉滑实，舌苔黄厚，此乃胃实之证，宿食内滞胃肠，必以苦泄之品，以复胃肠虚实更替之常，故主以大承气汤。

此产后体虚不避承气，亦有故无殒之义。然临证之际，可参酌大小之制，缓急之异，而灵活择用承气诸方。且宜中病即止，勿伤胃气。

读金匮
—
474

◆ 名案选录 ◆

曹颖甫医案：姻亲之女，产后六七日，体健能食，无病，忽觉胃纳反佳，食肉甚多。数日后，日晡所，觉身热烦躁，中夜略瘥，次日又如是。延恽医诊，断为阴亏阳越。投药五六剂，不效。改请同乡朱医，谓此乃桂枝汤证，如何可用养阴药？即予轻剂桂枝汤，内有桂枝五分，白芍一钱。二十日许，病益剧。乃延余诊。知其产后恶露不多，腹胀，予桃核承气汤，次日稍愈。但仍发热，脉大，乃疑《金匮》有产后大承气汤条，得毋指此证乎？即予之：生大黄15g，枳实9g，芒硝9g，厚朴6g。服后，当夜不下，次早方下一次，干燥而黑。午时又来请诊，谓热已退，但觉腹中胀，脉仍洪大，嘱仍服原方。实则依余意，当加重大黄，以病家胆小，姑从轻。次日，大下五六次，得溏薄之黑粪，粪后得水，能起坐，调理而愈。独怪近世医家遇虚羸之体，虽大实之证，不敢竟用攻剂。不知胃实不去，热势日增，及其危笃而始议攻下，惜其见机不早耳！（引自《经方实验录》）

原文 产后腹中疞痛，当归生姜羊肉汤主之；并治腹中寒疝，虚劳不足。（4）

当归生姜羊肉汤方：见寒疝中。

解读 本条论产后腹痛血虚里寒证治。

形不足者，温之以气；精不足者，补之以味。《阴阳应象大论》此语，互文见义，对形气阴精之虚损，强调以气味厚重者温而补之。此于虚劳匮乏之病证，具有重要的指导意义。

今妇人产后，血气虚乏，寒气内生，以致精神萎靡，倦怠嗜卧，畏寒肢凉，食少纳呆，腹痛绵绵，喜温喜按，舌淡脉弱。诸般征象，例同虚劳不足，故以当归生姜羊肉汤，温中补虚，养血散寒。参阅《腹满寒疝宿食病篇》第18条。

◈ 名案选录 ◈

谢映庐医案：周先生内人，冬月产后，少腹绞痛，诸医称为儿枕之患，去瘀之药，屡投愈重，乃至手不可触，痛甚则呕，二便紧急，欲解不畅，且更牵引腰胁俱痛，势颇迫切。急延医相商，咸议当用峻攻，庶几通则不痛。余曰：形羸气馁，何胜攻击？乃临产胎下，寒入阴中，攻触作痛，故亦拒按，与中寒腹痛无异。然表里俱虚，脉象浮大，法当托里散邪，但气短不续，表药既不可用，而腹痛拒按，补剂亦难投，仿仲景寒疝例，与当归生姜羊肉汤，因兼呕吐，略加陈皮、葱白，一服微汗而愈。处方：黄芪、人参、当归、生姜、羊肉（煮汁煎药）。如恶露不尽，加桂行血。（引自《谢映庐医案》）

原文 产后腹痛，烦满不得卧，枳实芍药散主之。（5）

枳实芍药散方：

枳实（烧令黑，勿太过） 芍药等分

上二味，杵为散，服方寸匕，日三服，并主痈脓，以麦粥下之。

解读 本条论产后腹痛气滞血郁证治。

妇人产后之病理生理，气血亏乏而余瘀留滞，或偏于虚，或偏于滞，或逢新感，或伤食积，而每多腹痛满胀之疾。前论血虚里寒之偏虚腹痛，理当治以温养缓急。而本条所论，则以腹痛而兼满胀烦闷为特点，主以枳实芍药散，其情自属气血郁滞而偏实之类。

症见腹痛，药用枳芍，其气滞血郁之情，显而易见。观其枳实烧黑存性，方后注并主痈脓，此皆血分郁滞之明证。其痛因气郁而满胀为甚，然不喜按压。腹胀疼痛，往往波及胸膺，扰及心神，因而心胸满闷，卧起不安。其舌或红或暗，其脉或沉或弦，总是气滞血郁之苗窍。治以枳实芍药散，利气开痞，和血止痛。而与前条之虚寒，虚实对举，寒热互衬，以明产后腹痛之治，仍当审证求因，审因论治。

◈ **名案选录** ◈

刘道谦医案：吴某，24岁。因产后腹痛，经服去瘀生新药而愈。继因深夜贪凉，致皮肤浮肿，气息喘急。余意腹痛虽愈，究是瘀血未尽，为今病皮肤肿胀之原因。是荣血瘀滞于内，复加外寒滞其卫气，且产后腹痛，病程已久，元气必亏。治应行血而勿伤正，补虚而莫助邪。用枳实芍药散，以枳实行气滞，芍药行血滞，大麦粥补养正气，可算面面周到。服完后，肿消喘定，夙疾皆除。（引自《湖南中医医案选辑·第一集》）

原文 师曰：产妇腹痛，法当以枳实芍药散，假令不愈者，此为腹中有干血着脐下，宜下瘀血汤主之；亦主经水不利。（6）

下瘀血汤方：

大黄二两　桃仁二十枚　䗪虫二十枚（熬，去足）

上三味，末之，炼蜜和为四丸，以酒一升，煎一丸，取八合顿服之，新血下如豚肝。

解读 本条论产后腹痛瘀血内结证治。

前论产后腹痛有虚实之辨，虚者血虚内寒，实者气血郁滞。而本条之义，则重在与前条比照，强调产妇腹痛属实者，而有气血、轻重、久暂之辨与治。

产后腹痛属实，每属气滞血郁，例如上条，治以枳实芍药散，破气行滞，自当获效。今服后腹痛不愈，而断言"此为腹中有干血着脐下"，说明其情较之前证，一者，病偏血分，瘀结更甚而时久。须知阴血之性本自濡润，而言干血者，多是瘀滞日久，浊血渐干而凝结，痼积成块而难移。《虚劳病篇》所言之"内有干血"，其理相同。二者，病偏下焦，位限脐下。故以少腹脐下疼痛不移、刺痛难忍、硬痛拒按为特点，而兼恶露量少不畅，紫暗多块，舌暗脉涩等。治宜破血逐瘀以止痛，主以下瘀血汤，其方既有大黄蟅虫丸之意，亦具抵当丸之韵，诚为下瘀去恶的良剂。服后瘀血骤下，色如豚肝，此乃瘀去新生之兆。

◈ 名案选录 ◈

　　姜春华医案：何某，女，26岁。月经常衍期，经来量少，腹痛拒按，色紫黑成块，有血块排出后，痛即缓解。舌边瘀紫，苔薄白，脉沉涩。证属癥瘕积聚，瘀血阻滞。用下瘀血汤加减：桃仁6g，大黄6g，蟅虫3g，桂枝9g，芍药24g，甘草6g，香附9g。7剂。（引自《辽宁中医杂志》1986年第7期）

原文　产后七八日，无太阳证，少腹坚痛，此恶露不尽；不大便，烦躁发热，切脉微实，再倍发热，日晡时烦躁者，不食，食则谵语，至夜即愈，宜大承气汤主之。热在里，结在膀胱也。方见痉病中。（7）

解读　本条论产后腹痛瘀热内结证治。

　　本条文义，颇类《伤寒论·太阳病中篇》所论瘀热互结下焦之蓄血证，然成因各有不同。

产后气血虽亏，而余瘀未尽，此其常也，故有前文枳实芍药散、下瘀血汤之治。今以少腹坚硬而痛、恶露不尽、下而不畅者，此瘀结下焦，与前条下瘀血汤所治脐下干血之证情，理致无异。盖膀胱、胞宫，皆位于脐下，而统属于下焦是也，故互文见义而曰结在膀胱。观《伤寒论·太阳病篇》蓄血证诸条，并参热入血室诸条之论，可明其理。

伤寒太阳表邪未解。循经入腑而犯下焦血分，以致瘀热互结，血蓄下焦，谓之热结膀胱。其热之源，源于外邪，故先有表复有里。本证之热，源于血瘀郁热，此其一也。其二，产后胃气虚乏，而屡进补益，以致食积热郁。故曰产后七八日，无太阳之表证，唯下焦胞宫之瘀热，与阳明食积之郁热，是谓热在里而非表也。

胞络瘀者少腹坚痛、恶露不尽；胃肠滞者不大便、日晡烦躁而热甚。以其食积，而有大腹之胀痛。不能食者，热壅胃滞，难以受纳。食则谵语者，强食则浊热冲心而神识逆乱，胃络通心是也。夜者，阴也。阳热之证，得天阴之制，而病势暂挫，故曰至夜即愈。

关于"切脉微实，再倍发热"之语，大略意在胃肠邪实，热势偏重。以其文辞似有断续，难以随文演绎，畅达其义，故存疑待考。

就临床实际而论，产后高热，多属于产褥热范畴。其因或外感邪毒，或内伤瘀滞，而皆以气血虚亏为其本。邪毒外侵者，往往进展迅速，每无表证之先行，类于温病伏邪发于气分。瘀滞化毒者，则类于伏邪发于心营。无论发自气分营分，终将累及心神，而见谵妄狂乱之症。

本条所论之证，血分瘀滞，气分胃实，故治以大承气汤，通腑泄热，兼以化瘀，此治偏于气分，待便通热泄之后，可酌情继以下瘀血汤，以调其血。若径投桃核承气汤或抵当汤之类，则气血并调，固无遗漏，然毕竟有耗血之嫌，此于产后虚体，多有顾虑。若乎营血热甚，清窍闭阻，则清营汤、犀角地黄汤之类，必不可少。而安宫牛黄丸、至宝丹等品，可应不时之需。

本条与第3条，同是产后七八日发热，而前条单论胃实，乃中焦胃肠食滞热积。本条则属恶露不尽而兼胃实，是中下二焦俱滞而气血同病。治虽同法，而预后转归仍有不同。

原文 产后风续之数十日不解，头微痛，恶寒，时时有热，心下闷，干呕，汗出，虽久，阳旦证续在耳，可与阳旦汤。即桂枝汤，方见下利中。（8）

解读 本条论产后中风证治。

阳旦之名，见于《伤寒论·太阳病上篇》原文第30条。据《辅行诀》所载，阳旦者，升阳之方。小阳旦汤药物组成即桂枝汤，大阳旦汤即小建中汤加参芪。

产后气血虚亏，汗多肌疏而易感外邪。若摄养不当，感受风邪，谓之产后中风。其证头痛恶寒、发热汗出，此风袭肌表、营卫失和之象，不必赘言。而心下烦闷、干呕者，此因肺气失宣而胃气不降之象，与《伤寒论·太阳病上篇》原文第12条"鼻鸣干呕"同义。

以其正虚体弱，风邪不甚，相争不已，故迁延日久而不愈。治之仍宜桂枝汤，既以解肌祛风而和营卫，更能理脾扶中而调阴阳。实乃内外兼顾、攻补并举之方略，于此产后伤风者，恰属至当之策。

关于阳旦汤之争，有桂枝汤、桂枝汤加黄芩、桂枝汤加附子、桂枝汤加芩芍等观点，各有所据，然俱以桂枝汤为基础。另据陶氏《辅行诀》之义，阳旦为升阳补阳之剂，则阴柔之品，自不合宜。且其阴旦之方，以扶阴为要，俱以柴芩芍药为主。故而阳旦汤为桂枝汤加黄芩、芍药之类，似为不确。

原文　产后中风，发热，面正赤，喘而头痛，竹叶汤主之。（9）
　　　　竹叶汤方：

　　　　竹叶一把　葛根三两　防风　桔梗　桂枝　人参　甘草各一两　附子一枚（炮）　大枣十五枚　生姜五两
　　　　上十味，以水一斗，煮取二升半，分温三服，温覆使汗出。颈项强，用大附子一枚，破之如豆大，煎药扬去沫。呕者，加半夏半升洗。

解读　本条论产后中风阳虚证治。

　　前论产后汗多肌疏而易感外邪，谓之产后中风。其证之机转，与《伤寒论》太阳中风虽源自一流，因其产后体虚，固有所异，而属虚人外感之类。其虚不显者，重在疏风，故治以阳旦汤。

　　本条所言，则意在强调体虚之情，而虚实并论。曰产后中风，则发热恶风寒，头痛身疼，鼻鸣喘息，此风邪犯表应有之义。

　　曰其面正赤者，联系《伤寒论·太阳病中篇》原文第48条之面色缘缘正赤，则其机理当为风壅阳郁，而无汗少汗之意，自寓其中，此其一也。其二，产后气血双虚，阴不恋阳，虚阳上浮，是为戴阳。其红似丹，其色娇艳，游移不定而无根，按之青白，久久不复。此际也应无汗，若汗多淋漓者，则常是阳脱之兆。《伤寒论·厥阴病篇》原文第366条其面戴阳必郁冒汗出而解之语，也示其虚阳之壅遏，每每无汗。

因而可知，本证之面赤，既是风壅之象，亦复阳越之征，总是常伴无汗少汗，而与寻常中风征象有异，盖因其里虚故也。以此而论，则神疲体倦、气喘难续、脉来浮虚，舌淡苔白等，不言自明。

《伤寒论·太阳病篇》有桂枝新加汤、桂枝加附子汤，以治中风兼虚者。观本条所用之方，则以参附甘草补虚扶阳，桂葛防风竹叶桔梗疏风散邪，重用姜枣，既调营卫而疏表邪，且和中州以培化源。姜量之独大，寓其证情常兼呕逆之象。方名竹叶而伍以葛根，意其风阳化热，虚烦热渴较为突出，证情已有渐涉阳明之趋势。

《名案选录》

谭日强医案：患者产后10余日，恶露已净，因洗澡受凉，症见发热恶寒，头痛项强，身疼无汗；舌质淡，脉浮紧无力等。予以竹叶汤，药进2剂则汗出热退而瘥。（引自《金匮要略浅述》）

原文 妇人乳中虚，烦乱呕逆，安中益气，竹皮大丸主之。（10）
竹皮大丸方：

生竹茹二分　石膏二分　桂枝一分　甘草七分　白薇一分

上五味，末之，枣肉和丸弹子大，以饮服一丸，日三夜二服。有热者倍白薇，烦喘者加柏实一分。

解读 本条论产后虚烦呕逆证治。

产后中风，常见呕逆，盖肺逆而胃亦逆也。而产后亦有不因外感而呕逆者，或虚寒，或虚热，皆因产伤气血，寒热失调，而有胃逆不和之象。

本条文辞简约，然则字字珠玑。首出病机，次言症状，再立治法，殿以方药，环环相扣，层次分明。

妇人产后乳中，气血亏虚，阴阳失调。阴血不足，阳气劳乏，则虚热内生，气逆不顺，是以虚热烦乱，卧起不安，呕恶气逆，纳食不香。故曰乳中虚而烦呕，治宜安中益气，清热降逆，方用竹皮大丸主之。

其方隐然有竹叶石膏汤之韵味。方用竹茹石膏，清热除烦而降逆。白薇退虚热，桂甘化阳气。更以枣肉滋养脾胃，佐甘草以安中益气。全方清虚热，益气血，降胃逆，于气阴两伤之虚烦呕逆者，确属的对之剂。

❀ 名案选录 ❀

何任医案：华某，女，31岁。产后3月，哺乳，身热7～8天，偶有寒栗状，头昏乏力，心烦喜躁，呕逆不已，但吐不出；脉虚数，舌质红苔薄。以益气安胃为主：淡竹茹9g，生石膏9g，桂枝5g，白薇6g，生甘草12g，制半夏9g，大枣5枚，2剂。药后热除，寒栗解，烦乱平，呕逆止，惟略头昏，复予调治痊愈。（引自《北京中医学院学报》1983年第3期）

原文 产后下利虚极，白头翁加甘草阿胶汤主之。（11）

白头翁加甘草阿胶汤方：

白头翁　甘草　阿胶各二两　秦皮　黄连　柏皮各三两

上六味，以水七升，煮取二升半，内胶令消尽，分温三服。

解读　本条论产后热利阴伤气弱证治

前论产后大便难，此则论其下利，以明产后胃肠传导藏泄失职之全貌。

下利一证，必辨虚实寒热，此于《呕吐哕下利病篇》论之甚详，而产后之利，也不越此。唯产后气血不足，利多兼虚，或气虚，或阴伤，此其常态是也。

今曰产后下利而虚极，治以白头翁汤而加甘草阿胶者，显然虚实夹杂，不得纯以实证或虚证视之。

前论白头翁汤，主治热利下重（《呕吐哕下利病篇》），证属湿热伤络之痢疾，以腹痛、下利赤白、里急后重为其特征。其病性属热实，其邪犯及营血。热伤营阴，其阴必耗；壮火食气，其气必弱。况乎下利发于产后，气血早已亏耗，故而其证虚实相兼。邪实者，湿热也；正虚者，血气也。是以下利热灼、脓血混杂、里急后重、腹痛腹胀、口渴心烦之外，尚兼少气神疲、头晕心悸、面色少华、肌肤枯萎、舌红脉虚等象。

白头翁汤清热燥湿解毒止痢，加阿胶滋养阴血，甘草和中益气，攻补兼施，冀其周全。

《名案选录》

张聿青医案：庞左，下痢不止，所下皆属紫瘀之色，口燥舌干；脉细微，舌苔灰滞。湿热伤营，清津不司流布，恐元气难支，虚中生变。黄柏炭6g，北秦皮4.5g，杭白芍6g（甘草0.6g煎汁收入），橘白3g，当归炭

读金匮
—
484

6g，牡丹皮炭4.5g，川连炭1.2g，炒扁豆衣9g，白头翁9g，炒槐花6g。服后下痢大减，血亦大少，然仍赤腻色鲜，口燥舌干。湿热迫伤营分，再参养血和营：川连炭1.5g，白头翁9g，白芍4.5g，北秦皮4.5g，牡丹皮炭6g，扁豆衣9g，驻车丸12g，茯苓9g。三诊下痢已止，然阴分损伤不复，口燥，多梦纷纭，再养血和阴：阿胶珠9g，牡丹皮炭6g，甘草0.6g，川雅连0.6g，杭白芍4.5g，金石斛9g，当归炭9g，茯神9g，炒枣仁6g，生山药9g。（引自《张聿青医案》）

【附方】

原文 《千金》三物黄芩汤：治妇人在草蓐，自发露得风，四肢苦烦热，头痛者与小柴胡汤；头不痛但烦者，此汤主之。

黄芩一两　苦参二两　干地黄四两

上三味，以水八升，煮取二升，温服一升，多吐下虫。

解读 本条论产后四肢烦热证治。

本条所论，仍属产后外感之范畴。曰妇人在草蓐者，即产后卧榻之义。自发露得风者，谓其产后调摄不当，当风受邪之意。外感发热，在太阳者，发热恶风、头痛脉浮。在少阳者，寒热往来、头痛脉弦。在阳明者，壮热不寒、头痛脉大。今曰因四肢发热而苦烦，其热未甚，而不恶风，显然邪非在表，不属阳旦之证。亦非纯里，不类白虎之证。其证汗出不畅，热势未甚，心烦郁闷，头痛偏侧，当属邪留表里之间的少阳证象。其典型者，自是寒热往来、胸胁苦满、口苦脉弦。其不典型者，烦热抑郁、头痛汗少、舌红脉弦，所谓但见一证便是，不必悉具是也。治以小柴胡汤，透达表里，宣通上下。

若其烦热因于产后阴亏血热、而兼下焦湿热内蕴者，或阴痒，或便滞，必虚悸少眠、心烦易怒。其脉或数或滑或细，舌质必红而苔少或腻。治以生地黄养血清热，芩参清热燥湿。其方虽简，滋燥并行，清养相合，确为产后湿热之良方。

原文 《千金》内补当归建中汤：治妇人产后虚羸不足，腹中刺痛不止，吸吸少气，或苦少腹中急摩痛引腰背，不能食饮；产后一月，日得服四、五剂为善，令人强壮宜。

当归四两　桂枝三两　芍药六两　生姜三两　甘草二两　大枣十二枚

上六味，以水一斗，煮取三升，分温三服，一日令尽。若大虚，加饴糖六两，汤成内之，于火上暖令饴消。若去血过多，崩伤内衄不止，加地黄六两、阿胶二两，合八味，汤成内阿胶。若无当归，以芎䓖代之；若无生姜，以干姜代之。

解读 本条论产后气血亏虚腹痛证治。

妇人产后，气血大伤，神疲少气，心悸头晕，虚乏无力，食饮难进。余瘀留滞，脉络不和，是以腹中刺痛时作，或少腹拘挛，痛引腰背。此虚中夹实、气血失和之象，重在本虚，治宜甘温补益，建中培源，故主以小建中汤，加当归以养血和络。其方辛甘化阳调补中土而益化源，酸甘化阴以缓急，且伍以当归，则解痉止痛之功，更为卓著。

【小结】

冲任损伤，气血虚亏而兼余瘀留滞，此妇人产后之病理生理特点，而为产后诸病辨治之理论基础。以其正虚，而有气血阴阳不足诸证象。因虚召邪，更与余瘀狼狈为奸，则其为病虚中夹实，而百变丛生。是以其治，自是补虚泻实，两相权衡，以求其和。

产伤气血，阴津耗损，易致痓病、郁冒、大便难等津亏失润之证，故有新产三病之谓（第1条）。因虚召风郁冒而兼大便坚结者，其治宜乎扶正达邪，调畅气机，故治以小柴胡汤（第2条）。产后多食强补者，常因胃弱不运，津亏失润，而有食积发热便闭之胃肠实热病证，治宜大承气汤（第3条）。

产后腹痛，每多虚实互见，唯主次各异而已。其血虚内寒之腹中疠痛，虽曰属虚，毕竟仍兼寒凝血滞之实，故以当归生姜羊肉汤，补虚养血为主，散寒和络为次（第4条）。若气血大虚而兼余瘀留滞腹痛者，治以内补当归建中汤（附方二）。若以气滞血郁为主者，烦满不得卧，治以枳实芍药散利气和血（第5条）。若腹痛因于瘀血痼结者，主以下瘀血汤逐瘀通络（第6条）。若乎胃实兼瘀，瘀热互结下焦，少腹坚痛而便闭、烦躁谵语者，治以大承气汤以泄热通腑，观其进退而调之（第7条）。

产后汗出肌疏，易感外邪，习谓产后中风。其在太阳者，其证发热恶寒，头痛汗出，主以阳旦汤解肌疏风，调和营卫（第8条）。兼阳虚发热面赤而喘者，治以竹叶汤补虚扶阳，疏风散邪（第9条）。若外邪侵及少阳之位，证见肢热头痛心烦者，治以小柴胡汤。若仅阴虚湿热证见便溲不畅而发热虚烦者，则治以三物黄芩汤（附方一）。

产后气阴两亏，虚烦呕逆者，治以竹皮大丸安中益气（第10条）。若气血不足而兼热利下重者，清热解毒燥湿止痢治以白头翁汤，加阿胶甘草以补养气阴（第11条）。

全篇虽立足于产后正虚，然特别重视辨证立法以遣方，此亦前篇"有故无殒"治法思想之延续，值得深入探讨。

妇人杂病脉证并治第二十二

题 解

　　本篇论述妇女杂病常见病证的辨治，全篇所论内容，包括妊娠、产后所见病证之外，妇女特有或常见的一些病证，涉及月经、带下、郁证、腹痛、热入血室等。致病因素重视虚、寒、郁三者，治疗突出辨证论治，方药剂型多样，为后世妇科杂病辨治，奠定良好基础。

读金匮

——

488

原文　妇人中风，七八日续来寒热，发作有时，经水适断，此为热入血室，其血必结，故使如疟状，发作有时，小柴胡汤主之。方见呕吐中。（1）

解读　本条论热入血室证治。

　　本条内容与《伤寒论·太阳病下篇》原文第144条基本相同。

　　所谓妇人中风，意为外感头痛寒热脉浮，诸象皆具。而此期间月事因之非时而断，继之寒热时作时止，如疟疾之状。此乃邪热瘀结于血室，故而寒热休作有时，宜与小柴胡汤治之。

　　血室之义，历代医家仁智互见，各有所据。大要而言，指归有四：胞宫，冲脉，肝脏，冲任。若细思其理，则皆难以令人全然信服。盖胞宫、冲脉、肝脏、冲任，早有明确之概念，清晰之定义，仲景何以新创概念，以致有蛇足之嫌？窃以为，此乃仲景独出心裁，以血室之名，意在概括与妇人月经相关的、以胞宫为中心的脏腑经络功能综合，与三焦、命门之类术语相似，为一个生理功能集合的抽象概念。故而热入血室，是因血室处于相对空虚（行经、产后、失血诸状态）时，邪气内侵而导致的一系列病理变化。其表现偏热者，固为热入血室。而其偏寒偏湿者，未尝不是邪入血室。因之，以热入血室而举一反三，则外邪皆可因血室之虚而得以内入，导致以月事紊乱、神志受扰为主要表现之证情，皆可谓之邪入血室，而非寒热所能囿者。

热入血室，乃邪热郁于血分，其情与蓄血之证，并无所异。故而发热、烦躁、谵狂诸症，所见多同。唯其所结之位有异，因之本证胸胁满如结胸状，而蓄血证则唯见少腹满痛。更须申明者，本证发病与月事密切相关，而蓄血证则与之关联甚少。

正因本证与月事密切相关，故而与厥阴关联甚深，盖肝主藏血是也。而厥阴少阳互为表里，是以两经之位，多有症状可见，故而胸胁或者少腹满痛不适，后世谓之血结胸是也。

病在血分，主以小柴胡者，以邪热内陷，当得透解为要，温病透热转气之论，得非源于此乎？邪热得透，则血结自散。此结之轻者，可望获效。若血结深重者，此法未必奏效。故后世有小柴胡去甘药加血药者，乃其变通之法，颇似清营汤所出之源。其疏泄走散之理，并无二致。参阅叶氏《外感温热篇》热入血室之论，所获必厚。

原文　妇人伤寒发热，经水适来，昼日明了，暮则谵语，如见鬼状者，此为热入血室，治之无犯胃气及上二焦，必自愈。（2）

　　本条内容与《伤寒论·太阳病下篇》原文第145条相同。

　　本条文曰妇人伤寒发热，而前论中风寒热，俱言一切外感，而非凿分伤寒中风也。经期外感，无论行经与外感之先后，因其经行而血室空虚，正是外邪内陷之良机，故而易于热入血室。而血分之邪扰，导致心神之错乱，故其烦乱谵语，当是必见之征象。此条曰昼日明了、暮则谵语，是以血分属阴而与日暮同气，与《伤寒论·太阳病中篇》原文第61条之昼日烦躁夜而安静，象异而理同，俱是阴阳同气相求之义。以其病在血室，位属下焦，治之不应犯其无妄之地，故曰勿伤胃气，不损上中二焦，是其治疗之原则。

原文 妇人中风，发热恶寒，经水适来，得之七八日，热除脉迟，身凉和，胸胁满，如结胸状，谵语者，此为热入血室也。当刺期门，随其实而取之。（3）

解读 本条续论热入血室证治。

　　本条内容与《伤寒论·太阳病下篇》原文第143条相同。

　　文曰妇人外感中风，发热恶寒、头痛脉浮之际，适逢月事，迁延七八日，寒热虽除，而脉迟身凉，并见胸胁满胀，如结胸之状，神昏谵语者，即是邪热内入与血相结，位在血室。可刺期门，泄其血热。以其热结血分，未蒸于外，故而身凉脉迟。然舌红或绛，口燥欲润，当有所见。

　　前言经水适断，因其经期正气相对不足而外感，感邪后既而乘虚内陷，邪结以致经水非时而断。此曰经水适来，系外感期间经行而外邪得以乘血室之虚而入。先后虽有不同，而血室空虚之机则一。

以上三条，阐述热入血室的基本证治及禁忌。今据条文所述而简略言之，热入血室证，必具三要素：一为邪热之象，一为血分受累，一为经期外感，缺一不可。因其邪热与血分相结，故而心神受扰征象突出，或烦躁，或谵语，或狂乱，或梦呓，种种不一，不必拘泥。

原文 **阳明病，下血谵语者，此为热入血室，但头汗出，当刺期门，随其实而泻之，濈然汗出者愈。（4）**

解读 本条续论热入血室证治。

本条内容与《伤寒论·阳明病篇》原文第216条相同。此论热入血室，病由阳明邪热内陷血室而致，与前此诸条所论同中有异。其同者，邪热因血室空虚而内陷，以至经水来断非时，而伴胸胁硬满、谵语独语等。其异者，一者表邪内陷化热，一者热入血分而瘀，是其成因有所别，阴分所伤轻重不同是也。

491

本条下血谵语头汗出三症，谵语自是瘀热冲心，头汗咎之阴分热蒸于上。而下血之义，医家各执一词，难以求同。成无己语焉不详，仍谓下血。汪苓友亦谓下血，而辞意偏于经血崩漏。然张隐庵及《尚论》诸家倾向于便血。是以关于热入血室，男女皆有或妇人专病，竟成千古之讼。愚意偏于妇科专病，所论见前。

热入血分之谵语发狂等神志改变，其兼见症既与气分谵语烦躁不同，因其病位有异，而治法亦有区别，故阳明腑实之谵语，通腑泄热为关键。是此之热入血室，可刺期门，或柴胡剂加血药。而蓄血之妄语，则宜清热逐瘀之抵当桃核之类。

原文 妇人咽中如有炙脔，半夏厚朴汤主之。（5）

半夏厚朴汤方：《千金》作胸满，心下坚，咽中帖帖，如有炙肉，吐之不出，吞之不下。

半夏一升　厚朴三两　茯苓四两　生姜五两　干苏叶二两

上五味，以水七升，煮取四升，分温四服，日三夜一服。

解读 本条论痰凝气郁咽中如噎证治。

读金匮

492

咽中如有炙脔者，咽中虽有炙肉附壁而噎塞不畅之感，然并无物相阻饮食之吞咽。以其有所感而无所见，后世谓之梅核气。其病责之气机郁滞，而气郁之由，源自不同。若风寒之侵，情志之伤，痰食之结，皆可为之。本证主以半夏厚朴汤，药用生姜、半夏、茯苓化饮祛痰，散结消滞。厚朴、苏叶理气燥湿，协生姜、半夏降逆下气。故知其咽如噎者，缘自痰气之内结，因谓之痰凝气郁。

其证咽中如物相附，吞之不下，吐之不出，而食饮无碍。并兼情绪抑郁、烦闷胸窒、饮食少进、梦寐多惊，苔腻脉弦等。此痰气之交阻，多缘于情志不遂，而以妇人多见。

❁名案选录❁

蒲辅周医案：杨某，男，65岁。10年来自觉咽中梗阻，胸闷，经4个月治疗已缓解，后曾复发1次。近日来又自觉咽间气堵，胸闷不畅，经检查无肿瘤。六脉沉滑，舌正苔黄腻。属痰湿阻滞，胸中气机不利，此谓梅核气。治宜开胸降逆，理气豁痰。处方：苏梗3g，厚朴3g，法半夏6g，陈皮3g，茯苓6g，大腹皮3g，白芥子（炒）3g，炒莱菔子3g，薤白6g，降香1.5g，路路通3g，白通草3g，竹茹3g。10剂。一剂两煎，共取150mL，分早、晚食后温服。症状大减，后以本方加减治疗。最后不再服药，避免精神刺激，饮食调理为宜。

（引自《蒲辅周医疗经验》）

原文 妇人脏躁，喜悲伤欲哭，象如神灵所作，数欠伸，甘麦大枣汤主之。（6）

甘麦大枣汤方：

甘草三两　小麦一升　大枣十枚

上三味，以水六升，煮取三升，温分三服。亦补脾气。

解读 本条论脏躁证治。

脏躁者，脏气之躁动不安是也，男女皆有，非独妇人。或将此证释作脏阴不足虚热内扰者，意为脏燥，恐难合原义。夫脏躁从形，脏气不安，形神俱躁，动而不宁是也。而脏燥从义，阴津亏少，脏阴虚燥，神魂难安是也。前者阴阳气血之亏，或寒热邪气之实，皆可致之；后者唯以阴血之虚，津液之竭，乃可为之。

观其方，甘草益气，小麦养心，大枣健脾，确为气液双补之剂。故知本证病机主旨不离正虚，而与食饮痰瘀寒热诸邪，关联不密。

再论脏气之躁，脏气者，宜乎清静宁和，不急不躁。夫心主喜，肺主忧，脾主思，肝主怒，肾主恐，此五脏五志之合，喜怒有节，悲忧守常，必无太过不及之偏，乃保健康长寿之期。今以悲伤忧愁、欲哭似泣为主症，其情虽责之肺脾不足，而毕竟心为神主。《类经》曰："心为脏腑之主，而总统魂魄，并赅意志。

故忧动于心则肺应，思动于心则脾应，怒动于心则肝应，恐动于心则肾应，此所以五志唯心所使也。"故此情志之变，仍与心君失养密切相关。主以甘麦大枣汤，补肺脾而养心神，恰合其机。数欠伸者，气难相续，阴阳相引，故呵欠频作。

证以临床，正气虚亏固是本证之根本，而痰饮瘀血寒热邪气之阻滞，影响神机之运，情思之舒，则亦其常见之病因，不容忽视。故而扶正与祛邪，当得分清标本，辨明缓急，或扶正为先，或祛邪为主，或标本同治，此皆临证常选之对策，不可偏执。

◈ 名案选录 ◈

岳美中医案：一男，年约30余岁。中等身材，黄白面色，因患精神病，曾两次去济南精神病院治疗无效而来求诊。查其具有典型的悲伤欲哭，嬉笑无常，不时欠伸，状似脏躁证，遂投以甘麦大枣汤：甘草9g，淮小麦9g，大枣6枚。药尽7剂而愈，追踪3年未发。（引自《岳美中医案集》）

原文 妇人吐涎沫，医反下之，心下即痞，当先治其吐涎沫，小青龙汤主之；涎沫止，乃治痞，泻心汤主之。（7）

小青龙汤方： 见痰饮中。

泻心汤方： 见惊悸中。

解读 本条论上焦饮溢误治后的处理方法。

夫肝泪、心汗、脾涎、肺涕、肾唾，此五脏化五液，而为中医整体观之体现形式。频吐涎沫者，其位大要不离肺、脾、肾三脏，其因多为津停不化而上溢。《差后劳复病篇》曰大病瘥后喜唾久不了了胸上有寒（第396条），《肺痿肺痈病篇》曰肺中冷必眩多涎唾（第5条），皆属其类，寒饮不化，泛溢于口，是以唾涎吐沫不已。

　　然此寒饮不化，本缘正虚，而致邪停，正虚邪实，两相掺杂，故有标本之辨，缓急之分，得其情方可定其治。是以肺痿与瘥后劳复之唾吐涎沫，温肺健脾，治从其本。而本条之吐涎沫，投以小青龙，治从其标，显然寒饮为甚而本虚不显，故知其情，当以咳唾涎沫、胸闷短气、腹满溲涩等饮邪内壅之象为主。此等虚实之治，《伤寒论·少阴病篇》原文第324条即曾明确论及，邪实于上宜吐不宜下，正虚于下宜温不宜吐。本证治以小青龙者，自是寒饮之邪偏壅于上，宜乎温宣布散，忌予逐下饮实，误下之后，邪陷阳郁，寒热错杂，则有心下痞之变，救之可与泻心汤。此举一反三之论，不得谓其必然之局。或下利，或喘悸，或肿满……变证多端，当观其脉证，知犯何逆，随证治之。

　　小青龙汤，辛温立义，意在宣发布散，本为两解表里之方。而于寒饮为患诸证，若无明显阳气不足之征，亦可用之，而不必囿于表证之有无，如前论肺胀、溢饮之类，参酌其间，自明其理。

　　本条曰宜先治涎与后消痞，主旨在于强调先后缓急之辨。若乎下后邪陷正脱，肢厥脉微、喘促神迷，此等危情，则绝无先投青龙之机，唯有急救回阳之选，此又不可不明矣。

原文　妇人之病，因虚、积冷、结气，为诸经水断绝，至有历年，血寒积结，胞门寒伤，经络凝坚。

　　在上呕吐涎唾，久成肺痈，形体损分。在中盘结，绕脐寒疝；或两胁疼痛，与脏相连；或结热中，痛在关元，脉数无疮，肌若鱼鳞，时着男子，非止女身。在下未多，经候不匀。令阴掣痛，少腹恶寒；或引腰脊，下根气街，气冲急痛，膝胫疼烦。奄忽眩冒，状如厥癫；或有忧惨，悲伤多嗔，此皆带下，非有鬼神。

久则羸瘦，脉虚多寒；三十六病，千变万端；审脉阴阳，虚实紧弦；行其针药，治危得安；其虽同病，脉各异源；子当辨记，勿谓不然。（8）

解读 本条论妇科杂症总纲。

妇人诸疾，以其经带胎产乳之特殊生理，而自然有别于男子。即或同属一病，其情或异，故当细辨明审，方不致误。

妇人阴质，以血为本，肝为先天，气有余而血不足，此其生理之常态。故其受病，责之于正虚、积冷与结气，而变幻多端。《金匮要略心典》即曰：血脉贵充悦，地道喜温和，生气欲条达。否则血寒经绝，胞门闭而经络阻矣。

妇人之精血，上化乳汁，下为月水，或带或产，或漏或崩，故而百脉空虚，脏腑脆弱。以其气血不足，外易招邪，内自失养，而诸疾沓来，此因虚而病之由矣。

积冷者，或内伤生冷，或寒自外入，或阳虚生寒，渐积渐深，以致血分凝涩，经络瘀滞，胞宫寒霜，经水断绝历年而难自续。

结气者，情志怫郁，气滞不舒也。气机失畅，血脉不和，此皆妇人为病之重要因由。故而可知，妇人之病，气血亏乏，脏腑不足，正虚者为本。而情志怫郁，积寒留瘀，邪实者为标。虚实两端，互为影响，其中之标本源流，自是不须赘言。

妇人之病，虽以正虚、积冷、结气为主因，而以经水之行止异常最为典型，然以其所伤不同，则病证变出多端。大略而论，其上焦气机失宣者，津液不得布散，留聚为饮，是以咳唾浊沫痰涎。若日久郁热，损伤血脉，则可转成肺痈之变，而有形销肉减之虚状。若中焦寒凝气滞者，肝脾失调，气血不畅，或脐周疝痛，或两胁胀痛。若邪郁化热，结于中州，胃肠气滞，波及关元，是上下俱滞，不通则痛矣。以其热结，脉来疾数；以其血瘀，肌肤甲错。此上中二焦之病症，男女俱见，不必详论。

若在下焦者，于女子多属带下之病。此之带下，言女子带脉之下为病，累及冲任胞宫肝肾，而以经候不匀为其标榜。故凡虚冷结气，积于下焦，或经候不匀，或阴部掣痛，或少腹如冰，或气街冲逆形若奔豚，或痛引腰脊膝胫拘挛，或骤然眩冒状如癫厥。如若伤于七情，五志为变，则抑郁而忧惨，悲伤而多嚏，种种不一，证象万千，皆属带下之病，非关鬼神作祟。其病日久，更损气血，必有羸瘦孱弱之形，形寒脉虚之状。

故而妇人之病，虽千变万化，难以尽述，不外审脉之阴阳，辨证之虚实。有病同脉异者，有脉同证异者，必当察其标本，明其源流，进而酌情行针施药，以救危厄。

作为妇人杂病辨治总纲，本条强调妇人发病机理正虚为本，邪结为标，故有虚冷积气三因之论。而其形证之辨，一辨上下气血之位，故有三焦为病、气血分证之论；二辨虚实寒热之性，故有寒伤热结、脉数脉虚之述；三辨正邪进退关系，故有其虽同病、脉各异源之议。其文所涉虽繁，然其条理清晰如是，循之举一反三，则自能活法圆机。

原文 问曰：妇人年五十所，病下利数十日不止，暮即发热，少腹里急，腹满，手掌烦热，唇口干燥，何也？师曰：此病属带下。何以故？曾经半产，瘀血在少腹不去。何以知之？其证唇口干燥，故知之。当以温经汤主之。（9）

温经汤方：

吴茱萸三两　当归二两　芎䓖二两　芍药二两　人参二两　桂枝二两　阿胶二两　生姜二两　牡丹（去心）二两　甘草二两　半夏半升　麦门冬一升（去心）

上十二味，以水一斗，煮取三升，分温三服。亦主妇人少腹寒，久不受胎；兼取崩中去血，或月水来过多，及至期不来。

解读　本条论虚寒夹瘀崩漏证治。

关于本条主证，多数医家主张当以下血为是，而非下利。揆其文意，确属允当。然临床也有夹瘀虚寒下利日久者，以本方主之，此又不可不知。

妇人年届七七，天癸已竭，冲任俱虚而地道自闭，经候当绝矣。此天命使然，非属病态。唯其时阳气已虚，阴寒渐积，血脉郁滞，而有新瘀之成。更因曾经半产留瘀，久积不去。宿瘀新滞，胶结难消，而脉府不畅，血难归经，是以阴中下血，夹瘀带块，淋漓色暗，少腹急结、痞痛硬满。半百之年，阴气自半，更因下血日久，宿瘀热郁，是以日暮身热，五心烦热，唇口干燥。《惊悸吐衄病篇》曰胸满唇痿舌青口燥者为有瘀血，此言唇口干燥而知瘀血在少腹不去，《虚劳病篇》曰内有干血肌肤甲错，俱是血瘀失荣之象。

此证本自虚寒，因瘀下血，因崩阴亏，阴亏内热，久瘀郁热，故其暮热唇燥者，当属后世阴火之类。治之不宜苦寒清泄，当予温滋并行，阴阳双调，兼化瘀滞，故主以温经汤。方中重用吴茱萸暖肝散寒，温血海行滞气；桂枝、甘草、人参，甘温益气通阳；当归、芍药、川芎活血化瘀，阿胶、麦冬滋养精血；牡丹皮凉散血分瘀热；半夏行气除湿化痰。诸药合剂，温滋并行，通补兼施，气血双调，而为妇人崩中漏下不孕、月事先后愆期、经量多寡不一之圣方。

《名案选录》

刘渡舟医案：李某，女，45岁。10年前因人工流产而患痛经。每值经汛，小腹剧痛，发凉，虽服止痛药片而不效。经期后延，量少色黯，挟有瘀块。本次月经昨日来潮，伴见口干唇燥，头晕，腰疼腿软，抬举无力；舌暗，脉沉。证属冲任虚寒，瘀血停滞。治宜温经散寒，祛瘀养血。疏温经汤：吴茱萸8g，桂枝10g，生姜10g，当归12g，白芍12g，川芎12g，党参10g，炙甘草10g，牡丹皮10g，阿胶10g，半夏15g，麦冬30g。服5剂，小腹冷痛大减。原方续服5剂，至下次月经，未发小腹疼痛，从此月经按期而至，俱无不适。（引自《刘渡舟临证验案精选》）

原文　带下经水不利，少腹满痛，经一月再见者，土瓜根散主之。（10）

土瓜根散方：阴颓肿亦主之。

土瓜根　芍药　桂枝　䗪虫各三两

上四味，杵为散，酒服方寸匕，日三服。

解读　本条论血瘀经水不利证治。

经水不利，行滞而量少，或虚或实，皆可见之。因于虚者，血气亏乏，量少色淡，甫行即止，虚弱神疲；因于实者，气郁血瘀，色黯滞涩，点滴不畅，腹痛拒按。

今曰带下而经水不利，主以土瓜根散者，显然证属瘀滞，故曰少腹满痛，其痛既有气滞之胀满，复有血瘀之硬痛。而位在下腹，带脉之下，自是肝经冲任之络属。因其胞脉瘀阻，血难归府，离经妄行，是以虽滞涩难下，然一月再现，淋漓难止，腹痛如锥。而其脉涩沉迟，舌暗瘀紫，自是不言可知。

方以土瓜根名之，伍以桂枝、芍药、䗪虫，其意活血消肿祛瘀生新，无须多言。与前篇之下瘀血汤，俱属妇科少腹瘀结疼痛之良剂。更宜与桃核承气汤、抵当汤、大黄䗪虫丸等方，互为参酌，以广其用。

原文 寸口脉弦而大，弦则为减，大则为芤，减则为寒，芤则为虚，寒虚相搏，此名曰革，妇人则半产漏下，旋覆花汤主之。（11）

旋覆花汤方：

旋覆花三两　葱十四茎　新绛少许

上三味，以水三升，煮取一升，顿服之。

解读 本条论半产漏下证治。

本条文辞基本同于《虚劳病篇》第12条。其脉理之辨，自是弦主邪聚，芤主正虚。此论芤革之象，其义偏虚，故曰妇人半产漏下，阴血内亏，阳气浮急是矣。治之本应大补阴气，以敛浮阳，而此却主以旋复花汤通阳和血，义殊难符，故有医家疑其文辞错讹，殆非无据。

然须明确者，妇人半产失血之证，仍可兼有留瘀之象，故其脉虽芤，而其证可见胸胁少腹瘀滞疼痛之类，此虚中夹实之征，即可予本方化瘀行滞先治其标，待瘀去络和而继以大剂补养，则仍不越于辨证论治之理。

原文 妇人陷经，漏下黑不解，胶姜汤主之。臣亿等校诸本无胶姜方，想是前妊娠中胶艾汤。（12）

解读 本条论陷经证治。

本条文辞简约，义理之释，重在"陷经""漏下""胶姜"几个关键词。

夫经水之行，必下乃出。然下而有度，休作有常。若有行无止，血漏不断，是谓陷经。而经血之行止，有赖天癸之潮汐、肝木之疏泄、脾土之统摄、冲任之调节、带脉之约束，总以诸经脏之气为统领。今经陷而漏下淋漓色黑不止者，此皆责之阳气不足，无以温则色黑，无以摄则滑流。故而神疲少气，畏寒肢冷；脉弱微细，舌淡苔白等，俱属其常见之症。

胶姜汤方佚，历代医家虽指归不一，然皆不脱胶姜二味。无论龟鹿、驴豚，其胶之性，质阴擅补，于阴精营血大有裨益。无论干姜、生姜，味甘性温，禀阳而发，于阳虚寒盛诚属良品。故而可知其方之旨，不外温阳散寒，养阴益血。

◈ 名案选录 ◈

陈修园医案：宋妇，产后3月余，夜半腹痛发热，经血暴下鲜红，次下黑块，继有血水，崩下不止，约三四盆许。不省人事，牙关紧闭。其脉似有似无，身冷面青，气微肢厥。余曰：血脱当益阳气，用四逆汤加赤石脂30g，煎汤灌之不瘥。复以阿胶、艾叶各12g，干姜、附子各9g，亦不瘥。沉思良久，方悟前方用干姜，守而不走，不能导血归经也。乃用生姜30g，阿胶15g，大枣4枚。服半时许，腹微响，四肢头面有微汗，身渐温，须臾苏醒。自道身中疼痛，乃与米汤1杯，又进前方，血崩立止，脉复厥回。大约胶姜汤，则生姜、阿胶二味也。盖阿胶养血平肝，去瘀生新；生姜散寒升气，亦陷者举之、郁者散之、伤者补之育之之义也。（引自《金匮方歌括》）

原文 妇人少腹满如敦状，小便微难而不渴，生后者，此为水与血俱结在血室也，大黄甘遂汤主之。（13）

大黄甘遂汤方：

大黄四两　甘遂二两　阿胶二两

上三味，以水三升，煮取一升，顿服之，其血当下。

读金匮
一
502

解读 本条论水血互结血室证治。

前论血室，女子月事生理之抽象功能组合，而与胞宫、肝、肾、冲脉、任脉密切相关。血室每因行经、产后、乳子而空虚，易受邪袭，乃为邪陷血室之病症。

妇人产后，冲任伤损，血室空虚，自是邪陷血结之良机，是以产后每多恶露不尽、少腹硬痛之苦楚。而血之与水，异名同类，常相交织，故此前有水血互病之论（《水气病篇》第20条）。今产后血室邪结，血行不畅，影响膀胱水府，气化不利，是以血病及水，而为水血互结之证。盖州都之官，虽非血室之属，然同居下焦，位列毗邻，血室之瘀，终将累及膀胱气化，而为水停之证，此水与血并结之机理，大略如是。

夫水蓄下焦与血结于下，其证皆有少腹满痛之情。而血分之瘀，多无胀满之象，所谓"腹不满，其人言我满，为有瘀血"是也（《惊悸吐衄下血胸满瘀血病篇》第10条），此血积在阴而非气壅在阳也(《金匮要略心典》)。而水停下焦,气郁壅满,其腹常见臌隆之象。故而本证产后而见少腹鼓胀形如瓦敦,满痛拒按,且小便短涩不畅甚或点滴难下,唇青、舌紫、脉涩、苔滑者,谓之水血互结血室也。主以大黄甘遂汤,大黄活血行瘀,甘遂逐水导滞,阿胶补益阴血,而为体虚邪结、气血双调、水瘀并行之良方。唯其甘遂剂量,似不合于常情,宜慎之。

❀名案选录❀

易巨荪医案:癸未6月,陈姓妻患难产,两日始生,血下甚少,腹大如鼓,小便甚难,大渴,医以生化汤投之,腹满甚,且四肢头面肿,延予诊治。不呕不利,饮食如常,舌红苔黄,脉滑有力,断为水与血结在血室,投以大黄甘遂汤,先下黄水,次下血块而愈。病家初疑此方过峻,予曰:小便难,知其停水;生产血少,知其蓄瘀;不呕不利,饮食如常,脉滑有力,知其正气未虚,故可攻之。若泥胎前责实、产后责虚之说,迟延观望,俟正气既伤,虽欲攻之不能矣。(引自《集思医案》)

原文 妇人经水不利下,抵当汤主之。亦治男子膀胱满急有瘀血者。(14)

抵当汤方:

水蛭三十个(熬) 虻虫三十个(熬,去翅足) 桃仁二十个(去皮尖) 大黄三两(酒浸)

上四味,为末,以水五升,煮取三升,去滓,温服一升。

前言经水不利，行涩量少而滞也。此曰经水不利下，经水瘀阻而不下也。彼此轻重之情，已然明确。因知本证少腹硬满疼痛，便闭，脉涩、舌黯等症，与第10条所述，大体相同。而经水闭结，数月不下，较之前证之一月再现而量少不畅者，瘀结之状更甚。故前者主以土瓜根散，此者主以抵当汤，攻瘀之力缓峻自异。盖抵当汤之大黄泄热通瘀，恰如前方之土瓜根；桃仁之和血行瘀，正似前方之桂枝、芍药；水蛭虻虫之破血逐瘀，类同前方之䗪虫。然其逐瘀通经之功力，则显然超卓于前方。

❀ 名案选录 ❀

曹颖甫医案：周女，年约十八九，经事三月未行，面色萎黄，少腹微胀，证似干血痨初起。因嘱其吞服大黄䗪虫丸，每服9g，日3次，尽月可愈。自是之后，遂不复来，意其差矣。越三月，忽一中年妇人扶一女子来请医。顾视此女，面颊以下几瘦不成人，背驼腹胀，两手自按，呻吟不绝。余怪而问之，病已至此，何不早治？妇泣而告曰：此吾女也，三月之前，曾就诊于先生，先生令服丸药，今腹胀加，四肢日削，背骨突出，经仍不行，故再求诊！余闻而骇然，深悔前药之误。然病已奄奄，尤不能不一尽心力。第察其情状，皮骨仅存，少腹胀硬，重按痛益甚。此瘀积内结，不攻其瘀，病焉能除？又虑其元气已伤，恐不胜攻，思先补之。然补能恋邪，尤为不可。于是决以抵当汤予之：虻虫3g，水蛭3g，大黄15g，桃仁五粒。明日母女复偕来，知女下黑瘀甚多，胀减痛平。惟脉虚甚，不宜再下，乃以生地黄、黄芪、当归、潞党、川芎、白芍、陈皮、芫

蔚子活血行气，导其瘀积。1剂之后，遂不复来。后六
年，值于途，已生子，年四五岁矣。（引自《经方实验
录》）

原文 妇人经水闭不利，脏坚癖不止，中有干血，下白物，矾石丸
主之。（15）

矾石丸方：

矾石三分（烧）　杏仁一分

上二味，末之，炼蜜和丸枣核大，内脏中，剧者再内
之。

解读 本条论湿热夹瘀经闭带下证治。

本条所论，仍是经闭不行，责之中有干血。曰子脏（胞宫）
坚癖不止，意其瘀血久积而干，坚凝成块而难去，故月事不行，
数月难下。既是干血内积于胞，其情自与前证相类，则少腹硬痛
拒按，肌肤鳞屑甲错、唇青、舌黯、脉涩等，多有所见。

然本证之与前证不同者，血瘀热郁，气滞津凝，日久则湿热
胶滞，腐化而下，以致带下白浊，此本病血瘀而标化湿带是也。
治以矾石丸外纳阴中，以泄浊燥湿、解毒止痒，兼以和血利气，
此乃先标后本之策，以干血难去、湿热易清故也。若乎湿去带
止，自宜继以活血逐瘀之剂，以求其本。

原文 妇人六十二种风，及腹中血气刺痛，红蓝花酒主之。（16）

红蓝花酒方：疑非仲景方。

红蓝花一两

上一味，以酒一大升，煎减半，顿服一半，未止再服。

解读 本条论气血瘀滞腹痛证治。

所谓妇人六十二种风，乃言妇人因经带胎产而虚，因虚而易感诸般外邪。风毒诸邪，乘虚而入，滞气搏血，以致腹中刺痛。然此气血瘀滞，曰因于风邪，故当具有善行数变之特征，是以窜痛不定，休止无常，甚或揉按则减。非若久瘀癥积之硬肿拒按，痛处不移。如此则治以轻捷小剂，红花酒煮，活血行气，以散营中之风。先服半剂，中病即止，未止再服，意其瘀滞之非属深重者。

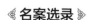
《名案选录》

陈振智医案：韩某，28岁。产后27天，腹痛当脐左右，窜痛不定，甚则如刺难忍，口渴不喜饮，胃呆纳滞，大便秘结，面色无华。病届半月，服药未能奏效。诊其脉沉细弦，舌淡苔腻而润。证属产后血虚，风邪侵入，阻滞经脉。因遵仲师明训，用红花10g，以米酒1碗，煎减半，分2次温服。次日腹痛减半，纳增神振，大便得行。药已中病，效不更方，再予2剂，腹痛痊愈，诸症平息。唯感肢体倦怠，给当归芍药散加减2剂调理，得收全功。（引自《浙江中医杂志》1986年第7期）

原文 妇人腹中诸疾痛，当归芍药散主之。（17）

当归芍药散方：见前妊娠中。

解读 本条论肝郁脾虚腹痛证治。

腹中诸般疾痛，而主以当归芍药散，以方测证，自是肝脾失和之类。前之《妊娠病篇》论本方主治腹中疠痛，证属肝郁脾虚，湿阻血滞。芍药、当归、川芎，以理血疏肝；茯苓、白术、泽泻，渗湿健脾。

本条言妇人腹中诸疾痛，率以本方主之，显然喻示妇人腹痛多责之肝脾失和。盖妇人因经带胎产之伤损，肝体常虚而肝用常急，更复每多情志之忧结，是以失却条达之性，此妇人常病肝郁之由也。肝之郁而脾多壅，脾土壅而有湿之滞，脾家湿滞反抑肝气之疏泄，故而肝郁脾虚，湿阻血滞，狼狈为奸，互为因果，以致胁肋脐周少腹，或胀或痛或拘急，而为腹中诸疾痛。主以当归芍药散，正是两相权宜之策。

原文 **妇人腹中痛，小建中汤主之。（18）**
　　　小建中汤方： 见前虚劳中。

解读 本条论中虚腹痛证治。

夫腹痛有虚实之辨，寒热之分。前论风血相搏之腹中刺痛为实，肝郁脾虚之诸疾痛为虚实相兼，此则论中焦虚寒之腹中痛，三条并列，以示同病异治之理。

本条所论腹痛者，以其小建中汤之治，而有中焦虚寒、气血两亏之辨。盖小建中汤，以建中益气和营缓急为其功，故《伤寒论·太阳病中篇》主治脉阳涩阴弦之腹中急痛（第100条）、《虚劳病篇》主治里急悸衄腹中痛（第13条），其腹痛之由，责之因虚失养，因虚而滞。其虚者，气血亏损；其滞者，虚而不运。

故腹痛绵绵，喜按喜温。而神疲面白、气短懒言、脉弱舌淡，俱属其常见之脉症。治以桂枝汤倍芍药加饴糖，甘温建中，培补化源，并兼酸甘缓急，以止挛痛，病机方药，正是秋毫不爽，<u>丝丝入扣</u>。

原文 问曰：妇人病饮食如故，烦热不得卧，而反倚息者，何也？师曰：此名转胞，不得溺也，以胞系了戾，故致此病，但利小便则愈，宜肾气丸主之。_{方见虚劳中。}（19）

解读 本条论转胞证治。

脬系扭转曲折，以致小便不通、少腹急迫疼痛，谓之转胞。胞者，脬也，膀胱是也。人身脏腑组织，俱有所系，以为连属，如心系、肺系、目系之类。而脬之系，显然膀胱与肾或外阴之连属，而为津液升降之要冲。胞系之了戾扭转，或虚或实，湿滞气郁，阳虚寒凝，津亏血弱，血瘀络阻，俱可致之。

今言烦热倚息而不得卧，颇似上焦邪热壅盛，肺气不得宣肃，故而小便不通，是上实而不能降下也。如此则咳喘痰鸣，鼻煽胸闷，状若肺胀。治宜泻肺降气，主以葶苈大枣泻肺汤之类，提壶揭盖，肺气降则小便通。

然本证烦热倚息不得卧而小便不通者，主以肾气丸利其小便，以方测证，显然与前情大相径庭。盖肾气丸所治，肾阳虚亏，无以化气行水，其胞系了戾，当责于下焦阳虚寒凝。故其不得溺者，常伴神疲气短，少腹冷痛，手足不温；脉弱、舌淡、苔滑之症。《虚劳病篇》所言虚劳腰痛、少腹拘急而小便不利者，可视为本证之佐注。其烦热不得卧而喘息者，咎之浊阴不降而上焦阳郁是也。

◈ **名案选录** ◈

转胞案：张某，女，44岁。1个月前曾少腹胀满，但不痛，溺时不畅，只是劳动时感到不舒，未作任何治疗，3日后，症状自行消失。就诊前夕，脐下胀满急痛，牵引腰部，意欲解小溲以缓其急，溺时点滴难出，胸中烦闷，呼吸促迫，但坐不得眠，然其食欲并无影响，大便正常；舌淡红少苔，脉细弱。脐下急痛，小便不痛，证为转胞。肾气虚弱，水气不化。治以振奋肾阳，温化膀胱之气，气化则小便能出矣。肾气丸主之。连服5剂，气化行，小便通，诸证自愈。（引自《湖北中医杂志》1979年第1期）

原文 蛇床子散方：温阴中坐药。（20）

蛇床子仁

上一味，末之，以白粉少许，和令相得，如枣大，棉裹内之，自然温。

解读 本条论寒湿带下外治法。

妇人阴中浊秽量多色异者，名曰带下病。此与前之广义带下病，同中有异。狭义带下之病，无论虚实，总不离湿，而与脾肾之关联，至关紧要。

本条以蛇床子研末为丸，纳阴中以温之，揆其情理，其病当属寒湿为患。故其证带下清稀，色白气腥，而伴腹冷阴凉、脉沉舌白之症。盖蛇床子性味苦辛而温，功能温肾壮阳，燥湿祛风，杀虫止痒。其外用除湿止痒之效，尤为卓著。而其内服壮阳起痿之功，别具神妙。

方中白粉，与前《蛕虫病篇》相似，亦有米粉、铅粉之争。曰米粉者，以为赋形之剂，而量用少许，似觉牵强；曰铅粉者，以之杀虫止痒，而有相须之义。量用少许，中病即止，或易以他药，如艾叶以暖宫，矾石以收涩，苦参以解毒，既可助蛇床子除湿止带，又以防铅粉毒烈耗元。如此理解，则少用铅粉之说，庶几贴近临床实际。

原文　少阴脉滑而数者，阴中即生疮，阴中蚀疮烂者，狼牙汤洗之。（21）

　　狼牙汤方：

　　狼牙三两

　　上一味，以水四升，煮取半升，以绵缠筯如茧，浸汤沥阴中，日四遍。

解读　本条论阴疮证治。

　　据《三部九候论》，人有上、中、下三部，部有天、地、人三候，以决死生。下部地，足少阴也，位取太溪。地以候肾，而肾主水以司二阴。今其脉来滑数，显然湿壅热郁，胶结为患。湿热壅于前阴，则阴痒带浊，色秽气恶。久之更可毒败气血，腐化脓疮。

　　此篇专论妇人为病，然则临床之际，本病之于男子，亦未可免，盖湿热下注阴中，其理一也。故而无论男女，阴疮蚀烂者，则败精脓浊，夹杂而下，而阴痒阴痛；舌红苔黄，脉滑而数，自在不言之中。治之以狼牙草煎水外洗，以清热解毒，除湿杀虫。狼牙，《神农本草经》谓之牙子，味苦寒，主邪气热气，疥瘙，恶疡，创痔，去白虫。其功效类于苦参、地肤子之属，有以狼毒代之者，似为不妥。

原文 胃气下泄，阴吹而正喧，此谷气之实也，膏髪煎导之。（22）

膏髪煎方：见黄疸中。

解读 本条论阴吹证治。

气出前阴，喧嚣作声，状若矢气，谓之阴吹。其情有虚实之分，虚者，多责之肺脾气虚下陷而前泄于阴；实者，或燥结，或饮阻，胃肠之气不能正常承顺而下，偏出前阴，因有此证之发。

本条所论，因谷气之实而胃气下泄，治以猪膏发煎，显然肠腑燥结，胃气不顺，偏泄前阴，气出频繁而声响不断，故曰阴吹而正喧。《金匮要略心典》谓之"谷气实者，大便结而不通，是以阳明下行之气，不得从其故道，而乃别走旁窍也"，释理述症，言简意赅。

猪膏发煎，润燥化瘀，滑肠通便，谷气之实得去，胃肠之气自顺，如此则无偏泄之苦。

511

《名案选录》

刘天鉴医案：陈妇，42岁。得一隐疾，不敢告人，亦不敢外出。偶有客至，则回避于房中。半年未愈，不得已而就诊。询知每日有十余次发作，每发则阴中连续不断吹气四五十次，持续一二分钟，响声很大。按其脉沉细带数，饮食动作皆如常，余无所苦，唯大便干结，三五日方解一次。遂遵《金匮》之论，以猪膏发煎进服1剂，大便连泻数次，斯证顿愈。（引自《湖南省老中

原文 小儿疳虫蚀齿方：疑非仲景方。（23）

雄黄　葶苈

上二味，末之，取腊日猪脂镕，以槐枝绵裹头四五枚，点药烙之。

解读 本条论小儿虫疳蚀齿方治。

本条所出之方，解毒杀虫，消肿止痛，固无疑义。盖《神农本草经》谓雄黄味苦平寒，主寒热，鼠瘘恶创，疽痔死肌，杀精物，恶鬼，邪气，百虫毒，胜五兵。而葶苈味辛寒，主癥瘕积聚，结气，饮食，寒热，破坚。二者相合，自能解毒杀虫，消坚散结。以猪脂热溶烙其患处，欲其药粉附其上而功行速，此外治之窍要，不可不知。

妇人杂病之篇，而有小儿虫齿之治，林亿疑其伪，不为无由。然北宋王尧臣《崇文书目》曾载《张仲景口齿论》，故程云来疑为《口齿论》之方错简于此。

读金匮
—
512

【小结】

本篇论述妇女杂病常见病证的辨治，包括月经、带下、郁证、腹痛、热入血室等。

妇人杂病，因由多端，而以虚、寒、郁三者为其关键。其为病，涉及上下各部，或涎唾肺痛，或寒疝盘结，或气冲急痛，或忧惨悲伤，种种不一，而以经水行止异常最为典型（第8条）。

热入血室，当属妇人血室空虚之际，外邪内陷，而以月事行止异常、发热神乱为特征一种病症，与肝木、冲任及胞宫功能失调密切相关，故治以针刺期门穴、煎服小柴胡汤，以疏透血分邪热，而不宜从上、中二焦入手（第1条至第4条）。

妇人每多情思之愁，感愤之伤，而有诸疾之发。若因气郁痰凝而致咽中如有异物之梅核气者，治以半夏厚朴汤以化痰理气解郁（第5条）。若因心脾气虚而悲伤欲泣，谓之脏躁证，治以甘麦大枣汤补气滋液，养心宁神（第6条）。

又有饮停上焦，泛吐涎唾并胸闷气短者，宜乎宣发布化，蠲饮散寒，治以小青龙汤（第7条）。此与肺痿吐涎之治，虚实互衬，揭明辨证论治之理。若误下成痞者，可与泻心汤救逆。

经水不利，或闭或崩，或先或后，俱属冲任不调。而妇人腹痛，或冷或硬，或坠或胀，总关少腹胁肋，故妇人腹痛与月事异常，每每相合而论。而其所主之方，亦多相互借用。

若血瘀经行不利、一月再现、淋漓难止者，主以土瓜根散活血通经（第10条）。若血瘀内结尤甚者，主以抵当汤逐瘀破血通经（第14条）。若产后水血互结血室腹满小便难者，治以大黄甘遂汤逐水化瘀（第13条）。若气血瘀滞腹中刺痛者，可以红蓝花酒活血行气（第16条）。凡此俱属邪实所致，故以活血通经止痛为治，随其兼夹轻重，而有诸方之选。

若妇人虚寒夹瘀，崩漏不止，或寒凝经闭，久不受胎，温经汤以温滋并行，通补兼施（第9条）。若半产漏下、余瘀未去、虚中夹实者，可与旋复花汤通阳和血，先治其标（第11条）。若肝脾不调腹痛绵绵者，治以当归芍药散调和肝脾（第17条）。此论腹痛或经水不利之虚实相兼者，先后缓急，各有偏重。

若阳虚寒盛而经陷漏黑者，主以胶姜汤，温阳散寒，养阴益血（第12条）。若气血虚亏而腹痛者，治以小建中汤，培补化源，酸甘缓急（第18条）。此又以正虚为本，调养为主。故知仲景腹痛与经水不利之治，攻补兼备，缓急有序。

狭义带下，总关湿气。湿热夹瘀经闭带下者，其色黄，其气秽，投以矾石丸外用泄浊燥湿、解毒止痒，兼以和血利气，亦先标后本之义（第15条）。若寒湿滞下而为带病者，其治则以蛇床子散外用散寒除湿止痒（第20条）。如此寒热对举，示以同病异治。

若胃肠燥结，胃气下泄，偏走旁窍，以致阴吹者，治以猪膏发煎润燥化瘀，滑肠通便（第22条）。若阴中疮疡溃烂者，可与狼牙汤外洗解毒敛疮（第21条）。

妇人转胞，多责之肾阳虚弱，寒水不化，以致小便不通于下，倚息喘促于上，治以肾气丸温阳化气，降浊升清（第19条）。至于小儿虫齿之治，当属错简之文，误列于此（第23条）。

综上可知，本篇突出辨证论治，方药剂型多样，为后世妇科杂病辨治，奠定了坚实基础。

退五脏虚热四时加减柴胡饮子方

　　冬三月加柴胡八分　白术八分　陈皮五分　大腹槟榔四枚，并皮子用　生姜五分　桔梗七分

　　春三月加枳实　减白术共六味

　　夏三月加生姜三分　枳实五分　甘草三分共八味

　　秋三月加陈皮三分共六味

　　上各㕮咀，分为三贴，一贴以水三升，煮取二升，分温三服，如人行四五里进一服。如四体壅，添甘草少许，每贴分作三小贴，每小贴以水一升，煮取七合，温服，再合滓为一服，重煮都成四服。疑非仲景方。

长服诃梨勒丸方_{疑非仲景方}

　　诃梨勒　陈皮　厚朴各三两

　　上三味，末之，炼蜜丸如梧子大，酒饮服二十丸，加至三十丸。

三物备急丸方见《千金方》，司空裴秀为散用亦可。先和成汁，乃倾口中，令从齿间得入，至良验。

　　大黄一两　干姜一两　巴豆一两，去皮心，熬，外研如脂

　　上药各须精新，先捣大黄、干姜为末，研巴豆内中，合治一千杵，用为散，蜜和丸亦佳，密器中贮之，莫令歇。主心腹诸

卒暴百病。若中恶客忤，心腹胀满，卒痛如锥刺，气急口噤，停尸卒死者，以暖水若酒服大豆许三四丸，或不下，捧头起，灌令下咽，须臾当差。如未差，更与三丸，当腹中鸣，即吐下便差。若口噤，亦须折齿灌之。

治伤寒令愈不复，紫石寒食散方 见《千金翼》

紫石英　白石英　赤石脂　钟乳碓炼　栝楼根　防风　桔梗　文蛤　鬼臼各十分　太一余粮十分，烧　干姜四分　附子四分，炮，去皮　桂枝四分，去皮

上十三味，杵为散，酒服方寸匕。

救卒死方

薤捣汁灌鼻中。

又方：

雄鸡冠割取血，管吹内鼻中。

猪脂如鸡子大，苦酒一升煮沸灌喉中。

鸡肝及血涂面上。以灰围四旁，立起。

大豆二七粒，以鸡子白并酒和，尽以吞之。

救卒死而壮热者方

矾石半斤，以水一斗半煮消，以渍脚令没踝。

救卒死而目闭者方

骑牛临面，捣薤汁灌耳中，吹皂荚末鼻中，立效。

救卒死而张口反折者方

灸手足两爪后十四壮了，饮以五毒诸膏散。有巴豆者。

救卒死而四肢不收失便者方

马屎一升，水三斗，煮取二斗以洗之。又取牛洞_{稀粪也}一升，温酒灌口中，灸心下一寸，脐上三寸，脐下四寸各一百壮，差。

救小儿卒死而吐利不知是何病方

狗屎一丸，绞取汁以灌之。无湿者，水煮干者取汁。

尸蹶脉动而无气，气闭不通，故静而死也。治方_{脉证见上卷}

菖蒲屑，内鼻两孔中吹之。令人以桂屑着舌下。

又方：

剔取左角发方寸烧末，酒和，灌令入喉，立起。

救卒死，客忤死，还魂汤主之方

《千金方》云：主卒忤鬼击飞尸，诸奄忽气绝，无复觉，或已无脉，口噤拗不开，去齿下汤。汤下口不下者，分病人发左右，捉搐肩引之。药下复增取一升，须臾立苏。

麻黄三两，去节。_{一方四两}　杏仁去皮尖，七十个　甘草一两，炙_{《千金》用桂心二两}

上三味，以水八升，煮取三升，去滓，分令咽之。通治诸感忤。

又方：

韭根一把　乌梅二七个　吴茱萸半升，炒

上三味，以水一斗，煮之。以病人栉内中，三沸，栉浮者生，沉者死。煮取三升，去滓分饮之。

救自缢死，旦至暮，虽已冷，必可治；暮至旦，小难也。恐此当言忿气盛故也。然夏时夜短于昼，又热，尤应可治，又云：心下若微温者，一日以上，犹可治之方。

徐徐抱解，不得截绳，上下安被卧之。一人以脚踏其两肩，手少挽其发，常弦弦勿纵之。一人以手按据胸上，数动之。一人摩捋臂胫屈伸之。若已僵，但渐渐强屈之，并按其腹。如此一炊顷，气从口出，呼吸眼开，而犹引按莫置，亦勿苦劳之。须臾，可少桂汤及粥清含与之，令濡喉，渐渐能咽，及稍止。若向令两人以管吹其两耳，罙好。此法最善，无不活也。

凡中暍死，不可使得冷，得冷便死，疗之方

屈草带，绕暍人脐，使三两人溺其中，令温。亦可用热泥和屈草，亦可扣瓦椀底，按及车缸，以着暍人，取令溺，须得流去。此谓道路穷，卒无汤，当令溺其中，欲使多人溺，取令温若汤，便可与之，不可泥及车缸，恐此物冷。暍既在夏月，得热泥土，暖车缸，亦可用也。

救溺死方

取灶中灰两石余，以埋人，从头至足。水出七孔，即活。

右疗自缢、溺、暍之法，并出自张仲景为之。其意殊绝，殆非常情所及，本草所能关，实救人之大术矣。伤寒家数有暍病，非此遇热之暍。见《外台》《肘后》目。

治马坠及一切筋骨损方见《肘后方》。

大黄一两，切浸，汤成下　绯帛如手大，烧灰　乱发如鸡子大，烧灰用　久用炊单布一尺，烧灰　败蒲一握三寸　桃仁四十九个，去皮尖熬　甘草如中指节，炙锉

上七味，以童子小便量多少煎汤成，内酒一大盏，次下大黄，去滓，分温三服。先锉败蒲席半领，煎汤浴，衣被盖覆，斯须通利数行，痛楚立差。利及浴水赤，勿怪，即瘀血也。

禽兽鱼虫禁忌并治第二十四

凡饮食滋味，以养于生，食之有妨，反能为害。自非服药炼液，焉能不饮食乎？切见时人，不闲调摄，疾疢竞起，若不因食而生，苟全其生，须知切忌者矣。所食之味，有与病相宜，有与身为害，若得宜则益体，害则成疾，以此致危，例皆难疗。凡煮药饮汁，以解毒者，虽云救急，不可热饮，诸毒病得热更甚，宜冷饮之。

肝病禁辛，心病禁咸，脾病禁酸，肺病禁苦，肾病禁甘。春不食肝，夏不食心，秋不食肺，冬不食肾，四季不食脾。辩曰：春不食肝者，为肝气王，脾气败，若食肝，则又补肝，脾气败尤甚，不可救。又肝王之时，不可以死气入肝，恐伤魂也。若非王时即虚，以补肝之佳，余脏准此。

凡肝脏，自不可轻噉，自死者弥甚。

凡心皆为神识所舍，勿食之，使人来生复其报对矣。

凡肉及肝，落地不着尘土者，不可食之。猪肉落水浮者，不可食。

诸肉及鱼，若狗不食，鸟不啄者，不可食。

诸肉不干，火炙不动，见水自动者，不可食之。

肉中有如朱点者，不可食之。

六畜肉热血不断者，不可食之。父母及身本命肉，食之，令人神魂不安。

食肥肉及热羹，不得饮冷水。

诸五脏及鱼，投地尘土不污者，不可食之。

秽饭、馁肉、臭鱼，食之皆伤人。

自死肉，口闭者，不可食之。

六畜自死，皆疫死，则有毒，不可食之。

兽自死，北首及伏地者，食之杀人。

食生肉，饱饮乳，变成白虫。一作血蛊。

疫死牛肉，食之令病洞下，亦致坚积，宜利药下之。

脯藏米瓮中，有毒，及经夏食之，发肾病。

☁ 治（食）自死六畜肉中毒方

黄蘖屑，捣服方寸匕。

☁ 治食郁肉漏脯中毒方_{郁肉，密器盖之，隔宿者是也。漏脯，茅屋漏下，沾著者是也。}

烧犬屎，酒服方寸匕，每服人乳汁亦良。饮生韭汁三升，亦得。

☁ 治黍米中藏干脯，食之中毒方

大豆，浓煮汁饮数升即解。亦治狸肉漏脯等毒。

☁ 治食生肉中毒方

掘地深三尺，取其下土三升，以水五升煮数沸，澄清汁，饮一升，即愈。

☁ 治（食）六畜鸟兽肝中毒方

水浸豆豉，绞取汁，服数升愈。

马脚无夜眼者，不可食之。

食酸马肉，不饮酒，则杀人。

马肉不可热食，伤人心。

马鞍下肉，食之杀人。

白马黑头者，不可食之。

白马青蹄者，不可食之。

马肉、狲肉共食，饱醉卧，大忌。

驴马肉合猪肉食之，成霍乱。

马肝及毛，不可妄食，中毒害人。

治马肝毒中人未死方

雄鼠屎二七粒，末之，水和服，日再服。_{屎尖者是。}

又方：

人垢，取方寸匕，服之佳。

治食马肉中毒欲死方

香豉二两　杏仁三两

上二味，煮一食顷熟，杵之服，日再服。

又方：

煮芦根汁，饮之良。

疫死牛，或目赤，或黄，食之大忌。

牛肉共猪肉食之，必作寸白虫。

青牛肠，不可合犬肉食之。

牛肺从三月至五月，其中有虫如马尾，割去勿食，食则损人。

牛、羊、猪肉，皆不得以楮木、桑木蒸炙，食之，令人腹内生虫。

啖蛇牛肉杀人。何以知之？啖蛇者，毛发向后顺者，是也。

治啖蛇牛肉食之欲死方

饮人乳汁一升，立愈。

又方:

以泔洗头，饮一升愈。

牛肚细切，以水一斗，煮取一升，暖饮之，大汗出者愈。

治食牛肉中毒方

甘草煮汁饮之，即解。

羊肉其有宿热者，不可食之。

羊肉不可共生鱼、酪食之，害人。

羊蹄甲中有珠子白者，名羊悬筋，食之令人癫。

白羊黑头，食其脑，作肠痈。

羊肝共生椒食之，破人五脏。

猪肉共羊肝和食之，令人心闷。

猪肉以生胡荽同食，烂人脐。

猪脂不可合梅子食之。

猪肉和葵食之，少气。

鹿人（肉）不可和蒲白作羹，食之发恶疮。

麋脂及梅李子，若妊妇食之，令子青盲，男子伤精。

麋肉不可合虾及生菜、梅、李果食之，皆病人。

痼疾人不可食熊肉，令终身不愈。

白犬自死，不出舌者，食之害人。

食狗鼠余，令人发瘘疮。

治食犬肉不消，心下坚，或腹胀，口干大渴，心急发热，妄语如狂，或洞下方

杏仁一升，合皮熟研用

以沸汤三升，和取汁，分三服，利下肉片，大验。

妇人妊娠，不可食兔肉、山羊肉及鳖、鸡、鸭，令子无声音。

兔肉不可合白鸡肉食之，令人面发黄。

兔肉着干姜食之，成霍乱。

凡鸟自死，口不闭，翅不合者，不可食之。

诸禽肉，肝青者，食之杀人。

鸡有六翮四距者，不可食之。

乌鸡白首者，不可食之。

鸡不可共葫蒜食之，滞气。一云鸡子

山鸡不可合鸟兽肉食之。

雉肉久食之，令人瘦。

鸭卵不可合鳖肉食之。

妇人妊娠，食雀肉，令子淫乱无耻。

雀肉不可合李子食之。

燕肉勿食，入水为蛟龙所噉。

～ 鸟兽有中毒箭死者，其肉有毒，解之方

大豆煮汁及盐汁服之解。

鱼头正白，如连珠至脊上，食之杀人。

鱼头中无腮者，不可食之，杀人。

鱼无肠胆者，不可食之，三年阴不起，女子绝生。

鱼头似有角者，不可食之。

鱼目合者，不可食之。

六甲日，勿食鳞甲之物。

鱼不可合鸡肉食之。

鱼不得合鸬鹚肉食之。

鲤鱼鲊，不可合小豆藿食之；其子不可合猪肝食之，害人。

鲤鱼不可合犬肉食之。

鲫鱼不可合猴雉肉食之。一云：不可合猪肝食。

鳀鱼合鹿肉生食，令人筋甲缩。

青鱼鲊，不可合生葫荽及生葵并麦中食之。

鯆鳝不可合白犬血食之。

龟肉不可合酒果子食之。

鳖目凹陷者，及厌下有王字形者，不可食之。其肉不得合鸡、鸭子食之。

龟、鳖肉不可合苋菜食之。

虾无须，及腹下通黑，煮之反白者，不可食之。食脍，饮奶酪，令人腹中生虫，为瘕。

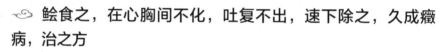

鲙食之，在心胸间不化，吐复不出，速下除之，久成癥病，治之方

橘皮一两　大黄二两　朴硝二两

上三味，以水一大升，煮至小升，顿服即消。

食鲙多不消，结为癥病，治之方

马鞭草

上一味，捣汁饮之。或以姜叶汁饮之一升，亦消。又可服吐药吐之。

食鱼后食毒，面肿烦乱，治之方

橘皮

浓煎汁服之，即解。

食鯸鲐鱼中毒方

芦根

煮汁服之，即解。

蟹目相向，足斑目赤者，不可食之。

食蟹中毒治之方

紫苏

煮汁饮之三升。紫苏子捣汁饮之，亦良。

又方：

冬瓜汁饮二升。食冬瓜亦可。

凡蟹未遇霜，多毒。其熟者乃可食之。

蜘蛛落食中，有毒，勿食之。

凡蜂、蝇、虫、蚁等多集食上，食之致瘘。

果实菜谷禁忌并治第二十五

果子生食，生疮。

果子落地经宿，虫蚁食之者，人大忌食之。

生米停留多日，有损处，食之伤人。

桃子多食令人热，仍不得入水浴，令人病淋沥寒热病。

杏酪不熟伤人。

梅多食，坏人齿。

李不可多食，令人胪胀。

林檎不可多食，令人百脉弱。

橘柚多食，令人口爽，不知五味。

梨不可多食，令人寒中。金疮、产妇亦不宜食。

樱、桃、杏多食，伤筋骨。

安石榴不可多食，损人肺。

胡桃不可多食，令人动痰饮。

生枣多食，令人热渴气胀。寒热羸瘦者，弥不可食，伤人。

食诸果中毒治之方

猪骨烧过

上一味，末之，水服方寸匕。亦治马肝、漏脯等毒。

木耳赤色，及仰生者，勿食。菌仰卷及赤色者，不可食。

食诸菌中毒，闷乱欲死，治之方

人粪汁饮一升。土浆饮一二升。大豆浓煮汁饮之。服诸吐利药，并解。

食枫柱菌而哭不止，治之以前方。

误食野芋，烦毒欲死，治之以前方。其野芋根，山东人名魁芋。人种芋三年不收，亦成野芋，并杀人。

蜀椒闭口者有毒，误食之，戟人咽喉，气病欲绝，或吐下白沫，身体痹冷，急治之方

肉桂煎汁饮之。多饮冷水一二升，或食蒜，或饮地浆，或浓煮豉汁饮之，并解。

正月勿食生葱，令人面生游风。

二月勿食蓼，伤人肾。

三月勿食小蒜，伤人志性。

四月、八月勿食胡荽，伤人神。

五月勿食韭，令人乏气力。

五月五日勿食一切生菜，发百病。

六月、七月勿食茱萸，伤神气。

八月、九月勿食姜，伤人神。

十月勿食椒，损人心，伤心脉。

十一月、十二月勿食薤，令人多涕唾。

四季勿食生葵，令人饮食不化，发百病，非但食中，药中皆不可用，深宜慎之。

时病差未健，食生菜，手足必肿。

夜食生菜，不利人。

十月勿食被霜生菜，令人面无光，目涩心痛，腰疼，或发心疟，疟发时，手足十指爪皆青，困委。

葱、韭初生芽者，食之伤人心气。

饮白酒食生韭，令人病增。

生葱不可共蜜食之，杀人。独颗蒜弥忌。

枣和生葱食之，令人病。

生葱和雄鸡、雉、白犬肉食之，令人七窍经年流血。

食糖、蜜后四日内，食生葱、韭，令人心痛。

夜食诸姜、蒜、葱等，伤人心。

芜菁根，多食令人气胀。

薤不可共牛肉作羹，食之成瘕病。韭亦然。

莼多病（食），动痔疾。

野苣不可同蜜食之，作内痔。

白苣不可共酪同食，作蟨虫。

黄瓜食之，发热病。

葵心不可食，伤人，叶尤冷，黄背赤茎者，勿食之。

胡荽久食之，令人多忘。

病人不可食胡荽及黄花菜（菜）。

芋不可多食，动病。

妊妇食姜，令子余指。

蓼多食，发心痛。

蓼和生鱼食之，令人夺气，阴咳疼痛。

芥菜不可共兔肉食之，成恶邪病。

小蒜多食，伤人心力。

❧ 食躁或躁方

豉

浓煮汁饮之。

❧ 钩吻与芹菜相似，误食之，杀人，解之方 《肘后》云：与茱萸食芹相似。

荠苨八两

上一味，水六升，煮取二升，分温二服。^{钩吻生地傍无他草，其茎有毛，以此别之。}

菜中有水莨菪，叶圆而光，有毒。误食之，令人狂乱，状如中风，或吐血，治之方

甘草

煮汁，服之即解。

春秋二时，龙带精入芹菜中，人偶食之为病。发时手青腹满，痛不可忍，名蛟龙病，治之方

硬糖二三升

上一味，日两度服之，吐出如蜥蜴三五枚，差。

食苦瓠中毒治之方

黎穣

煮汁，数服之，解。

扁豆，寒热者不可食之。

久食小豆，令人枯燥。

食大豆屑，忌啖猪肉。

大麦久食，令人作癣。

白黍米不可同饴蜜食，亦不可合葵食之。

苡（荞）麦麺多食之，令人发落。

盐多食，伤人肺。

食冷物，冰人齿。食热物，勿饮冷水。

饮酒，食生苍耳，令人心痛。

夏月大醉汗流，不得冷水洗着身，及使扇，即成病。

饮酒大忌灸腹背，令人肠结。

醉后勿饱食，发寒热。

饮酒食猪肉，卧秫稻穰中则发黄。

食饴，多饮酒大忌。

凡水及酒，照见人影动者，不可饮之。

醋合酪食之，令人血瘕。

食白米粥，勿食生苍耳，成走疰。

食甜粥已，食盐即吐。

犀角箸，搅饮食，沫出，及浇地坟起者，食之杀人。

饮食中毒，烦满，治之方

苦参三两　苦酒一升半

上二味，煮三沸，三上、三下服之，吐食出即差。或以水煮亦得。

又方：

犀角汤亦佳。

贪食，食多不消，心腹坚满痛，治之方

盐一升，水三升

上二味，煮令盐消，分三服，当吐出食，便差。

矾石，生入腹，破人心肝。亦禁水。

商陆，以水服，杀人。

葶苈子，傅头疮，药成入脑，杀人。

水银入人耳，及六畜等，皆死。以金银着耳边，水银则吐。

苦楝无子者，杀人。

凡诸毒，多是假毒以投，无知时宜煮甘草荠苨汁饮之，通除诸毒药。

后 记

正是源于陈瑞春先生当年"读伤寒，写伤寒，用伤寒"的谆谆教诲，才有《读伤寒》的付梓，同时也孕育了《议伤寒》《用伤寒》的写作计划。在素材搜集过程中，试笔《初读道德经》之余，深切意识到治《伤寒》必治《金匮》之重要性，因仿《读伤寒》之例，微信群内且论且评，就教于同道师友，最后汇文成集，而有此《读金匮》之终稿。

例同《读伤寒》，全书虽详于理法而略于方药，然并非重道术而轻器用矣。愚意欲将方药之论，置于后续之写作计划，以此避免主次混同之弊。

值此三十四届教师节来临之际，谨向我的恩师们致以诚挚的谢意。本科学习期间的孙同郊教授，攻读硕博期间的梅国强教授和熊曼琪教授，以及故去的江尔逊先生和陈瑞春先生，他们的高尚品格、渊博学识和精湛医术，数十年来，深深影响着我的人生轨迹。

最后，衷心感谢梅国强教授、熊曼琪教授和伍炳彩教授，在百忙之中为本书作序。

531

万晓刚

2018年9月9日